再発しない
がんレシピ

胃を切った人を元気いっぱいにする食事160

再発を防ぐ！
体をいたわるおいしいレシピ

最新版

●監修
土田知史 がん・感染症センター都立駒込病院外科医長
長　晴彦 がん・感染症センター都立駒込病院外科部長
落合由美 鎌倉女子大学家政学部管理栄養学科准教授

●献立プラン・レシピ作成
加藤知子 管理栄養士

主婦の友社

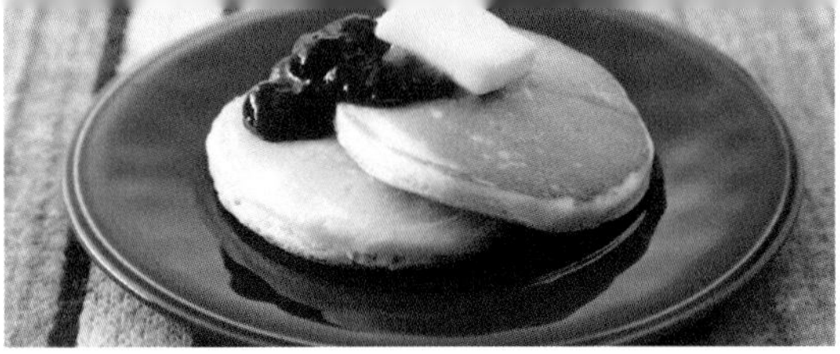

『最新版・胃を切った人を元気いっぱいにする食事160』

contents ● 目次 ●

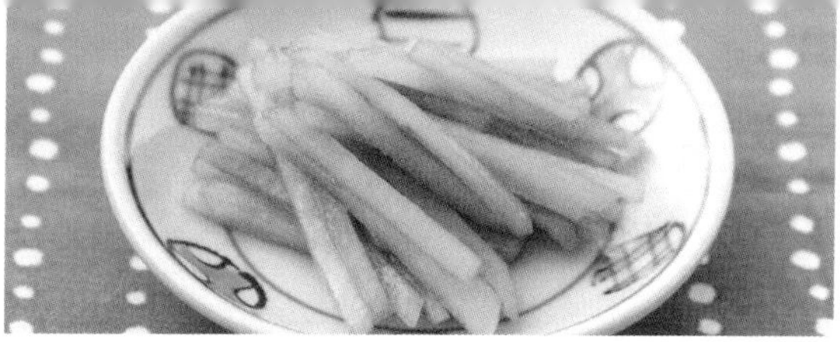

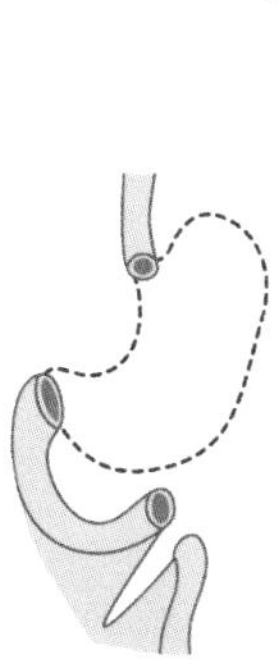

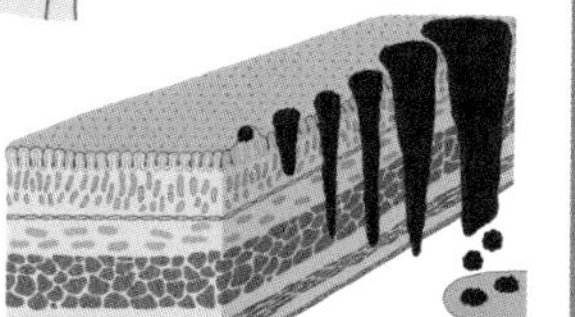

プロローグ
prologue

胃を切った人が退院後の食事でまず気をつけるべき6つのポイント

鎌倉女子大学家政学部管理栄養学科准教授
元国立がん研究センター東病院　栄養管理室長
落合由美

胃の手術を受けて最も大きな影響を受けるのは食生活です。また、手術後の体を回復させる上で何より大切なのも食生活です。手術後の体力の回復や体の調子に合わせながら、自分のペースで食事を進め、いろいろな栄養がしっかり摂れるようにしましょう。

ポイント1　少しずつ食べましょう

退院して数カ月間は、手術前に比べて1回の食事で食べられる量がかなり少なくなります。それが普通です。その分、食事の回数を5～6回に増やし、少しずつ分けて食べるようにしましょう。これを分割食といいます。

1回の食事量が少ないため、3食だけでは栄養が不足してしまいます。仕事中でも手軽に食べられるように、サンドイッチやおにぎりなど、間食やおやつ感覚で食べられるものを用意しておくとよいでしょう。

製薬会社や食品会社が栄養補助食品（20、139ページ参照）として作っている固形食やゼリー、飲料なども上手に利用し、炭水化物ばかりに偏らないよう、バランスよく食べるようにしましょう。

ポイント2　ゆっくり食べましょう

ゆっくり食べるとは、よく噛んで食べることです。胃がなくなったり小さくなった分だけ、腸にかかる負担を少しでも軽くするために、食べ物をよく噛み砕くようにしましょう。よく噛めば、唾液と食物がよく混ざり合い、栄養が吸収されやすくなります。

また、食事をゆっくりと飲み込む時間

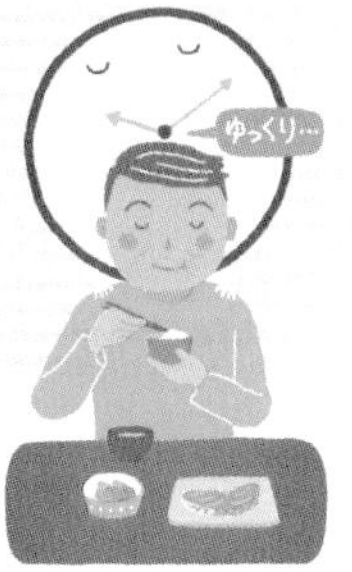

の分だけ、胃から腸へ送り出される間隔がゆっくりになることにもつながるため、つかえ感やダンピング症候群（126ページ参照）の予防にもなります。よく噛んで食べることは、食べ過ぎによるトラブルも予防できます。

ポイント3 食事は規則的に、バランスよく

規則正しく生活し、食事はできるだけ一定の時間に摂るようにしましょう。時間が一定だと体も食べ物の受け入れ準備をしやすく、食べたものの栄養を十分に吸収し、活用することができます。よい便通を図るためにも大切です。逆に、生活が不規則になると、食事時間が乱れて多食や少食の原因にもなり、便通のコントロールも乱れがちです。できるだけ毎食、主食と主菜、副菜をバランスよく組み合わせて、十分な栄養が摂取できる食事を心がけましょう。食事からの十分な栄養が体の回復を助けます。しかし、食べたくないとき、体調が悪いときもあると思います。そのような場合は無理をせず、時間をずらす、1食抜くなど、体調に合わせて進めていくことも大切です。

ポイント4 油料理、繊維質も少しずつ

絶対に食べてはいけない食品はありませんが、避けたほうが無難なもの、気をつけるべき食品はあります（135ページ参照）。揚げ物などの油料理や、こんにゃく、きのこ、ごぼう、たけのこ、さつまいもなど、かたく食物繊維の多い食品は、消化に時間がかかるため、退院後すぐは避けたほうが無難です。体調を見ながら、少しずつ段階的に増やしていきましょう。小さく切ったり、やわらかく煮込んだりして、食べやすく消化しやすい形に調理を工夫してください。

とうがらしやアルコール、炭酸飲料など消化器に刺激が強いものは少量ずつ試してみましょう。特にビールは、炭酸で満腹になって肝心の食事が入らなくなる恐れがありますので、食事に影響を与えない程度から、ごく少量ずつ、体調や酔い方を自分で確認しながら飲むようにしてください。コーヒー、紅茶、日本茶の濃いものは避け、薄めにして飲みましょう。かき氷やアイスキャンデーなどの冷たいものもゆっくり口の中で溶かしなが

ら食べるように気をつけてください。

ポイント5 食品衛生に注意

胃酸は強い酸性による殺菌力を持っていますが、手術後は、その胃酸の分泌が減ったり、分泌されなくなったりしています。手術後は、食品の消費期限を守り、傷んだものを食べない、野菜・果物などはよく洗浄するなど一般的な食品衛生に注意するようにしましょう。また、手術前から、ていねいな手洗いとうがいを習慣づけておきましょう。

ポイント6 大切なのはどのくらい食べたか

食事に関する注意点は理解し、頭に入れておかなければなりませんが、体はだんだんと胃の変化に慣れていくようになるものです。神経質になりすぎて、いつまでも油物を避けたり、手術前の半分程度しか食べないというのではなく、体調に応じて食事の内容や量を増やし、手術前の食事内容に近づけていきましょう。

術式にもよりますが、だいたい数カ月～1年程度でかなりの人が手術前に近い食事ができるようになります。残念ながら胃は復元されませんが、体には術後の消化に慣れる力が備わっています。

とはいえ、体調もいいし、慣れてきたからと安心して、つい食べ過ぎないように注意しましょう。「何を食べたか」よりも、「どのくらい食べたか」が大切で、どんな食品でも、一度にたくさん食べたり、しっかり噛まずに早食いしたのではトラブルは避けられません。

その人、その人の置かれた状況に合わせて、友人や家族との食卓も楽しみながら、焦らず進めていくようにしましょう。

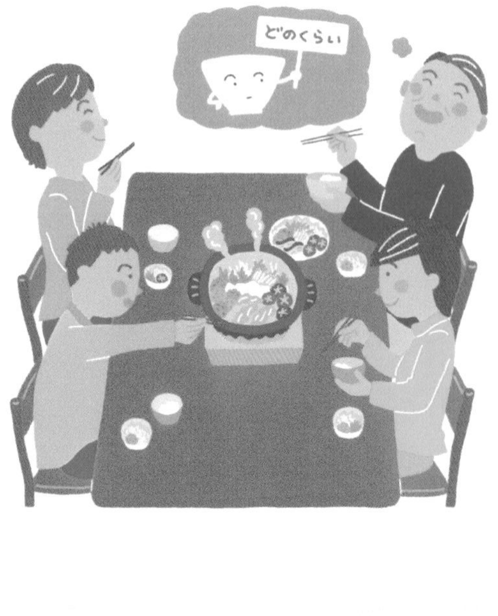

手術後の胃を
健康に保つための
食品・食べ方の基本

食事編

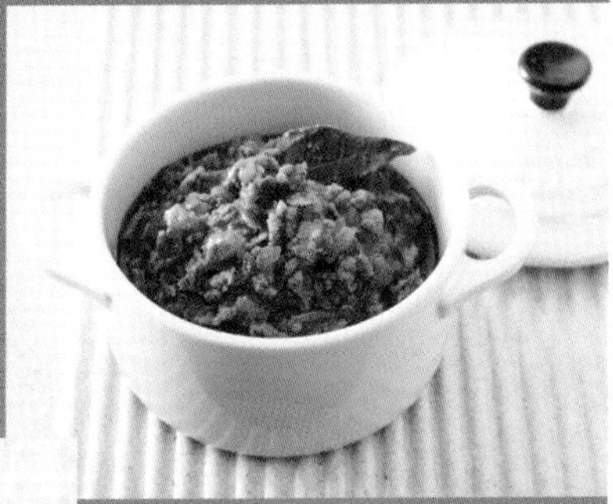

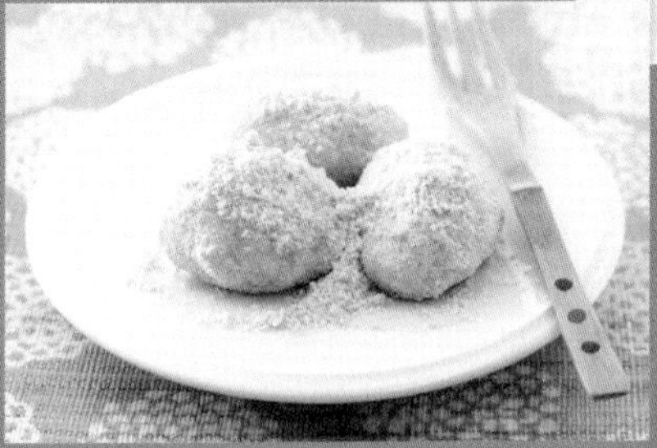

手術後は、消化・吸収の働きが落ちているため、さまざまな注意が必要になります。ここでは食材選び、調理法、1日の食品量、栄養補助食品などを紹介しています。工夫しながら楽しく食事できるよう、ご自分の体の状態に合わせて、焦らず取り組んでいきましょう。

手術後の食事を楽しむ基本10

1
新しい体に慣れよう

退院してからが本当の意味での胃を切除した生活の始まりです。自宅に戻り、料理を作ったり、食事の準備をするだけでも試行錯誤することがあると思いますが、自分の力で、自分の体に慣れる気持ちで、新しい食べ方を身につけていきましょう。

2
基本はゆっくりと・よく噛んで・少量ずつ

手術後は、一度に食べられる量が減ります。減った体重を元に戻そうと無理に食べるとトラブルに。食事は焦らず、ゆっくりと時間をかけ、ひと口ずつよく噛んで食べます。口が胃の消化機能のかわりになります。口で胃を助ける気持ちで食べましょう。

3
まずは腹五分目くらいを目標に

個人差があるため、一人ひとりに見合った食事の内容や量は異なります。レシピの１人分の量は、あくまで参考とし、食欲がわかないときや、思うように食べられないときは、半分量で作ってみましょう。

4
食べて、動く!

手術後は、体重が減少することがありますが、筋肉が落ちてしまうことも心配です。吸収された栄養素がしっかり血液や筋肉となるためには、適度な運動が必要です。「食べて、動く」を心がけ、無理のない程度に体を動かしましょう。体を動かすと食欲もわきやすく、食事がよりおいしく感じられるようになります。

5
季節の食材を取り入れて

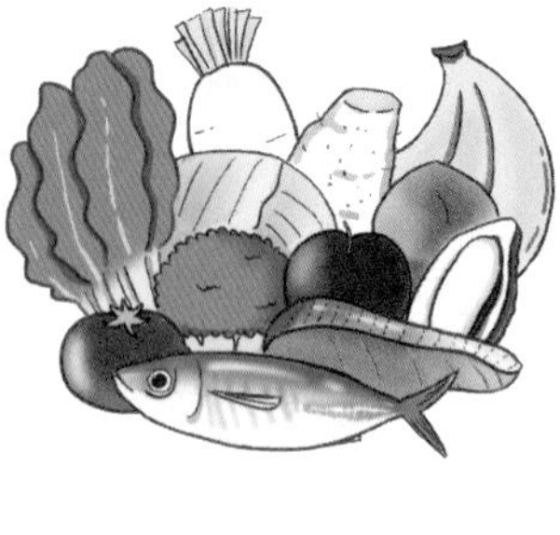

食べ慣れたものは安心が得られますが、続くとワンパターン化してしまい、摂取する栄養素に偏りが生じます。退院後は食べたいもの・食べやすいものを中心にし、徐々に旬の野菜や果物、魚なども取り入れていきましょう。

6
ときには肩の力を抜いて

本書では、家庭で作れる食事を紹介していますが、定期的な通院や仕事、家事、育児……と忙しい方は、毎日手作りで準備するのは負担になることもあるでしょう。本書おすすめのメニューや調理法を参考に、レトルト食品や冷凍食品、インスタント食品、缶詰などを利用するのも手段のひとつです。

7
失敗は成功のもと

一度食後の不快感を味わうと、恐怖心から食べることに対して消極的になります。何を、どれくらいの量、どれくらいの時間をかけて食べたかなど、原因を振り返ってみるといいでしょう。原因がわかれば、次回のトラブルを回避する大事なポイントとなるからです。食事の内容をメモに書きとめてみるのもいいでしょう。

8
おいしく、楽しく!

手術後は食べることに対して不安がありますが、おいしい！と思って食事をすることは何より活力になります。家族や友人と同じ食卓を囲み、ご自分の体調と相談しながら、同じおかずを取り分けていただきましょう。

9
便は健康のバロメーター

便は、体の中の状態を教えてくれる大事な情報源です。消化不良を起こしたり、油脂類が多すぎたときは下痢になったり嫌なにおいがしたり……。日頃から便の状態をよく観察し、快便を目指しましょう。

10
気軽に相談、あなたを支えるサポートチーム!

なかなか食事のリズムがつかめない、食後の不快感があるなど食事のことで気になることがあったら、医師や管理栄養士をはじめ病院のスタッフに相談してみましょう。あなたに合ったアドバイスがもらえます。

1日に摂りたい食品量の目安

手術後、どんなものをどのくらい摂ったらいいのかを表にまとめました。
1日に摂りたいエネルギーは、
性・年齢・運動・疾病によって異なりますので、
次の内容を参考にして、
自分の体格や症状に合った食事量を身につけましょう。

食品の分類	食品の種類	量と目安			
		手術直後〜2カ月 1200〜1400kcal		手術後2〜3カ月 1400〜1600kcal	
主に炭水化物を含む食品	軟飯(注)	300g	1食に茶わん軽く1杯	420g	1食に茶わん1杯
	いも類	40g	じゃがいも小½個	60g	じゃがいも中½個
主にたんぱく質を含む食品	卵	50g	中1個	50g	中1個
	魚	40g	中½切れ	70g	中1切れ
	肉類	20g	薄切り1枚	40g	薄切り2枚
	牛乳	150㎖	カップ7分目	150㎖	カップ7分目
	ヨーグルト	100g	1個	100g	1個
	とうふ	50g	⅙丁	100g	⅓丁
主に脂質を含む食品	油脂	5g	小さじ1程度	10g	小さじ2程度
主にビタミン・ミネラルを含む食品	野菜類	120g	1食に40g程度	300g	1食に100g程度
	果物類	50g	バナナ½本程度	100g	バナナ中1本
調味料	砂糖	10g	大さじ1程度	10g	大さじ1程度
	みそ	10g	みそ汁軽く1杯程度	10g	みそ汁軽く1杯程度
その他菓子類	ビスケット	10g	1枚半	20g	3枚
	カステラ	25g	½切れ	50g	1切れ

(注)軟飯:通常より水の量を多め(例:米1対水2)にして炊いたごはん

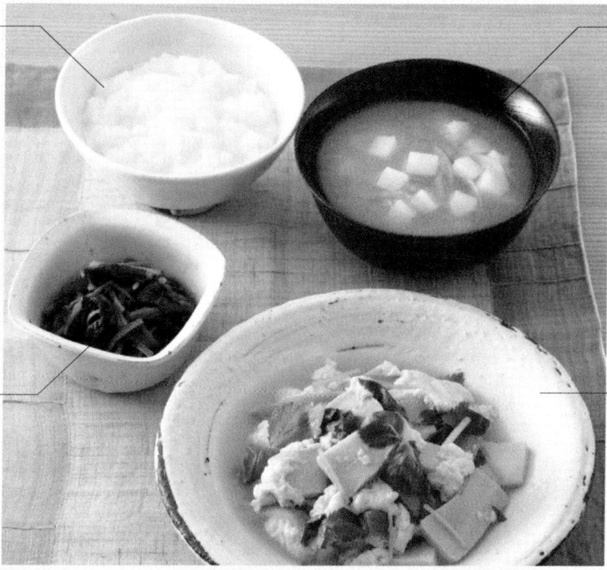

主食

ごはん、パン、めん類などの炭水化物は、力や体温のもとになるエネルギー源。まずは消化のいいおかゆから始めて、体の状態を見ながらやわらかいごはん、普通のごはんに切りかえていきましょう。

副菜

ビタミン、ミネラル、食物繊維などが含まれる野菜類を中心に、栄養のバランスを取ります。

汁物

野菜、海藻、いも、豆、牛乳などを使い、おかず以外でも栄養のバランスを図れます。

主菜

魚、肉、卵、大豆製品、乳製品などのたんぱく質食品がメインで、血や肉をつくります。

果物・牛乳・乳製品

間食や食後のデザートとしても最適。果物は毎日50～100g、牛乳またはヨーグルトなどの乳製品は毎日150㎖を目安に摂るようにしましょう。

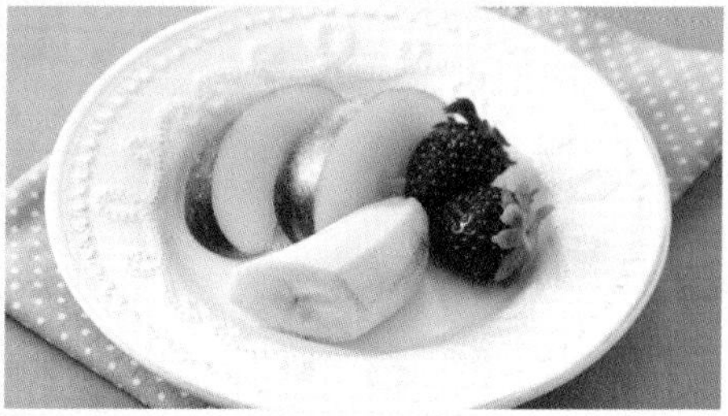

間食

3食では摂りきれない栄養を補給します。自分の体調や食欲などに合わせて食事の合間に上手に摂ってください。

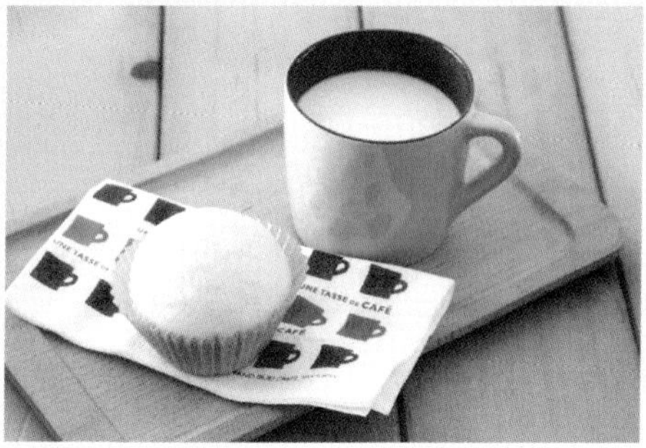

レシピの基本ルール（24～105ページ）

- ●レシピの材料は、基本的に大人1人分です。特に指定のないものは原則として、使用量は正味量（野菜ならヘタや皮などを除いた純粋に食べられる量）で表示してあります。
- ●材料は、特に指定のないものは原則として、水洗いをすませ、野菜などは皮をむくなどの下ごしらえをしたものを使います。
- ●レシピごとに表記してあるエネルギー量、塩分量などの栄養データは基本的に1人分です。
- ●分量の表記の1カップは200㎖、大さじ1は15㎖、小さじ1は５㎖です。
- ●電子レンジは600Wのものを使用しています。500Wの場合は調理時間を1.2倍にしてください。（例：600Wで2分→500Wで2分24秒）
- ●塩はひとつまみを1g、少々を0.5gとしています。
- ●フライパンは、油の使用量を減らすために、樹脂加工のものを使用しています。
- ●材料にある「だし」は、かつおとこんぶの合わせだしです。

手術後のおすすめの食材

基本的に、バランスよく適量であれば何を食べてもかまいません。
より多くの栄養を吸収するために、「たんぱく質」「脂質」「糖質」「ビタミン」「ミネラル」の
5大栄養素をバランスよく摂るようにしましょう。
ここでは、手術後の体力増進を目指して、消化・吸収を助ける食材から、
人間本来の免疫力・自然治癒力を
より高めることができるといわれている食材をご紹介します。

野菜・いも類

キャベツ

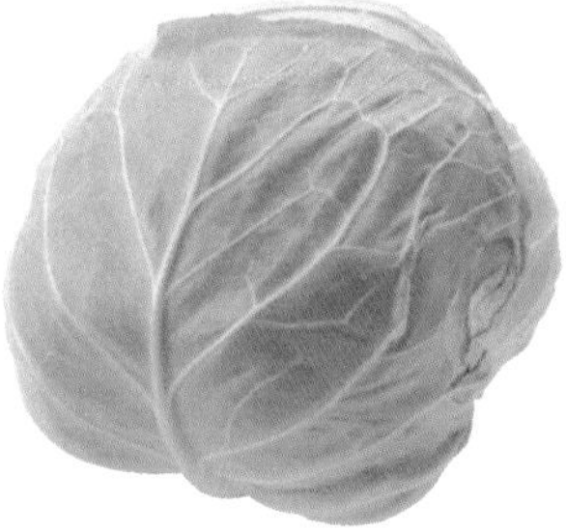

消化・吸収を助けるビタミンU

消化酵素ビタミンUや、血液を凝固させ骨を強くするビタミンKが含まれています。また、硫黄、塩素も含んでいるので、胃腸内での消化・吸収を助け、消化不良によるむかつきを防いでくれます。

葉野菜
（ほうれんそう／小松菜）

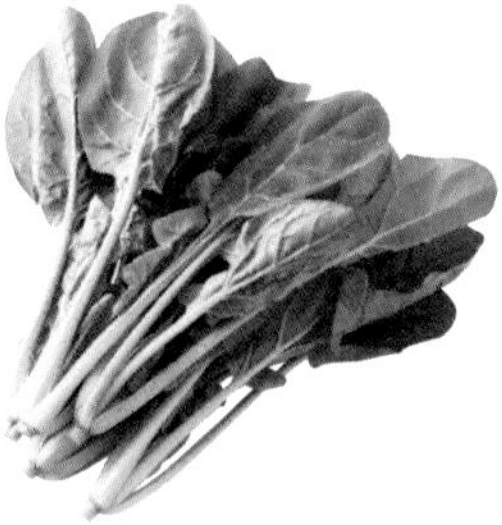

体力増進におすすめ

ほうれんそうや小松菜などの葉野菜は、β-カロテン、ビタミンC、鉄、カルシウムなどを豊富に含んでいます。特に小松菜は、カルシウムが非常に多いのが特徴です。

大根／かぶ

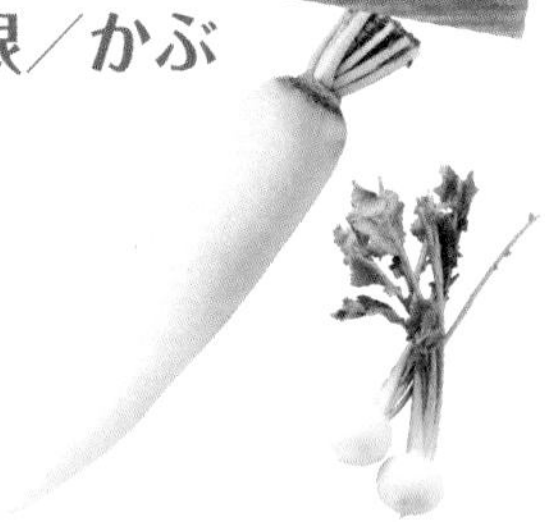

消化を助けるアミラーゼが豊富

大根とかぶの根に含まれる消化酵素のアミラーゼは、消化を助ける働きがあります。葉は緑黄色野菜で、β-カロテンやカルシウムなどの栄養素が豊富です。

にんじん

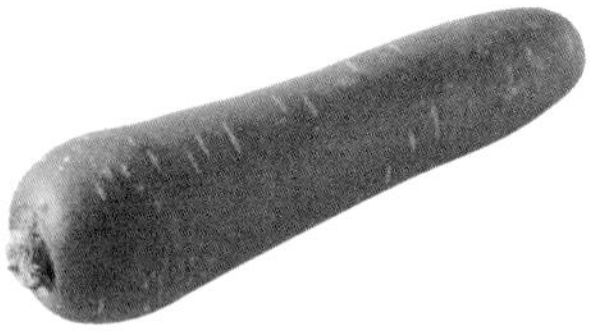

免疫力を高める

にんじんには、がんや動脈硬化の原因となる活性酸素の働きを抑制するβ-カロテンとα-カロテンが豊富に含まれています。

かぼちゃ

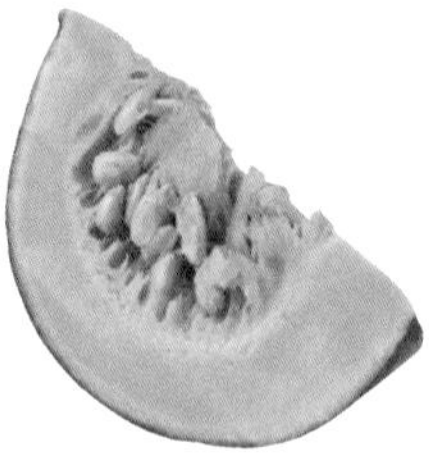

β-カロテンの効果

かぼちゃはβ-カロテン、ビタミンCが多く含まれています。β-カロテンには抗酸化作用もあり、活性酸素を除去することから、免疫機能を高める働きがあります。

白菜

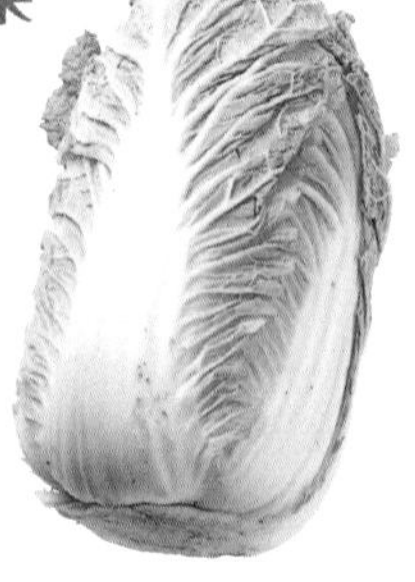

ビタミンCでかぜ予防、便秘改善

東洋を代表する葉野菜です。塩分の排出作用があるカリウムも豊富で、高血圧予防にも効果があります。

玉ねぎ

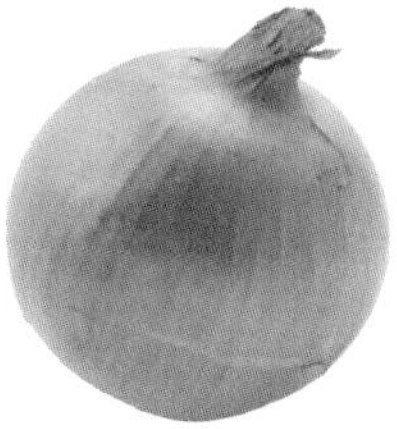

心身の不調をやわらげる

玉ねぎには、ビタミンB_1の吸収率を高めるアリシンが含まれ、新陳代謝を活発にします。ビタミンB_1不足からくる疲労、食欲不振、不眠、精神不安定などに有効な野菜です。

なす

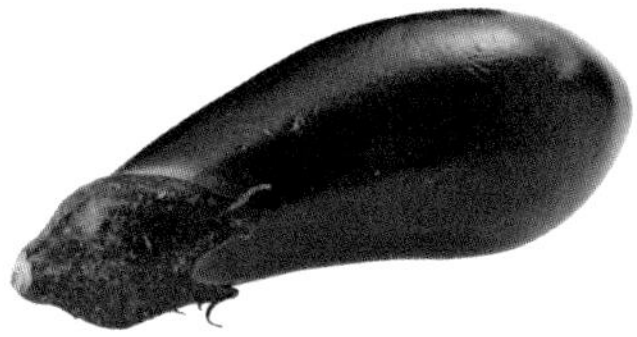

食欲不振時におすすめ

なすの紫色はポリフェノールの一種、ナスニンによるものです。ナスニンには、強い抗酸化作用があり、コレステロール値を下げる働きがあります。

ブロッコリー

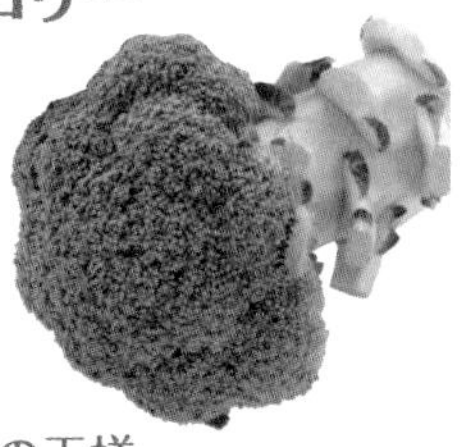

ビタミンCの王様

少量でも効率よくビタミンCを摂取できる代表的な野菜。ビタミンCはウイルスに対する抵抗力をつけ、かぜの予防にも。また、食物繊維が多く、腸内にたまった老廃物を排出する働きがあります。

里いも

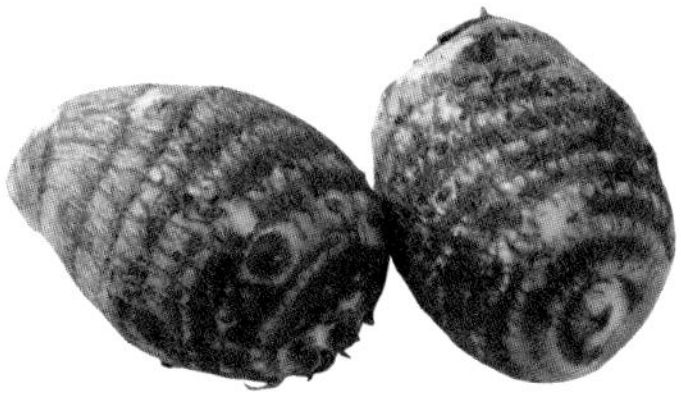

ぬめりの効用

里いものぬめりの主成分はムチンとよばれ、解毒作用があり、肝臓や腎臓の働きを助けます。また血圧を下げたり、血中のコレステロールを取り除く働きもあります。

梅干し

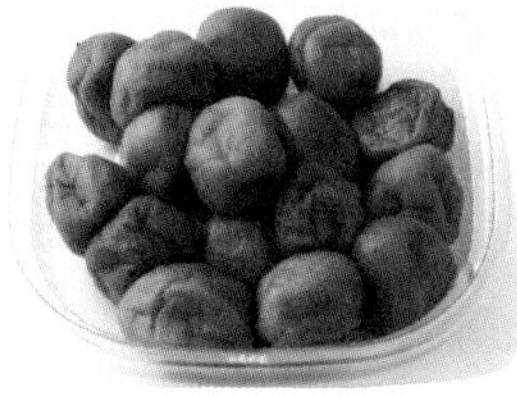

食前の梅干しで食欲増進

梅はクエン酸などの有機酸を豊富に含み、食欲を促進させる効果があります。塩分が多いので1日1粒に控えるようにしましょう。

トマト

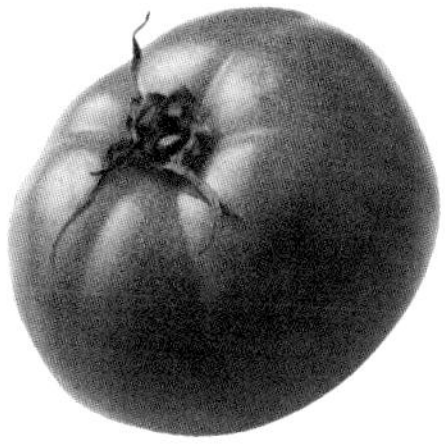

赤色成分のリコピンの威力!

トマトに含まれるリコピンには、β-カロテンよりも強力な抗酸化作用があるため、活性酸素を取り除いて細胞を丈夫にします。

さつまいも

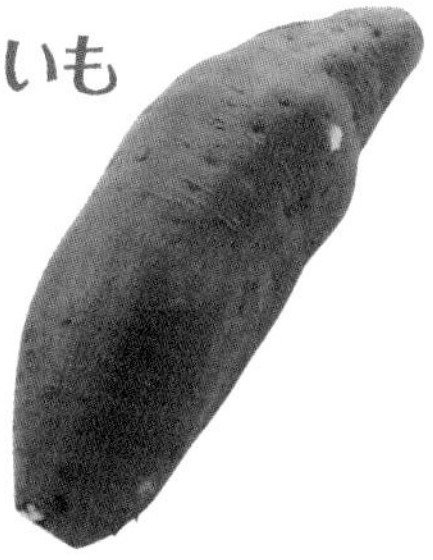

便秘を解消し、腸をきれいに

さつまいもに豊富に含まれるセルロース、ペクチンなどの食物繊維は、便秘を解消させ、血液中のコレステロールを低下させる作用があります。

じゃがいも

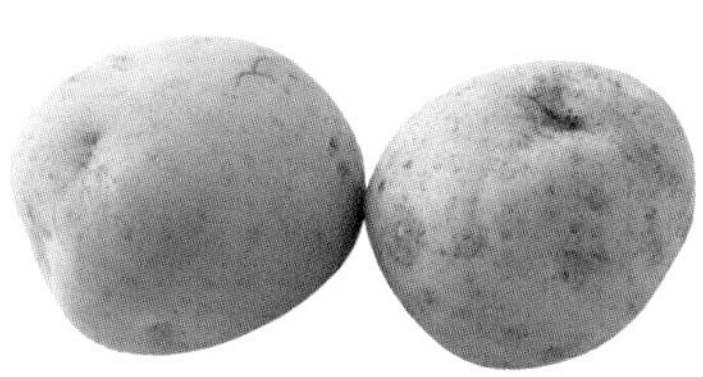

カリウムの王様

体内の塩分バランスを保つ働きがあるカリウムを多く含んでいるので、腎臓の働きを助けます。また、じゃがいものビタミンCは加熱しても壊れにくいという特徴があります。

長いも（やまいも）

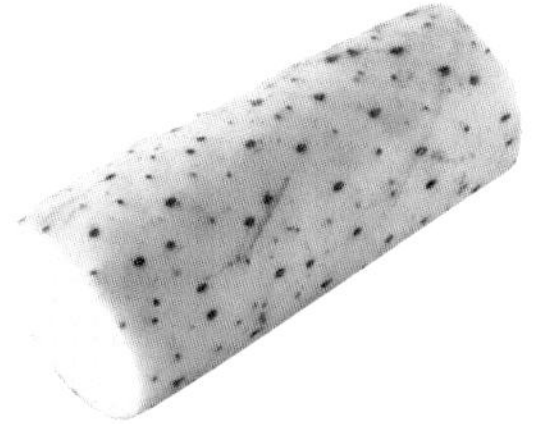

消化促進と疲労回復に効果的

長いもはヤマノイモの一種。デンプン分解酵素のアミラーゼの含有量が多く、消化を助けます。

魚貝類

かに・えび

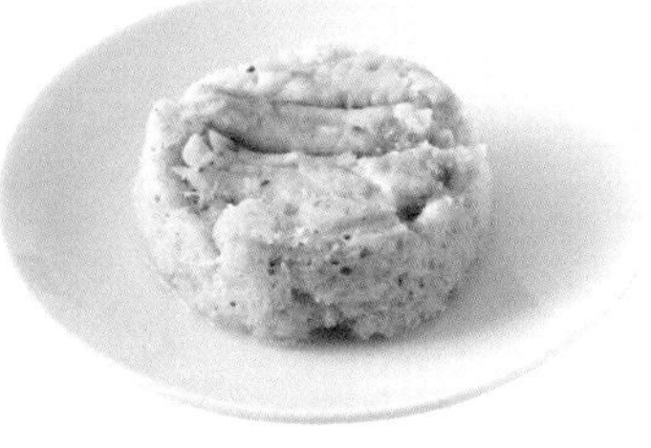

豊富な栄養成分で抵抗力を強化

かにやえびに豊富に含まれる、アスタキサンチン、タウリン、キチン、キトサンは、血中コレステロールや血圧を正常化させ、肝臓の働きの向上、動脈硬化の予防、疲労回復、抗アレルギー効果などがあります。

白身魚

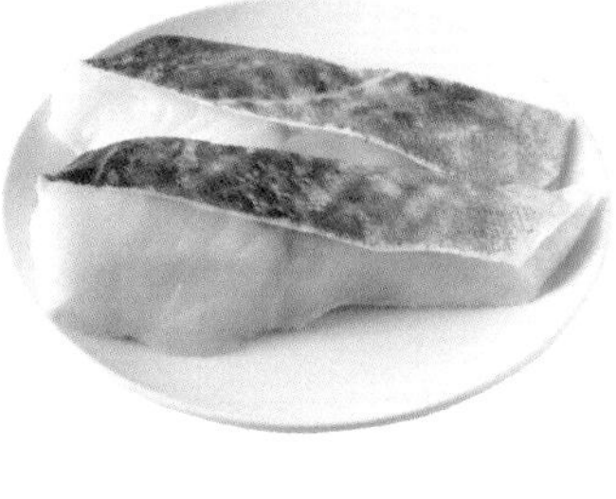

高たんぱくで低脂肪

白身魚は消化のよいたんぱく質供給源。栄養素が豊富で脂肪が少ない食材です。代表的な魚は、たい、ひらめ、きす、たら、かれいなど。淡白な味なので、どんな料理にも合います。油を使った料理は避け、煮つけや蒸す料理を中心にして。

鮭

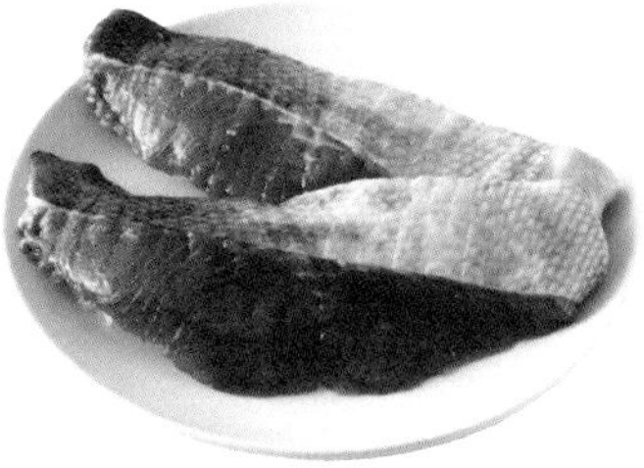

ビタミンの優れたパワーを発揮

鮭は、ビタミンB群をすべて含んでおり、消化を助ける、胃腸障害をやわらげるなどの働きがあります。中でもビタミンDが豊富で、骨粗鬆症の予防効果があります。

ほたて貝柱

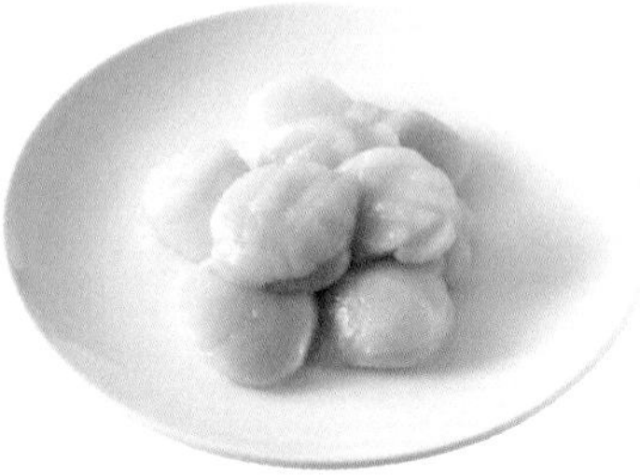

食欲増進、疲労回復効果も

ほたて貝はたんぱく質が非常に多く、脂質が少ないのが特徴。アミノ酸の力であっさりとしているのにコクがあり、食欲増進に最適です。疲労回復効果があるタウリンも豊富。肝機能を強化し、手術後の疲労、ストレスなどで疲れた体を元気にします。

はんぺん

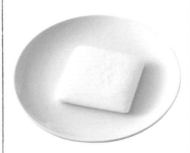

消化・吸収がよい

はんぺんの主原料は、白身魚（すり身）とやまいもで、良質なたんぱく質を含み、低脂肪なのが特徴です。口当たりもよく、消化・吸収にも優れているので、安心して食べることができます。塩分を含むので、食べ過ぎには注意を。

さんま／いわし／あじ

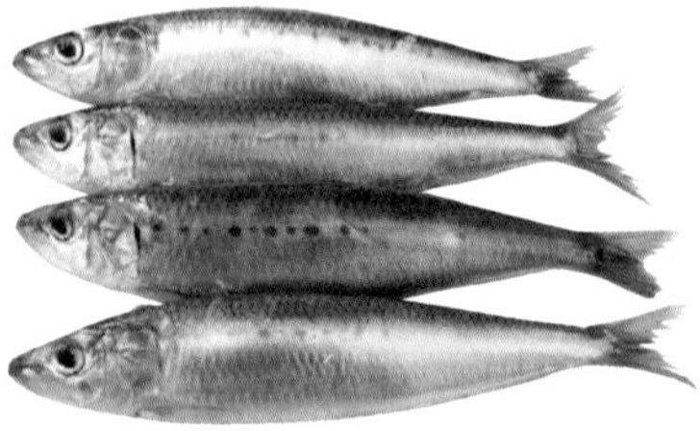

良質な脂に注目

青魚の代表格で、良質な脂の中にはDHAやEPAなどの不飽和脂肪酸が多く、動脈硬化や高血圧などの予防に効果的。さんまは、レチノールも豊富で皮膚や粘膜を丈夫にします。いわしの骨にはカルシウムがたっぷり。あじは、タウリンやカリウムを多く含み、血栓や動脈硬化の予防に役立ちます。

肉類

豚肉・牛肉の赤身

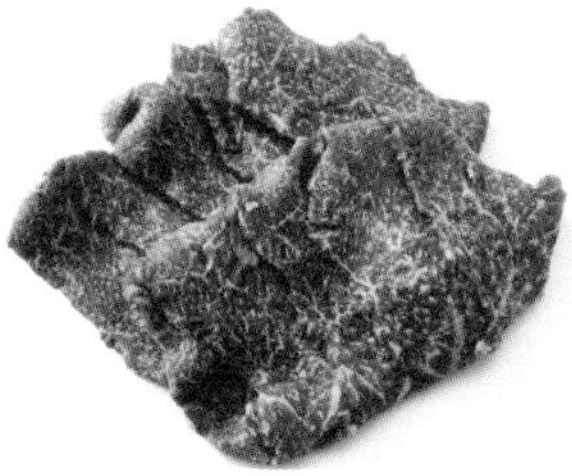

亜鉛不足対策
肉には良質なたんぱく質が豊富に含まれ、体を動かすエネルギー源になります。脂肪の少ない赤身部分は消化しやすい上に、亜鉛も多く含まれ亜鉛不足解消には最適な食材です。

ひき肉

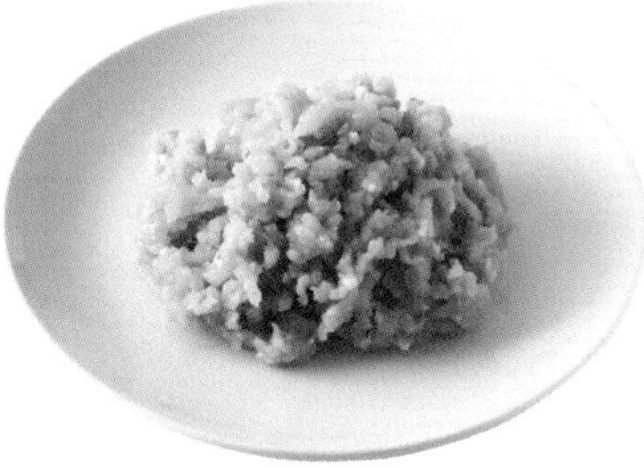

消化がよい
手術後の体に慣れるために、まずは肉の中でも消化のよいひき肉がおすすめ。料理に合わせて、豚・鶏・牛のひき肉の脂肪の少ない赤身からスタートしましょう。

レバー

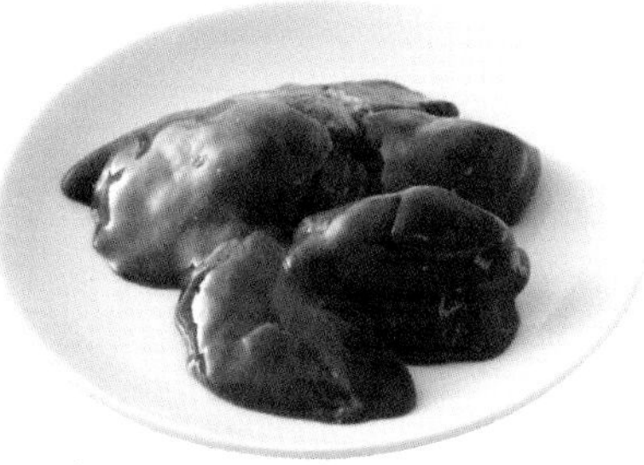

栄養の宝庫
レバーのたんぱく質はとても良質で、体に吸収されると、むだなく血や肉となるスタミナ源です。吸収のよいヘム鉄を豊富に含み、貧血予防にもなります。老化の防止とともに、運動の活力源ともなり、スタミナの増強に役立ちます。

鶏ささ身

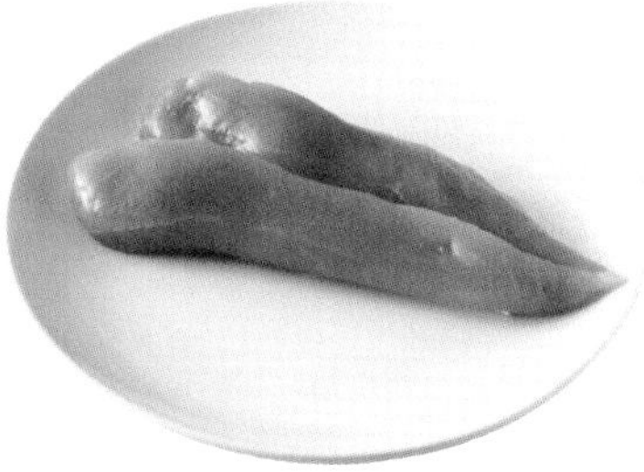

消化・吸収が抜群
ささ身は、脂肪が少なく、たんぱく質が豊富。消化・吸収がよいため、病後の体力回復にも効果を発揮します。また、粘膜を強くし、細菌感染を防ぐビタミンAが豊富に含まれています。

鶏肉（皮なし）

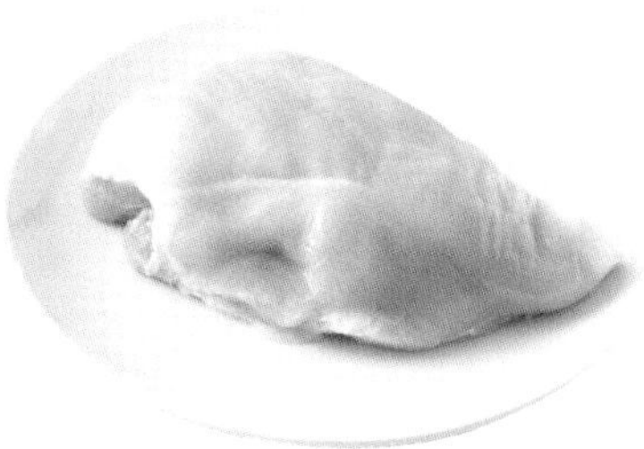

代謝を活発に
胸肉にはナイアシン（ビタミンB_3）やアラキドン酸が豊富で、新陳代謝を促進し、免疫力を高める働きがあります。焼くことで健康成分の損失を最も少なくすることができます。もも肉は胸肉より脂肪が多く、コクのある味わいで幅広い料理に用いることができます。

卵・乳製品・大豆製品

ヨーグルト

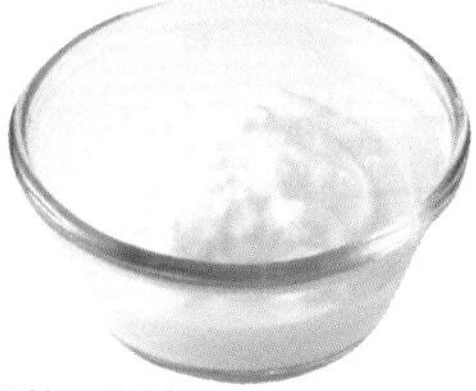

善玉菌が増加

手術後は腸内で発酵が進むとガスがたまりやすくなります。ヨーグルトに含まれる乳酸菌には、善玉菌を増加させ悪玉菌を減らして腸の健康を守る働きがあります。便秘解消にも効果的。

牛乳

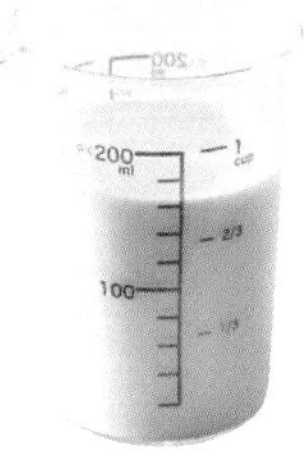

カルシウムを補給

体内で吸収されにくいカルシウムの消化・吸収率が高く、骨粗鬆症予防やストレス緩和効果が期待できます。

鶏卵

完全栄養食品

良質のたんぱく質で、必須アミノ酸をバランスよく含む優れた食品。体内での吸収率も非常に高いので、1日1個は食べましょう。ただし生の卵白は消化に時間がかかるので熱を通しましょう。

生クリーム

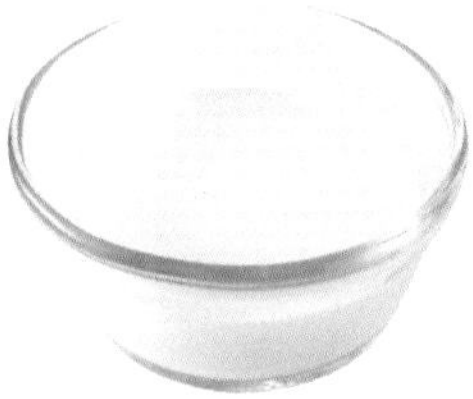

高い栄養価

ビタミンAを豊富に含んだ、高カロリー食品。栄養価が高く、少量でも豊富な栄養を摂取できます。牛乳の栄養成分であるカルシウムやビタミンD、良質なたんぱく質なども豊富です。

チーズ

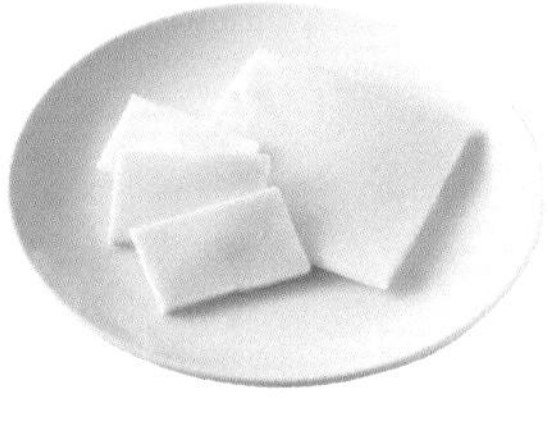

体力増進に威力

牛乳の栄養素が凝縮された健康食品で、少量でもたくさんの栄養分の摂取が可能。主成分のたんぱく質は、乳酸菌や酵素の働きでペプチドやアミノ酸に分解され、消化・吸収に優れています。

とうふ

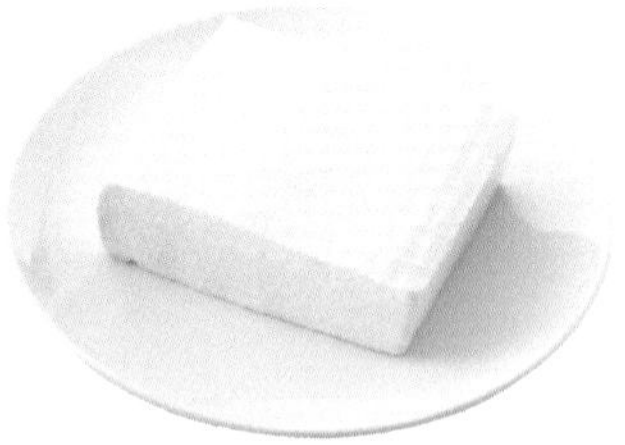

良質なたんぱく質の宝庫

大豆の栄養素である必須アミノ酸や良質なたんぱく質、リノール酸が豊富で、脂質異常症の予防に効果的。また、大豆より食物繊維が少ないので消化・吸収がよい食品です。

ゆば（揚げていないもの）

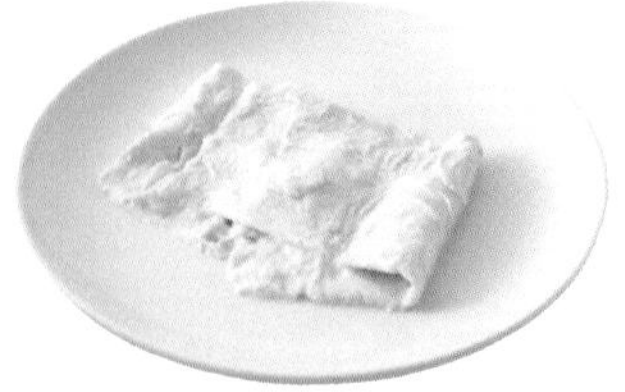

栄養素のかたまり

豆乳を煮立てて表面にできた薄い膜をとったものが生ゆば、それを乾燥させたものが乾燥ゆばです。たんぱく質や大豆イソフラボンが豊富で消化もよく、コレステロールがほとんどありません。

豆乳

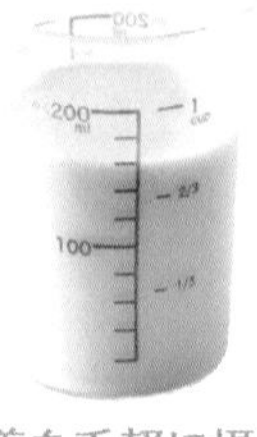

大豆の栄養を手軽に摂取

豆乳は「畑の肉」といわれる大豆の成分を最も吸収しやすい形で摂ることができる理想的な食品。たんぱく質やカリウムが豊富で、高血圧予防に効果があります。

納豆

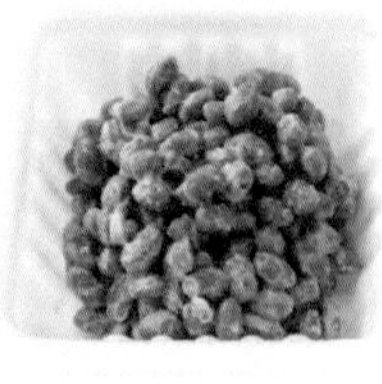

腸の働きを整える

納豆は健康食品として広く知られており、手術後は特にその整腸作用に期待。またカルシウムが体内に取り込まれるのを促進するビタミンK_2も多く含まれ、骨を強くする効果もあります。

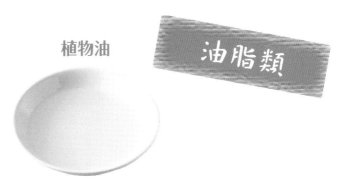

油脂類

植物油

上手に使ってエネルギーアップ

油は3大栄養素といわれる脂肪、たんぱく質、炭水化物の中で最も効率よく、効果的にエネルギーになります。中でも植物油は、体内でつくることができない必須脂肪酸など体によい脂肪酸を豊富に含んでいます。ただし、一度に摂取すると下痢や消化不良、胃もたれなどの原因になりますので、少量ずつ摂るようにしましょう。

マヨネーズ

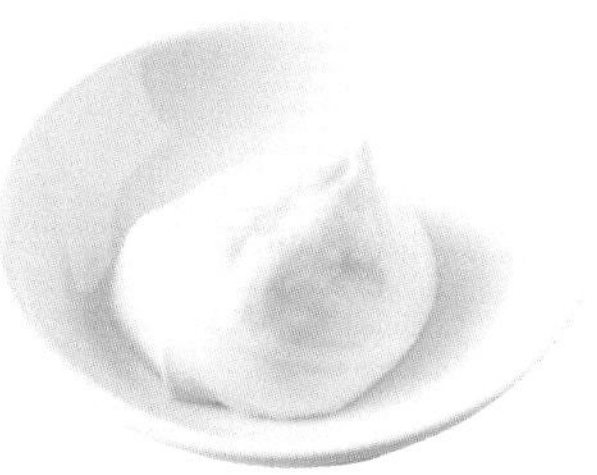

栄養価が高く野菜との相性もいい

マヨネーズの乳化剤として使用されているレシチンは、脳機能の働きを高めたり、コレステロール値の改善、動脈硬化などの予防に役立ちます。手術後に一度に食べられる量が少ないという場合は、調理にマヨネーズなどを使うことで、エネルギーをアップさせることができます。

マーガリン

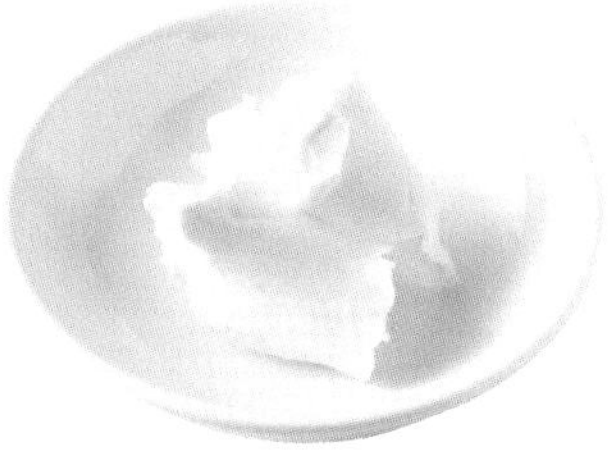

上質の油脂でできている

マーガリンは、精製した油脂に粉乳や発酵乳、食塩、ビタミン類などを加えて乳化させ、ねり合わせた加工食品です。乳化された脂肪は、消化されやすく、下痢を起こしにくいのが特徴。原料は、主に大豆油、なたね油、コーン油、パーム油、ヤシ油、綿実油、ひまわり油など植物油が60%強を占めています。

バター

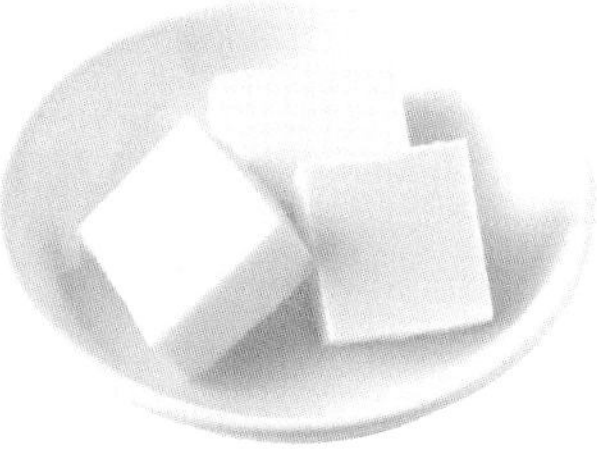

栄養成分が豊富で、料理にコクをプラス

バターには、ビタミンA・D・Eなどの脂溶性ビタミンが多いほか、ミネラル類や骨や歯の発育に欠かせない栄養素であるカルシウム、カリウム、マグネシウムなども含まれています。主成分の乳脂肪は抜群の消化・吸収率を持つので、消化器に負担をかけず少量で多くのエネルギー源が得られます。

オリーブ油

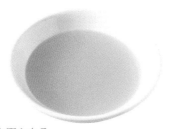

抗がん作用もある

オリーブ油には、がんや動脈硬化の原因となる活性酸素の害を防ぐ抗酸化物質が含まれています。さらに、がんを予防する効果があると認められているポリフェノールも豊富。脂溶性ビタミンやカリウム、マグネシウムなどのミネラルを豊富に含み、植物油の中で最も消化・吸収がよいオイルです。

穀類

おかゆ

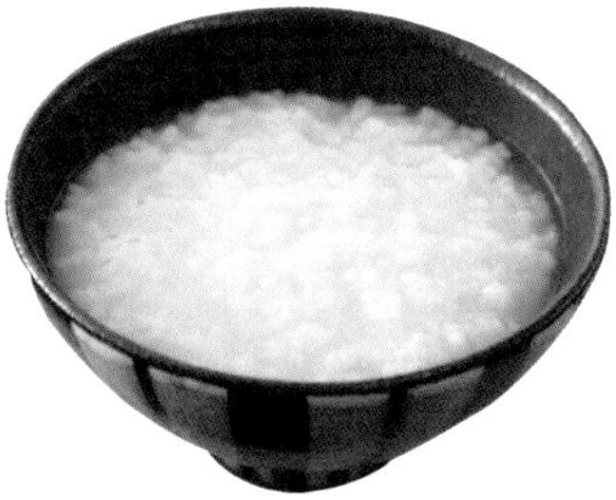

病後の主食

穀類はエネルギー源として欠かせないたんぱく質や糖質が豊富です。中でも米から水で炊いたおかゆは、普通に炊くよりも消化・吸収されやすく、水分補給も同時にできるので便通の改善にも効果があります。

食パン

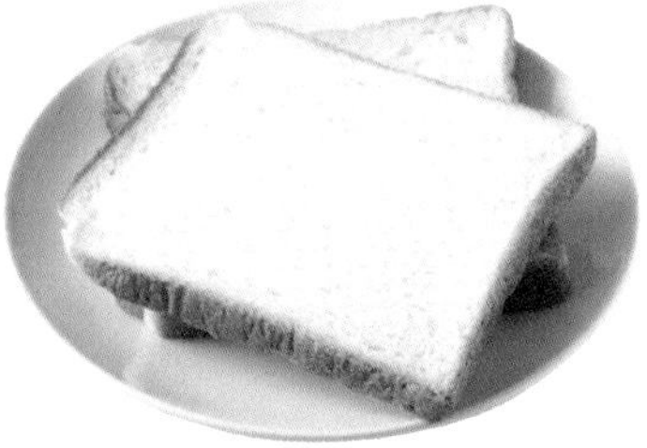

少量でも高栄養価

食パンは、トーストすると消化がよくなります。ジャムやバターを添えるとエネルギーが確保できます。耳の部分はかたいので、手術後しばらくは取り除くようにしましょう。

やわらかく炊いたごはん

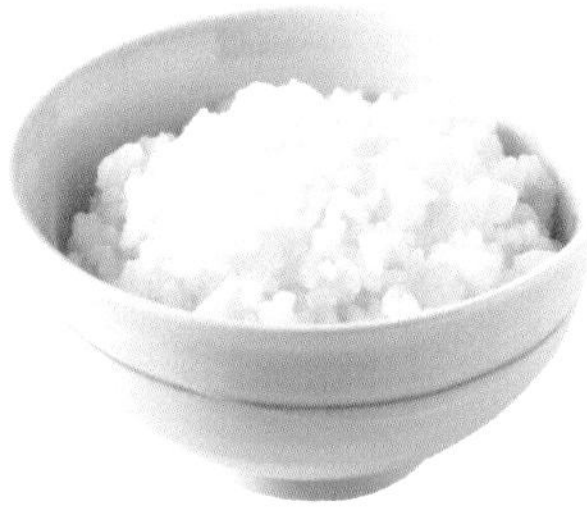

よく噛んでエネルギー確保

精米した米の主成分はデンプンで、消化されやすく食感もいいです。手術後はおかゆ食からスタートして、胃が小さく（なく）なった体に慣れてきたら、エネルギーを確保するために、やわらかく炊いたごはん（軟飯：通常より水の量を多め〈例：米1対水2〉にして炊いたごはん）をよく噛んで食べます。

うどん

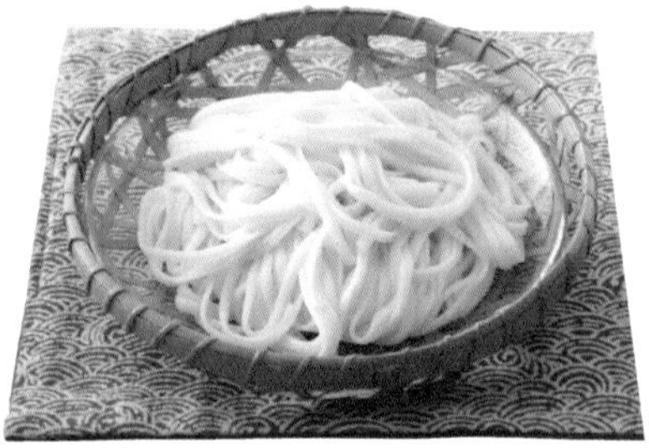

消化が早い

うどんはデンプンとたんぱく質が豊富で、消化が早くすぐエネルギーになる食品です。野菜や卵などと煮込めば栄養補給に最適。ただ、噛まずに飲み込んでしまうとつかえや消化不良の原因になるため、手術後すぐはこまかく刻んだり、やわらかく煮込んだりするようにしましょう。

麩

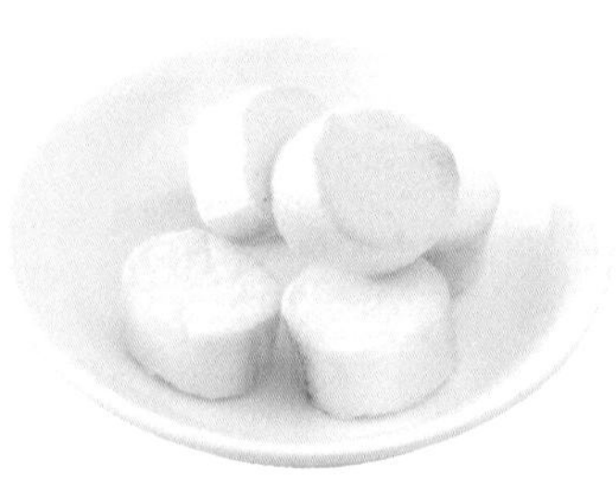

お肉の代用品としても

麩は小麦粉からたんぱく質の主成分であるグルテンを取り出したもので、高たんぱく、低脂肪である上、脳を活性化させるグルタミン酸が豊富です。吸い物の具や精進料理のように肉のかわりとして活用することもおすすめです。

果物

バナナ

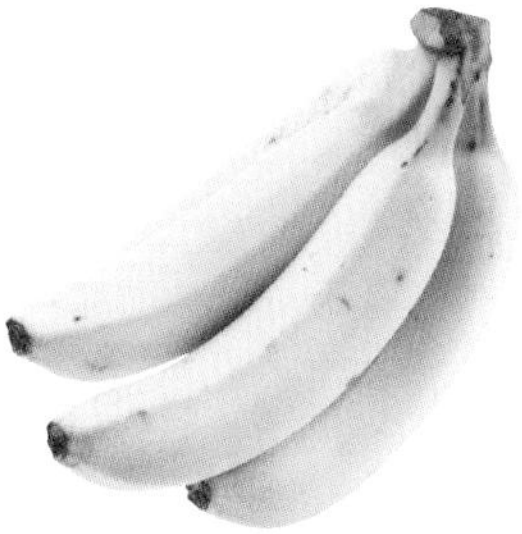

手軽に栄養補給

果物の中でもデンプンが多く、消化しやすくエネルギーになりやすい優れもの。また、腸内環境の改善にも有効です。最近では、白血球の働きを高め、がん細胞を攻撃する物質によってがん予防効果も期待されています。

りんご

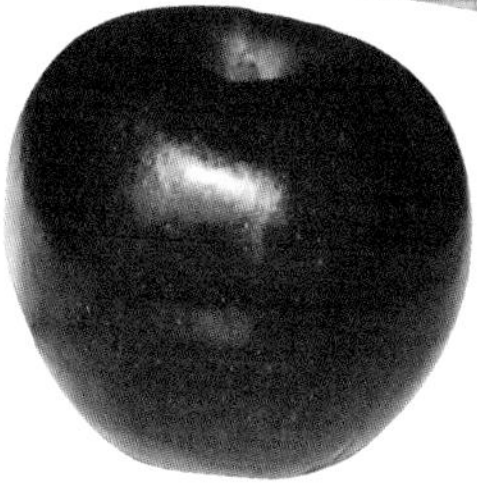

消化がよく、食べやすい

食物繊維のペクチンが豊富で、粘膜を保護したり、消化を助ける腸蠕動を促進させます。整腸作用があり、下痢にも便秘にも効果的です。さわやかな酸味には疲労回復の効果もあります。

いちご

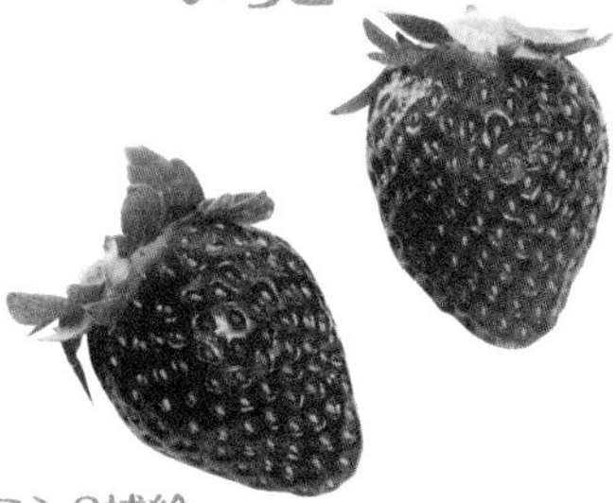

手軽にビタミンC補給

ビタミンCが豊富で、5～6粒食べれば1日に必要なビタミンCを摂取できます。新陳代謝を促したり、免疫力を高め、かぜの予防にも有効です。さらに水溶性食物繊維ペクチンが豊富なので、便秘解消に効果的です。

キウイ

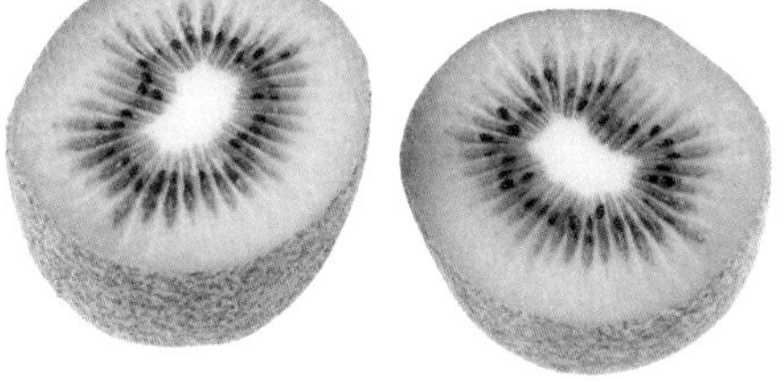

ビタミンCたっぷり

みかんの約2倍のビタミンCが含まれ、疲労回復、かぜ予防におすすめ。食物繊維のペクチンも豊富で、便秘解消にも効果的です。さらに抗酸化作用を持つビタミンA・Eも豊富で、強い免疫力強化効果もあります。

メロン

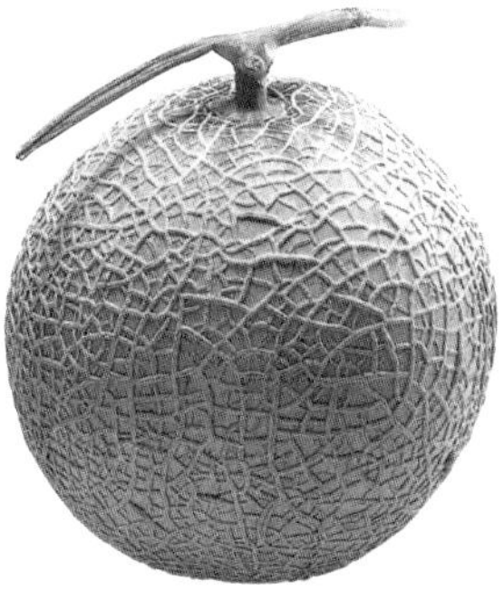

果物の王様

栄養価が高く、豊富に含まれるカリウムには利尿を促す働きがあり、高血圧の予防効果が期待できます。果糖をはじめとした甘みの主成分は吸収が早く、即効性のエネルギー源となり、疲労回復の効果があります。

缶詰

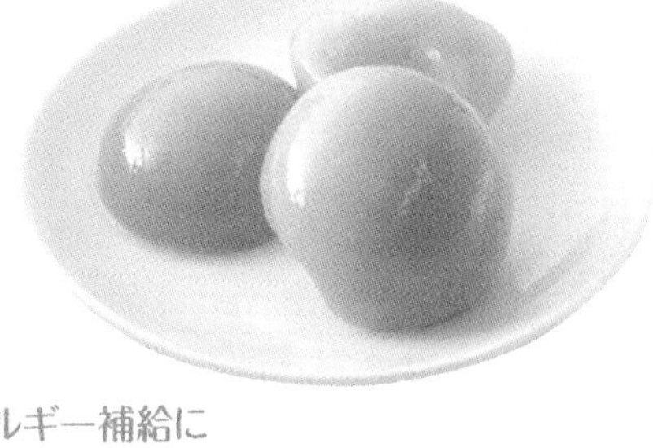

エネルギー補給に

もも、洋なし、りんごなどのシロップ漬けがおすすめです。食後のデザートやフルーツポンチ、フルーツヨーグルトにして食べても。エネルギー補給ができ、食物繊維のペクチンが豊富で整腸作用があります。

※気をつけるべき食品については、135ページを参照してください。

市販食品を活用した栄養補給
（栄養補助食品）

毎日の献立に栄養補助食品をとり入れる

一度で必要量を食べきれないときは、間食を摂りながら分割食で栄養補給をします。各メーカーから腸で吸収されやすい栄養補助食品（経腸栄養剤や経口栄養食品などといわれています）が出ていますので、上手に利用し栄養状態が悪くならないよう注意しましょう。

食べやすいものを選ぶ

目的別にいろいろなタイプの補助食品が出ています。まずは自分の好みの味のものを選んでください。形状も固形のものや飲みやすいゼリータイプ、牛乳やスープにとかして使う粉末タイプのものなど、体調に合わせて選ぶことができます。

発熱、口内炎、下痢のとき、炎症を抑えたいとき（EPA〈エイコサペンタエン酸〉補給）

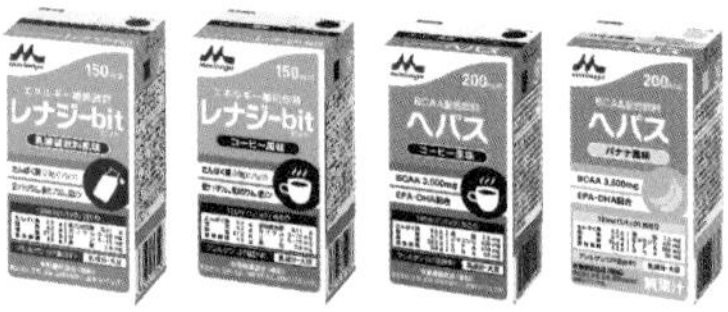

左から／レナジーbit 125㎖（乳酸菌飲料風味、コーヒー風味）、ヘパス 125㎖（コーヒー風味、バナナ風味）【クリニコ】

食事が進まない、エネルギーを効率よく摂りたい（高たんぱくまたは高エネルギータイプなど）

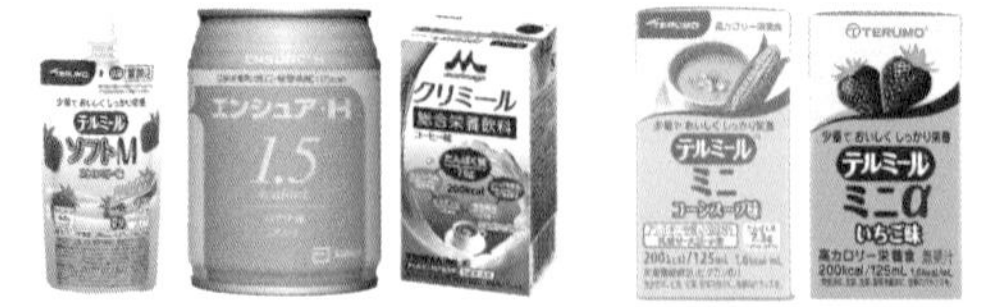

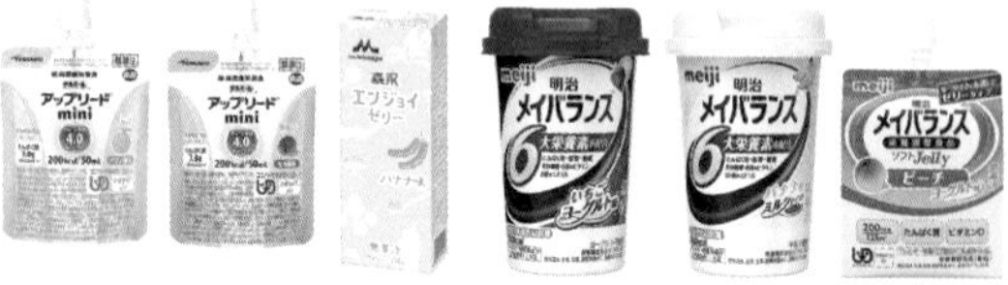

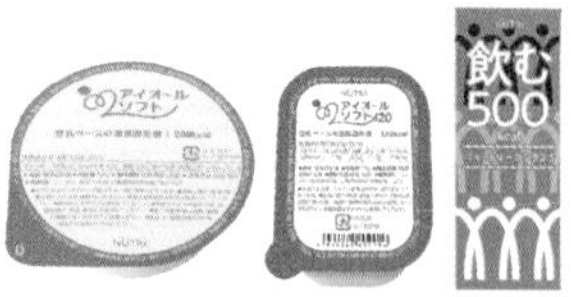

上左から／テルミールソフトM（ストロベリー味）【テルモ】、エンシュア・H250㎖*【アボットジャパン】、エンジョイクリミール125㎖（コーヒー風味）【クリニコ】、テルミールミニ125㎖（コーンスープ味）、テルミールミニα125㎖（いちご味）

中左から／テルミールアップリードmini 50㎖（メロン風味、もも風味）【テルモ】、エンジョイゼリー（バナナ味）【クリニコ】、メイバランスMiniカップ125㎖（いちごヨーグルト味、バナナ味）、メイバランス ソフトJelly200 125㎖（ピーチヨーグルト味）【明治】

下左から／アイオールソフト128g、アイオールソフト120 77g、ニュートリーコンク2.5 200㎖【ニュートリー】

健康保険が適用になる医薬品

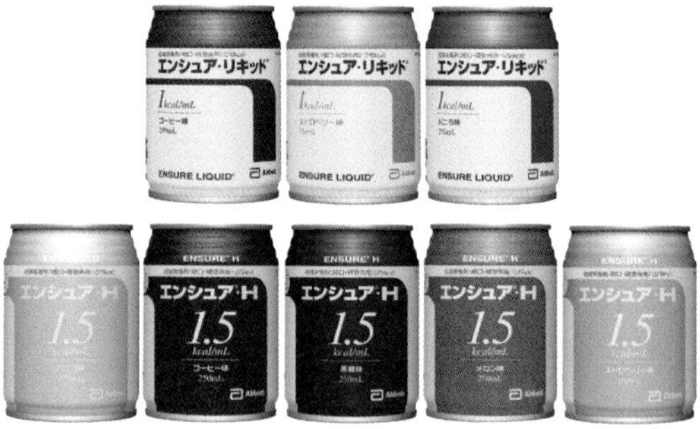

上／エンシュア・リキッド250㎖（コーヒー味、ストロベリー味、バニラ味）*【アボットジャパン】

下／エンシュア・H250㎖（バニラ味、コーヒー味、黒糖味、メロン味、ストロベリー味）*【アボットジャパン】

高たんぱくタイプ

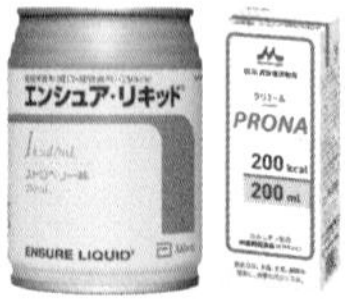

上左から／エンシュア・リキッド250㎖*【アボットジャパン】、PRONA200㎖（コーンスープ風味）【クリニコ】、プロッカZn77g（ピーチ、オレンジ、青りんご、グレープ、甘酒、いちご、ゆず、コーヒー）【ニュートリー】

下痢のとき
（低脂肪のタイプ）

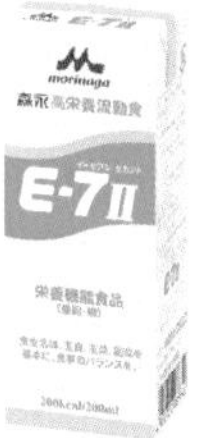

E-7Ⅱ200㎖（ヨーグルト風味）【クリニコ】

おなかの調子を整えたいとき
（食物繊維が多いタイプ）

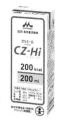

CZ-Hi 200㎖（あずき風味）【クリニコ】

むせやすい、飲み込みにくいとき

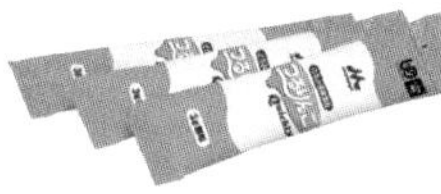

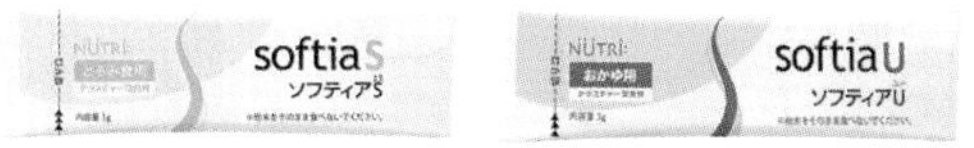

上／つるりんこQuickly（とろみ調整食品）【クリニコ】
下左から／ソフティアS（とろみ食用）、ソフティアU（おかゆ用）【ニュートリー】

食事が偏ったとき（ビタミン・ミネラルなどを補給）

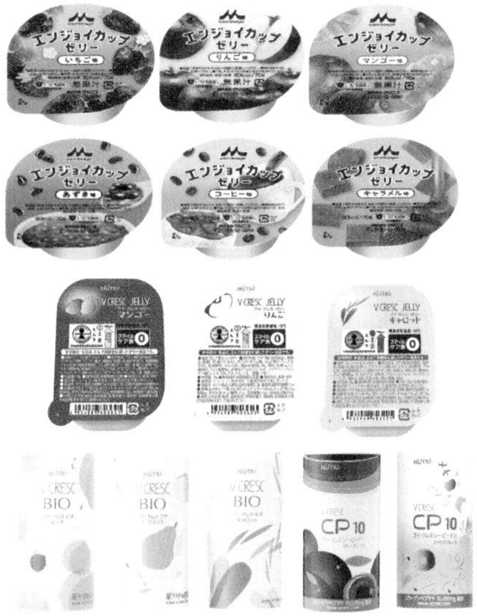

上左から／エンジョイカップゼリー（いちご味、りんご味、マンゴー味、あずき味、コーヒー味、キャラメル味）【クリニコ】、ブイ・クレス　ゼリー（マンゴー74g、りんご74g、キャロット75g）【ニュートリー】
下／ブイ・クレス ビオ 125㎖（ピーチ、ラ・フランス、キャロット）、ブイ・クレス シーピーテン 125㎖（ルビーオレンジ、ミックスフルーツ）【ニュートリー】

鉄分、カルシウム、亜鉛を強化

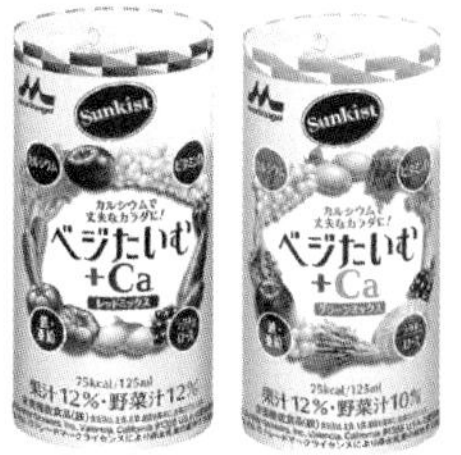

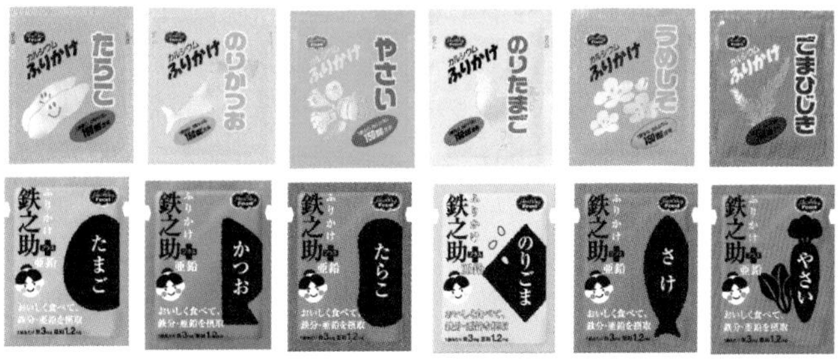

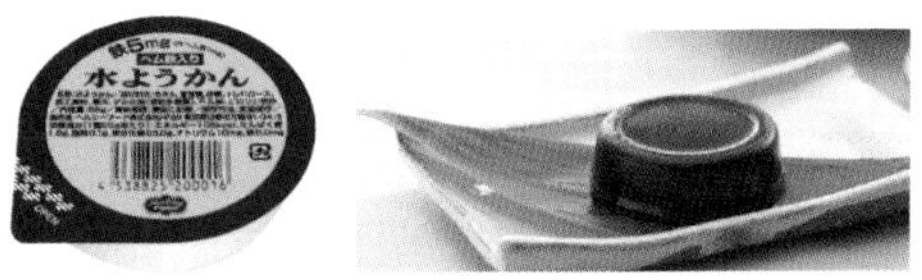

上左から／Sunkistベジたいむ＋Ca 125㎖（レッドミックス、グリーンミックス）【クリニコ】、カルシウムふりかけ（たらこ、のりかつお、やさい、のりたまご、うめしそ、ごまひじき）、ふりかけ鉄之助＋亜鉛（たまご、かつお、たらこ、のりごま、さけ、やさい）【ヘルシーフード】
下／ヘム鉄入り水ようかん【ヘルシーフード】

＊印のついた商品の購入には処方箋が必要です。主治医や管理栄養士にご相談ください。
●栄養補助食品の選び方・購入先は106ページをご覧ください。

消化を助ける調理の工夫

胃を切った後は、食事の量や食べ方がこれまでと違ったり、献立や調理法に工夫が必要など、
胃腸の状態を見ながら自分に合った食事のリズムを作っていくことが必要です。
また、あまり神経質にならずに、家族と同じ食事を、
すりおろしたり刻んだり、煮込んだりしてもうひと手間かけるようにしてみるとよいでしょう。
時間の短縮ができる電子レンジや圧力なべを利用して、食事を楽しめる工夫を。

蒸す

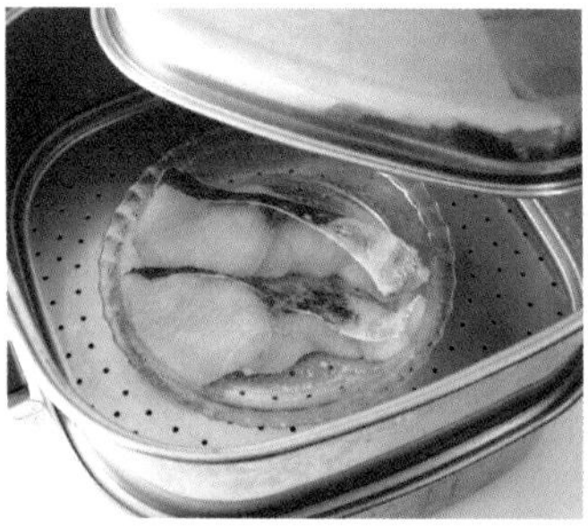

蒸す調理法も肉や魚の余分な脂肪が抜けます。蒸し鶏、蒸し魚、茶わん蒸しなど、食べやすくおいしい料理がたくさんありますので、レパートリーを増やして。また、いも類は煮たり、ゆでたりするより蒸したほうが栄養素の損失が少なくてすみます。

ゆでる

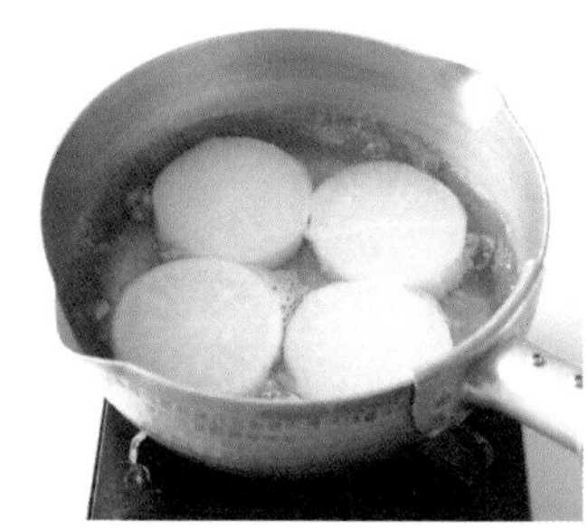

肉や魚の脂が気になるときは、さっとゆでれば余分な脂肪が落ちて、消化がよくなります。繊維質の多い野菜もゆでることでやわらかく食べやすくなります。ゆでるときには、たっぷりの湯で少量ずつ何回かに分けてゆでると、水溶性ビタミンの損失が少なくなります。

煮る

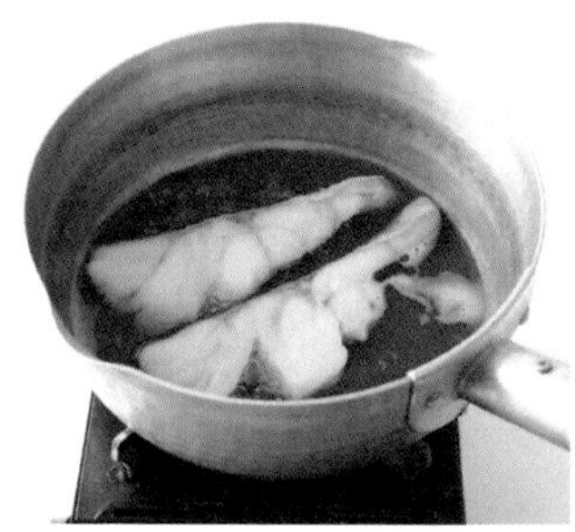

ほとんどの食品は小さく切ったり、刻んだものを、たっぷりのだしやスープでゆっくりとやわらかく煮込めば、消化もよく食材のうまみも引き立ちます。煮魚は消化しやすい料理の代表。あたたかいものは煮つけ、冷えて煮汁が固まったものは煮こごりとしても楽しめます。

圧力なべ利用

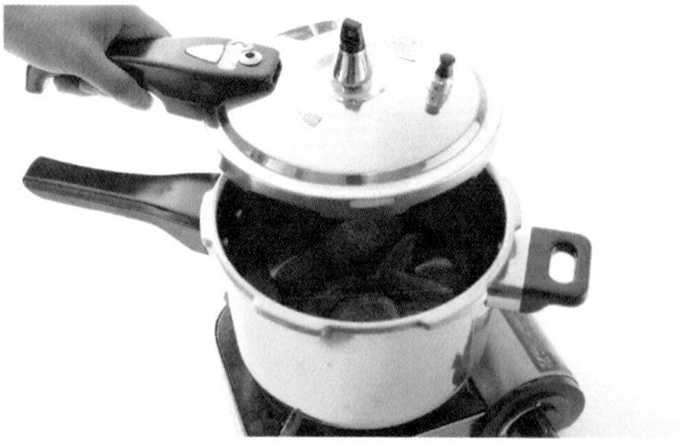

圧力なべは、煮込み料理をはじめ、蒸し料理、野菜の下ごしらえなどを短時間で行うことができる万能調理器です。やわらかくなった肉や野菜を食べて、しっかりと栄養補給を。

電子レンジ利用

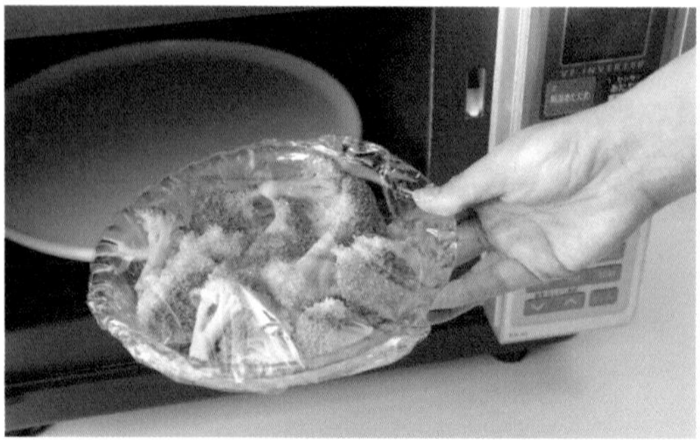

電子レンジを使えば調理時間を短縮でき、ビタミンなどの栄養素も失われにくいので、料理の下ごしらえに最適です。加熱ムラをなくすには、大きさを揃えて切ることがコツ。

フードプロセッサー利用

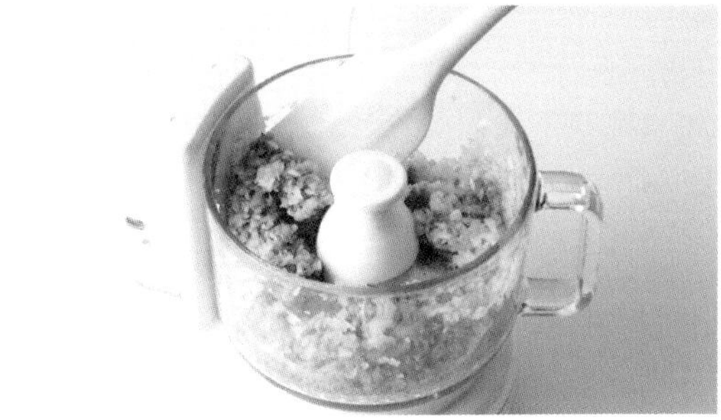

食材を、あらいみじん切りからペースト状にまで、こまかくすることが可能。特に、肉のミンチや魚肉のすり身、野菜のみじん切りなどを作るときに便利。

皮をむいたほうがいい野菜

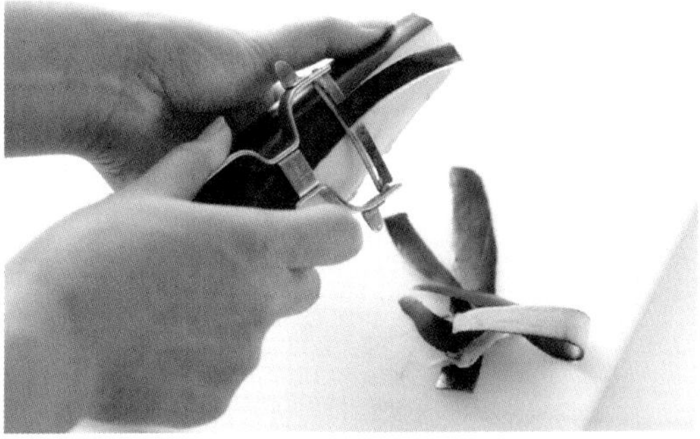

なす、きゅうり、かぼちゃ、トマトの皮は、消化されずに腸閉塞の原因になりやすいので、皮をむいて使用します。また、トマトの種も消化されにくいのでとったほうがいいでしょう。

野菜の切り方

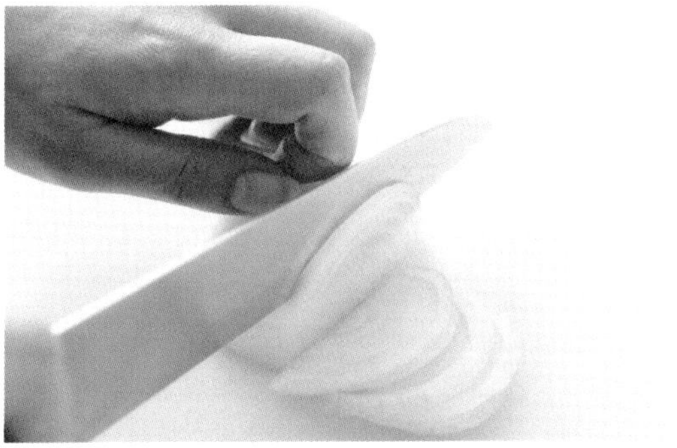

ねぎ、玉ねぎ、うど、セロリなどは繊維が長いので、繊維に直角に包丁を当てて、繊維を切ってから使用します。野菜は繊維に対して直角に切るとやわらかく調理できるからです。

ミキサー利用

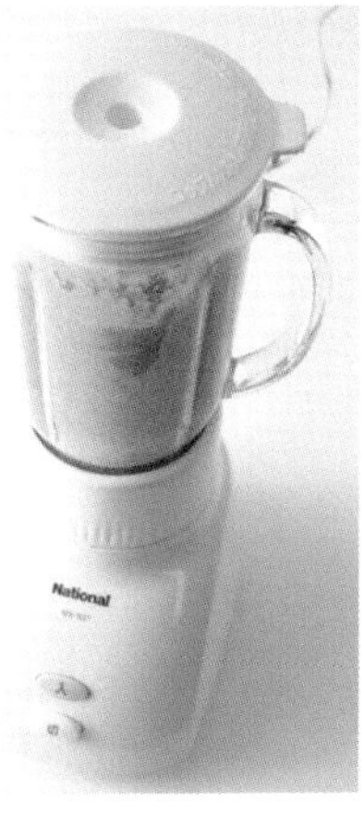

ミキサーは短時間で食材をこまかく砕き、調理の手間をはぶくことができます。食事の途中や食後につかえ感があるときは、ミキサーでジュースを作ったり、やわらかく煮た野菜をミキサーにかけてから調理すれば、口当たりのいいポタージュスープを作ることができます。

葉菜類の食べ方

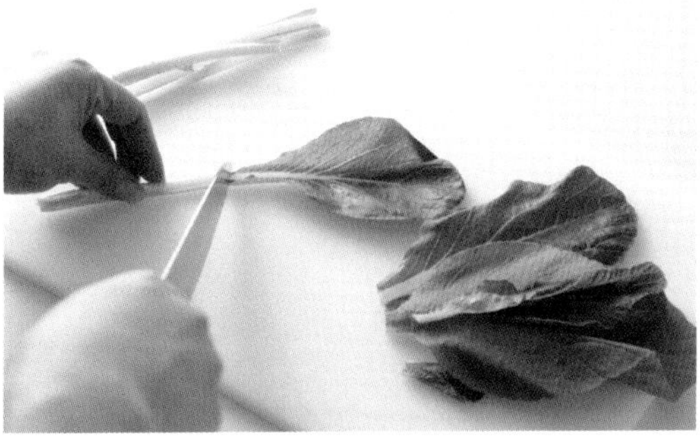

葉菜類(小松菜、チンゲンサイ、ほうれんそう、キャベツ、白菜など)の茎の部分はかたいため、なるべく避けましょう。葉の部分を小さく切って、やわらかくゆでて食べます。

とろみをつける

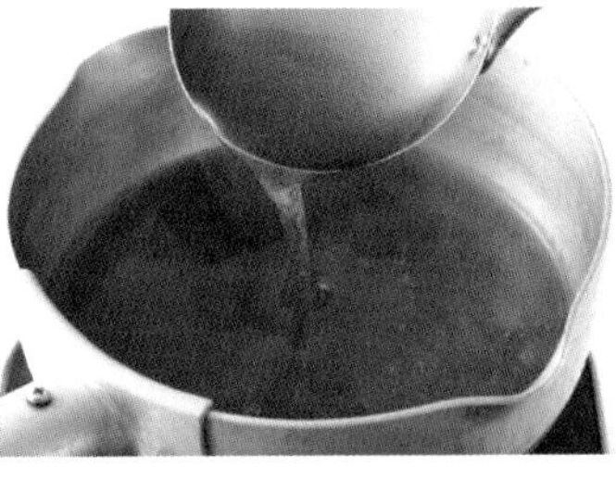

食べ物のつかえが気になってのどを通らないときは、ゼリー、あんかけ、くず引きの汁など、とろみのあるものが食べやすいです。すまし汁やスープにもかたくり粉を少し入れてとろみをつけると、ずっと食べやすくなります。また、キャベツなどの葉菜類は口にはりつきやすいので、ゆでた上でこまかく刻んでとろみをつけるといいでしょう。

ストック・常備しておくと便利なおかず

時間のあるときにまとめて下ごしらえをして冷凍しておけば、
いろいろな料理に応用できて便利です（2〜3週間で食べきるようにしましょう）。

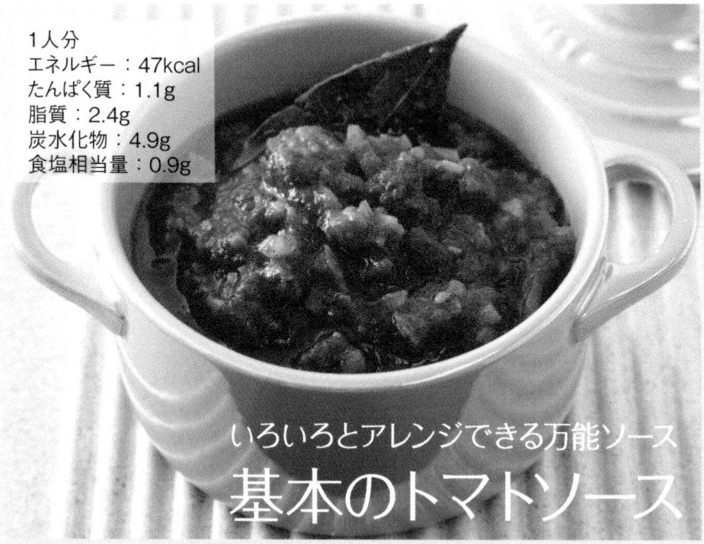

いろいろとアレンジできる万能ソース
基本のトマトソース

1人分
エネルギー：47kcal
たんぱく質：1.1g
脂質：2.4g
炭水化物：4.9g
食塩相当量：0.9g

材料（6人分）
トマト水煮缶（ホール）…1缶（400g）
にんにく……………………½かけ
玉ねぎ……………中¼個（50g）
オリーブ油……………大さじ1
白ワイン………………大さじ2
ローリエ……………………1枚
Ⓐ砂糖…………………小さじ1
Ⓐ固形スープのもと………1個
Ⓐ塩……………………小さじ½
Ⓐこしょう……………………少々
Ⓐ粉チーズ……………小さじ2

作り方
❶玉ねぎ、にんにくはみじん切り、トマトの水煮は皮を除き、こまかくなるようにつぶす。
❷なべにオリーブ油、ローリエ、にんにくを入れて火にかけ、にんにくの香りがしてきたら玉ねぎを入れて透き通るまで炒める。
❸ワインを加えアルコール分をとばす。
❹❶のトマトの水煮を加え、Ⓐを入れてまぜ、かきまぜてなべの底が見えるくらい、すくってポッテリとするまで煮込む。

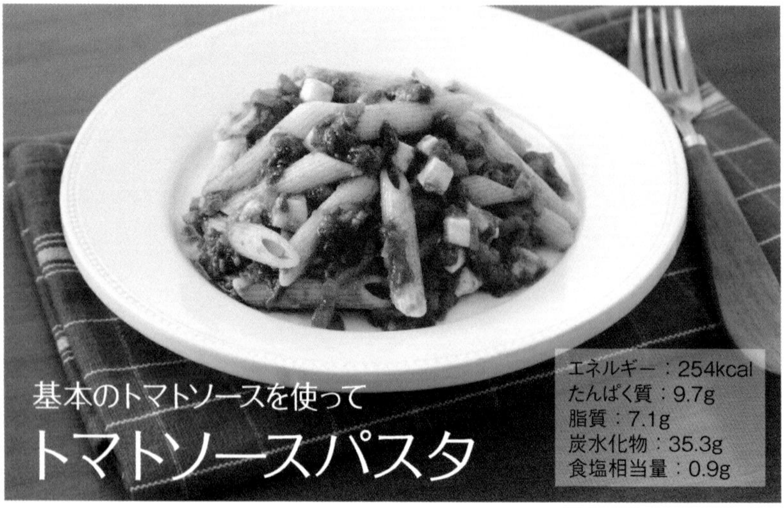

基本のトマトソースを使って
トマトソースパスタ

エネルギー：254kcal
たんぱく質：9.7g
脂質：7.1g
炭水化物：35.3g
食塩相当量：0.9g

アレンジ

材料（1人分）
基本のトマトソース…大さじ4
スパゲッティ（ペンネ・乾燥）…40g
モッツァレラチーズ……20g

作り方
❶沸騰した湯に塩少々（分量外）を入れ、ペンネをゆでる。ゆで上がったらざるに上げて水けをきる。
❷チーズは小さいさいの目に切る。
❸トマトソースをあたため、❶と❷をあえる。

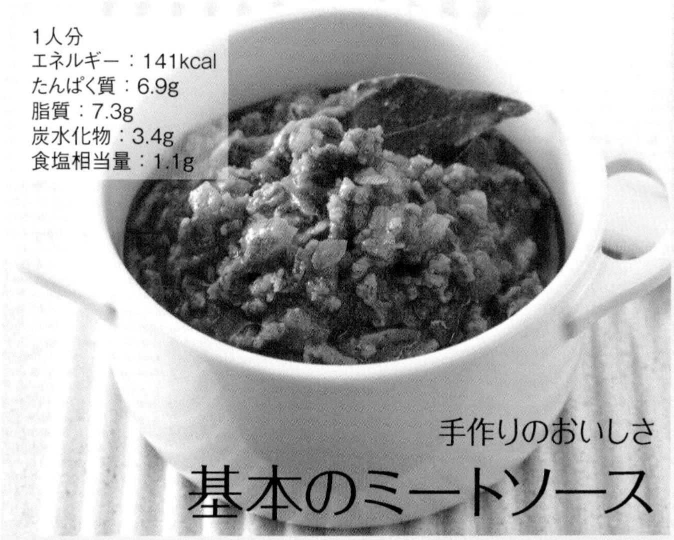

1人分
エネルギー：141kcal
たんぱく質：6.9g
脂質：7.3g
炭水化物：3.4g
食塩相当量：1.1g

手作りのおいしさ
基本のミートソース

材料(6人分)
合いびき肉……………………200g
玉ねぎ………………中½個(100g)
にんにく…………………………½かけ
ローリエ…………………………1枚
オリーブ油……………………大さじ1
Ⓐ
- 野菜ジュース(市販品:食塩無添加)…2カップ
- 固形スープのもと……………1個
- トマトケチャップ…………大さじ1
- 砂糖……………………………小さじ1
- 塩………………………………小さじ½

粉チーズ………………………大さじ2
こしょう……………………………少々

作り方
❶玉ねぎ、にんにくはみじん切りにする。
❷なべにオリーブ油、にんにく、ローリエを入れ火にかけ、にんにくの香りがしてきたら玉ねぎを入れて透き通るまで炒める。
❸ひき肉をほぐしながら入れ、火が通るまで炒める。
❹❸にⒶを加えまぜる。中火で煮込み、ときどきかきまぜて、煮詰まってきたら、粉チーズを加えさらにまぜ、最後にこしょうで味をととのえる。

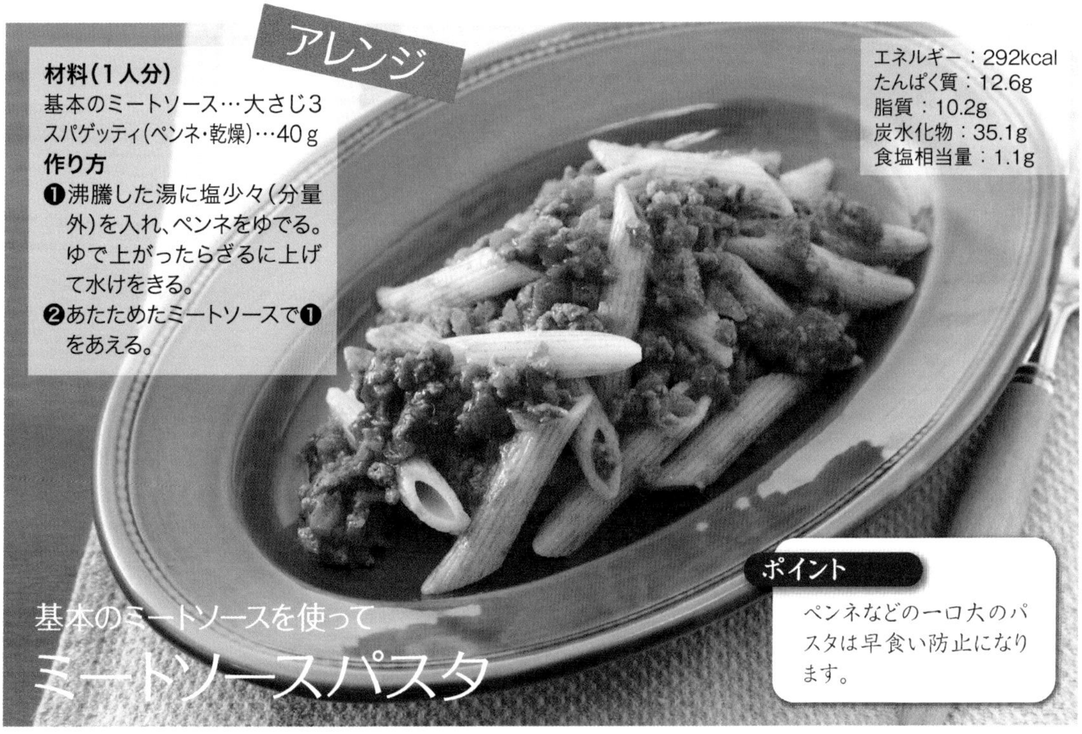

アレンジ

材料(1人分)
基本のミートソース…大さじ3
スパゲッティ(ペンネ・乾燥)…40g

作り方
❶沸騰した湯に塩少々(分量外)を入れ、ペンネをゆでる。ゆで上がったらざるに上げて水けをきる。
❷あたためたミートソースで❶をあえる。

エネルギー：292kcal
たんぱく質：12.6g
脂質：10.2g
炭水化物：35.1g
食塩相当量：1.1g

基本のミートソースを使って
ミートソースパスタ

ポイント
ペンネなどの一口大のパスタは早食い防止になります。

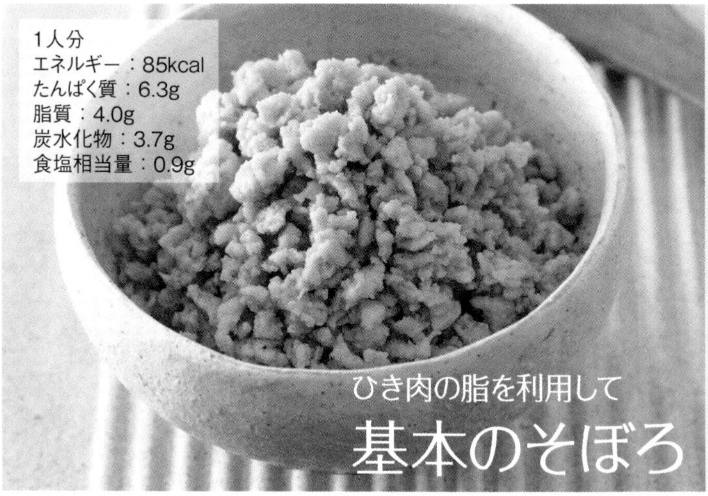

1人分
エネルギー：85kcal
たんぱく質：6.3g
脂質：4.0g
炭水化物：3.7g
食塩相当量：0.9g

ひき肉の脂を利用して

基本のそぼろ

材料（6人分）

鶏ひき肉……………………200g
酒……………………………大さじ2
しょうゆ…………………大さじ2
砂糖…………………………大さじ1
みりん………………………大さじ1
しょうが汁………………小さじ1

作り方

❶なべに材料をすべて入れてまぜ、中火にかける。
❷焦げつかないように菜箸でまぜ、水分がなくなったら火を止める。

アレンジ

基本のそぼろを使って

そぼろごはん

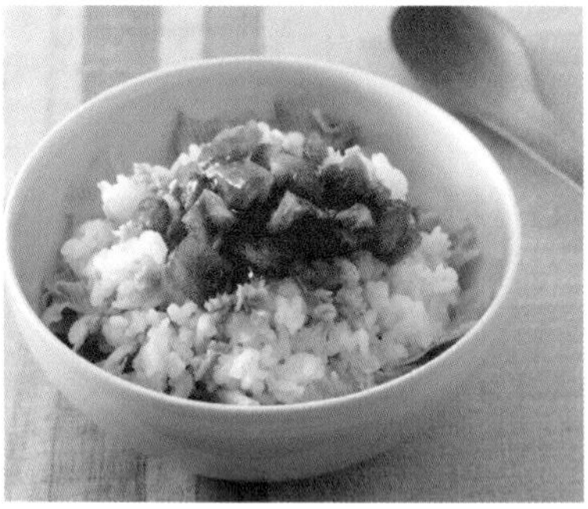

エネルギー：347kcal
たんぱく質：10.5g
脂質：4.5g
炭水化物：61.9g
食塩相当量：0.9g

材料（1人分）

基本のそぼろ………………大さじ1
ごはん…………………………150g
レタス……………………1枚（40g）
トマト…………………中¼個（50g）

作り方

❶ごはんとそぼろをまぜる。
❷レタスは食べやすくちぎる。トマトは皮を湯むきして1㎝角に切る。
❸器にレタスを盛り、その上に❶とトマトをのせる。

スープでもおなべでも

基本の鶏の肉だんご

材料（12個分）

鶏ひき肉……………200g
ねぎ…………½本（50g）
しょうが………………1かけ
卵………………………½個
かたくり粉…………大さじ1
みりん ……………小さじ1
しょうゆ……………小さじ1

作り方

❶ねぎはみじん切りにする。しょうがはすりおろしてしょうが汁にする。
❷材料をすべてまぜ、よくこねて12等分にし丸める。
❸なべに湯を沸かし、❷を入れる。ぷかぷかと浮いてきたら2〜3分ゆでる。

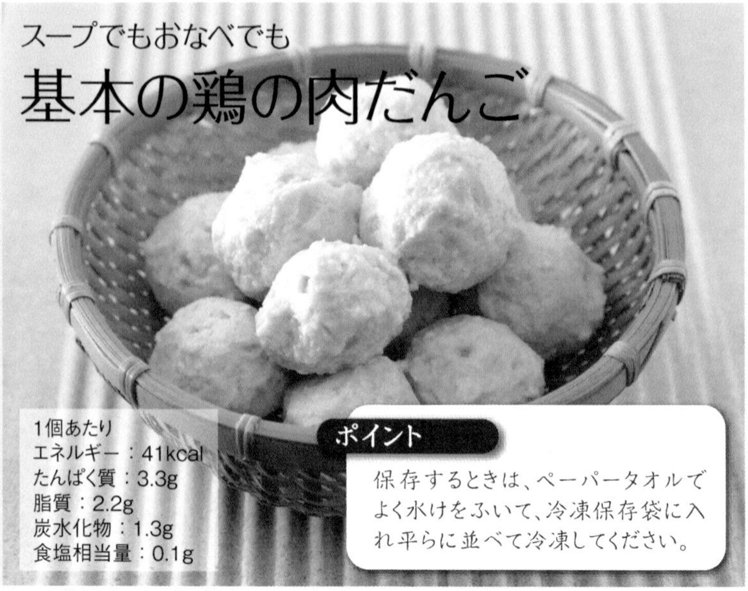

1個あたり
エネルギー：41kcal
たんぱく質：3.3g
脂質：2.2g
炭水化物：1.3g
食塩相当量：0.1g

ポイント

保存するときは、ペーパータオルでよく水けをふいて、冷凍保存袋に入れ平らに並べて冷凍してください。

アレンジ ※鶏の肉だんごを使ったレシピは52ページで紹介しています。

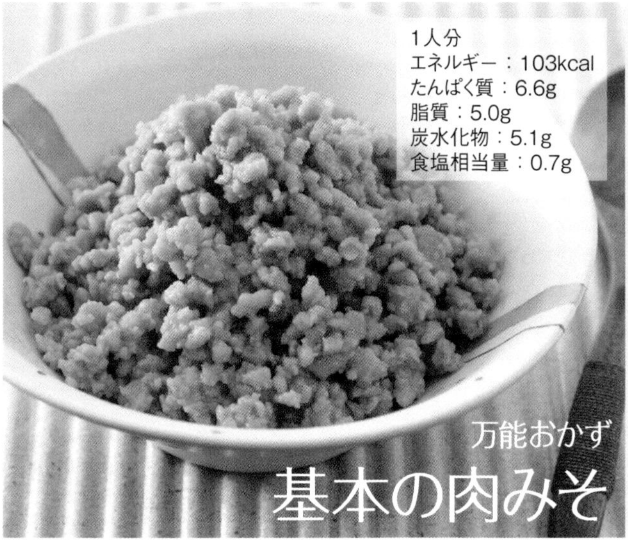

1人分
エネルギー：103kcal
たんぱく質：6.6g
脂質：5.0g
炭水化物：5.1g
食塩相当量：0.7g

万能おかず

基本の肉みそ

材料(6人分)

鶏ひき肉……………………………200g
玉ねぎ……………………中¼個(50g)
Ⓐ酒・みりん…………………各大さじ2
Ⓐ水……………………………¼カップ
Ⓑみそ……………………………30g
Ⓑ砂糖 …………………………小さじ1
サラダ油…………………………小さじ1

作り方

❶玉ねぎはあらいみじん切りにする。
❷なべに油を熱し、❶を炒める。
❸ひき肉を加え、色が変わったらⒶを加えて10分ほど煮る。
❹肉がやわらかくなったらⒷを入れてなじませる。

アレンジ

基本の肉みそを使って❶

ジャージャーめん

材料(1人分)

中華めん(生)…1玉(120g)
基本の肉みそ…大さじ4
きゅうり…⅓本(30g)

作り方

❶中華めんはゆでて、冷水で流し、よく洗って水けをきる。
❷きゅうりはせん切りにする。
❸器に❶を盛り、上に肉みそと❷をのせる。
※退院後すぐはうどんから試し、慣れたら中華めんに。

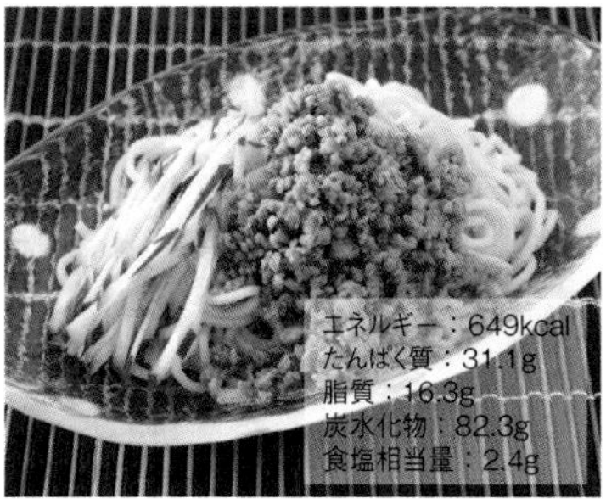

エネルギー：649kcal
たんぱく質：31.1g
脂質：16.3g
炭水化物：82.3g
食塩相当量：2.4g

エネルギー：150kcal
たんぱく質：11.6g
脂質：7.9g
炭水化物：5.6g
食塩相当量：0.6g

基本の肉みそを使って❷

肉みそどうふ

材料(1人分)

木綿どうふ…⅓丁(100g)
基本の肉みそ……大さじ1
万能ねぎ……………少々

作り方

❶とうふに肉みそをかけ、小口切りにしたねぎをのせる。

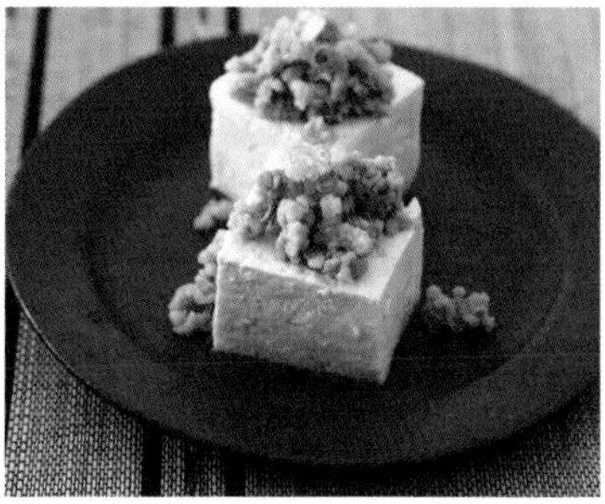

基本の肉みそを使って❸

チンゲンサイの肉みそのせ

材料(1人分)

チンゲンサイ…½株(50g)
基本の肉みそ……大さじ1

作り方

❶チンゲンサイは塩少々(分量外)を加えた熱湯でゆで、縦に4等分、横に半分に切る。
❷❶を器に盛って、肉みそをかける。

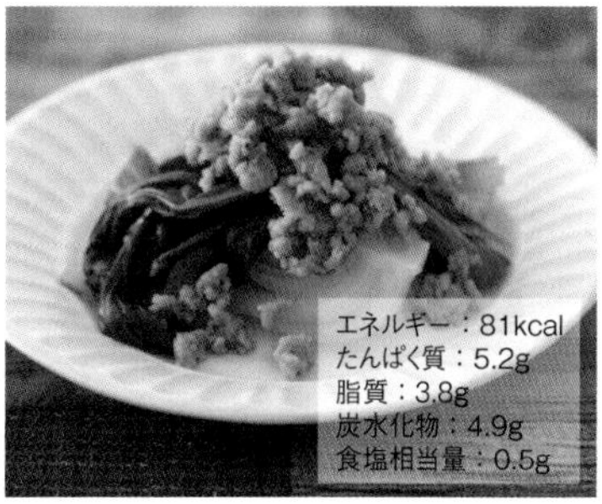

エネルギー：81kcal
たんぱく質：5.2g
脂質：3.8g
炭水化物：4.9g
食塩相当量：0.5g

じゃがいもで作る
基本のニョッキ

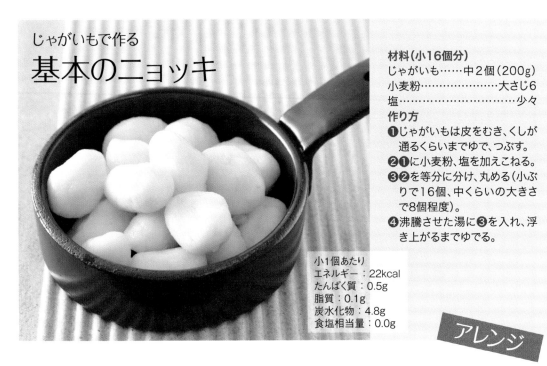

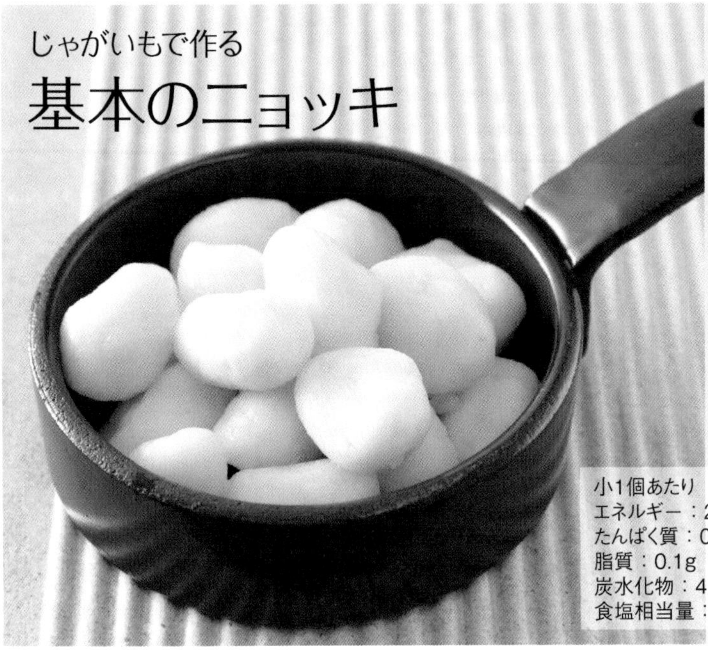

材料(小16個分)
じゃがいも……中2個(200g)
小麦粉…………………大さじ6
塩…………………………少々

作り方
❶じゃがいもは皮をむき、くしが通るくらいまでゆでて、つぶす。
❷❶に小麦粉、塩を加えこねる。
❸❷を等分に分け、丸める(小ぶりで16個、中くらいの大きさで8個程度)。
❹沸騰させた湯に❸を入れ、浮き上がるまでゆでる。

小1個あたり
エネルギー：22kcal
たんぱく質：0.5g
脂質：0.1g
炭水化物：4.8g
食塩相当量：0.0g

アレンジ

ニョッキのミートソース

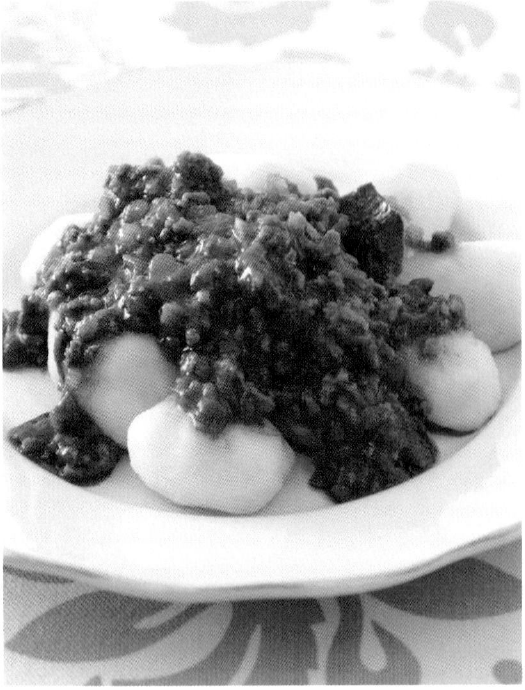

※レシピは59ページで紹介しています。

ニョッキのあべかわ風

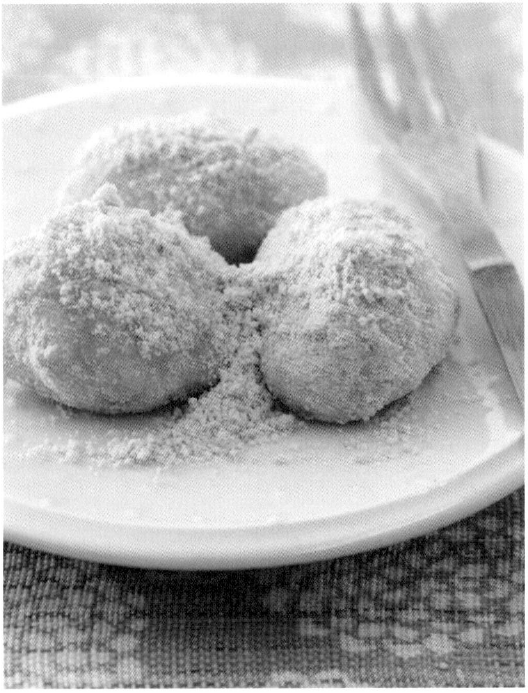

※レシピは70ページで紹介しています。

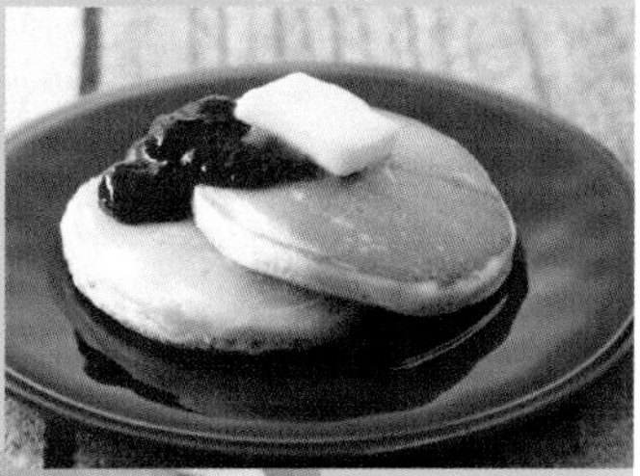

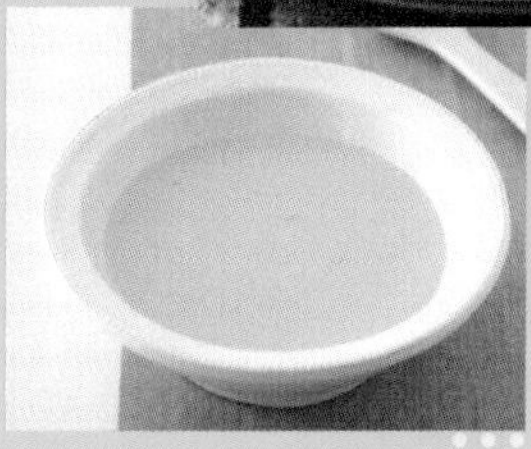

おいしい、
飲み込みやすい、
もたれない、
食が進む

手術後のレシピ

手術後の食事は、体調に応じてステップアップしていきます。
個人差がありますので、焦らず、徐々に体を慣らしていきましょう。
本章では、次の手術後の経過別におすすめのレシピを紹介しています。

ステップ❶ **退院直後の食事（退院後1～2週間）**

●病院食の献立を基本にして、自宅での生活のリズムを作ります。

【体重減少対策】少量でエネルギーが摂れる食事

●筋肉や骨塩量もアップさせながら、体重を増やすための食事の工夫をします。

ステップ❷ **回復期の食事（退院後2週間～3カ月ぐらい）**

●社会復帰に向けて、体力回復を図ります。

ステップ❶

退院直後で食事に不安のある人にまず摂ってほしい メニュー

退院後の食事はおかゆ食からスタートします。
やわらかいおかゆは食べやすく消化もよいので、
病後の主食として最適です。
おかゆが苦手な人は、やわらかめのごはんにして、よく噛んで
ゆっくり食べればだいじょうぶです。

おかゆの基本的な作り方（全がゆ）

（米1に対して水5の分量で）

1

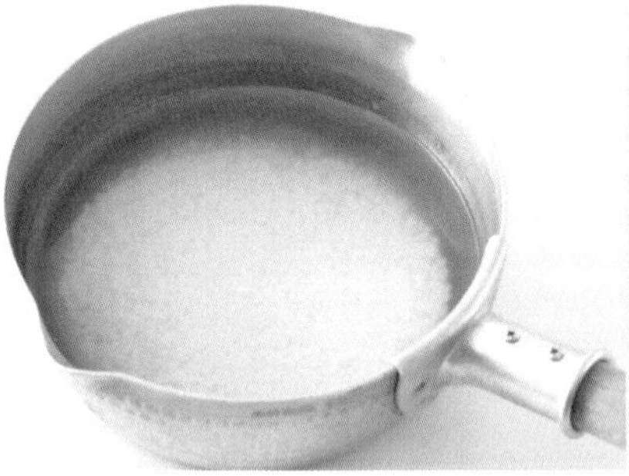

といだ米は水にしっかりひたしておくこと。その目安は夏場は30分、冬場は1時間。

2

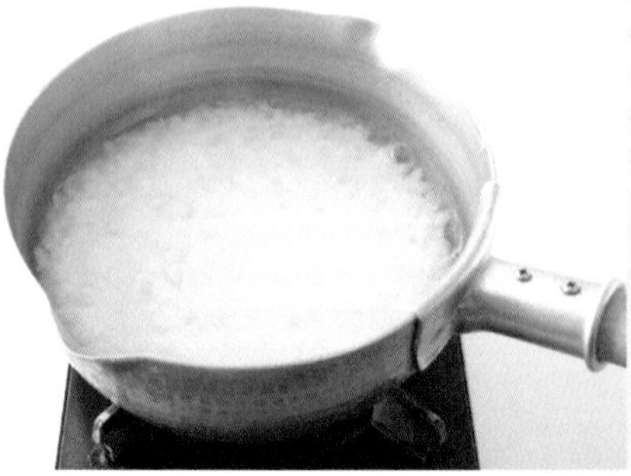

最初は強火で、煮立ったら弱火にし、ぶつぶつ煮立つ程度の状態にしておく。

3

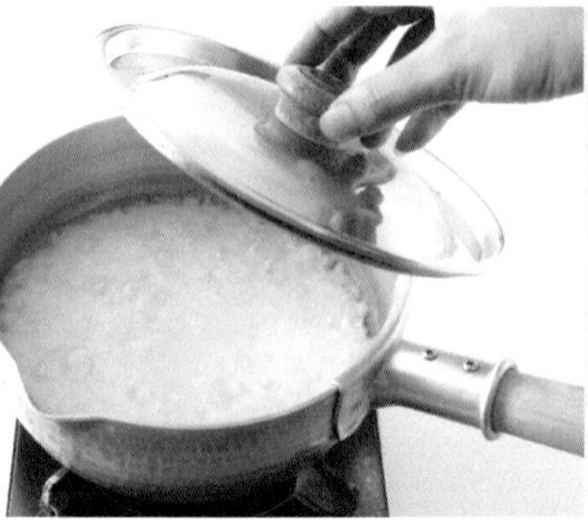

火を弱めたらふたをしてじっくり20〜40分煮込む。吹きこぼれそうなときはふたをずらして。

おかゆ・雑炊

病後の主食

おかゆ

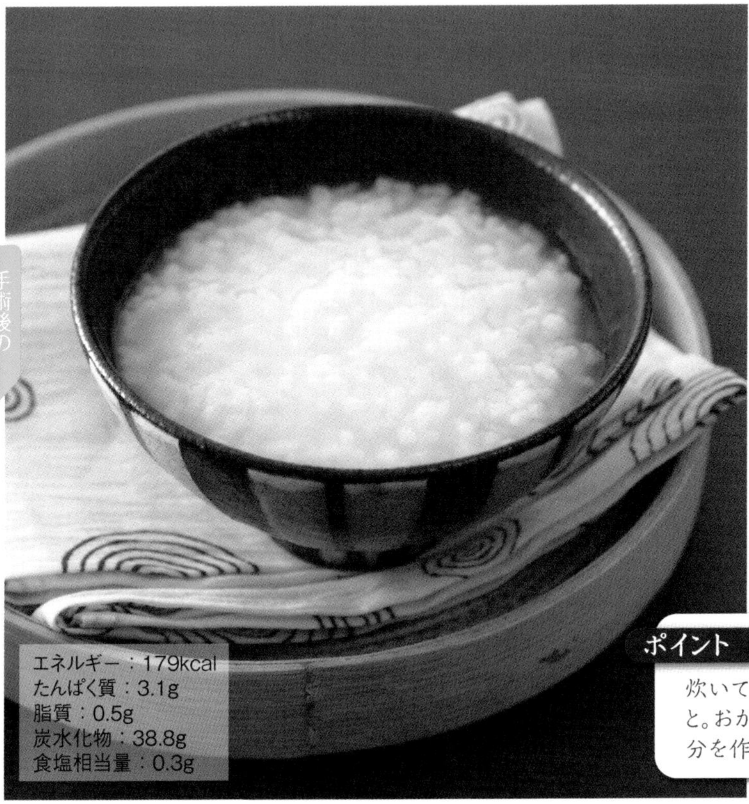

エネルギー：179kcal
たんぱく質：3.1g
脂質：0.5g
炭水化物：38.8g
食塩相当量：0.3g

材料（1人分）

米……………………約⅓合（50g）
水………………………………1カップ
塩……………………………………適宜

作り方

❶米はといで分量の水を加え、炊く前に30分～1時間ひたしておく。
❷最初は強火で、煮立ったら弱火にし、ぶつぶつ煮立つ状態になったらふたをして20～40分くらい煮る。
❸塩で味つけをする。

ポイント

炊いている間は途中でかきまぜたりしないこと。おかゆができる電気がまもあるので、1日分を作って保存しておくのもよいでしょう。

卵で栄養補給

卵がゆ

材料（1人分）

米……………………約⅓合（50g）
水……………………………230mℓ
卵………………………………1個
ほうれんそう…………1株（20g）
万能ねぎ……………………3g
塩………………………小さじ⅙

作り方

❶米は洗い、ざるに上げて水けをきり、分量の水とともになべに入れ30分ひたしておく。
❷強火にかけ、沸騰したらしゃもじでまぜて弱火にし、静かに煮立つ火かげんで20分炊く。
❸ほうれんそうはゆでてみじん切りにし、ねぎは小口切りにする。
❹❷に❸と塩を加えてまぜ、といた卵を入れてひとまぜする。

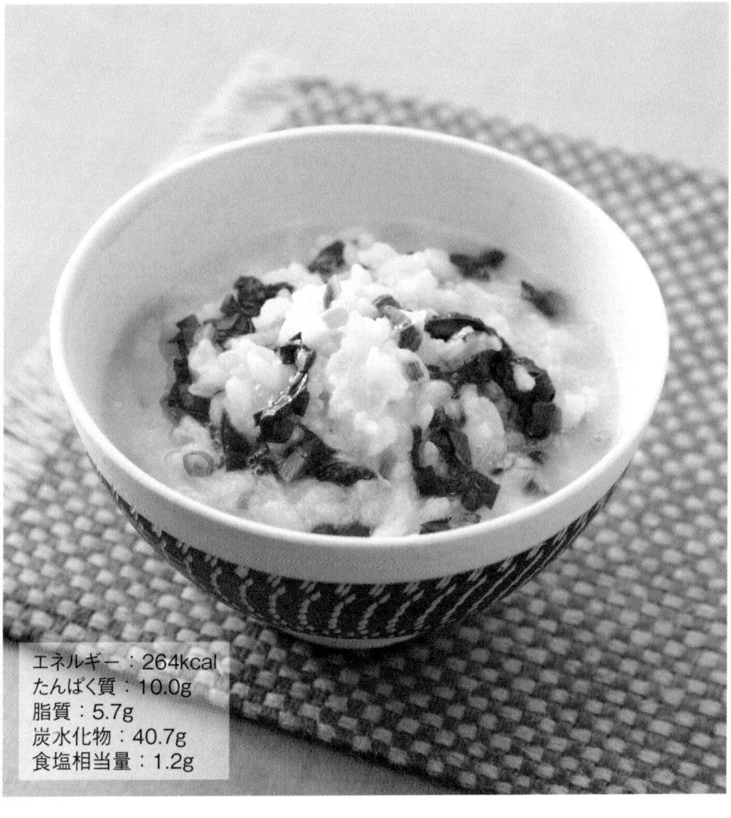

エネルギー：264kcal
たんぱく質：10.0g
脂質：5.7g
炭水化物：40.7g
食塩相当量：1.2g

香味野菜がアクセント

卵雑炊

材料(1人分)

ごはん……………………………100g
ねぎ………………………………10g
卵…………………………………1個
だし……………………………1カップ
Ⓐ┌しょうゆ………………小さじ⅓
　│塩……………………………少々
　└みりん…………………小さじ1
三つ葉……………………………適量

作り方

❶ごはんは軽く水洗いしてぬめりをとる。
❷ねぎはみじん切りにする。
❸なべにだしを煮立て、Ⓐを入れ❷を入れる。
❹❸に❶を加え、煮立ったらといた卵を回し入れる。
❺ひとまぜして火を止め、器に盛ってざく切りにした三つ葉を散らす。

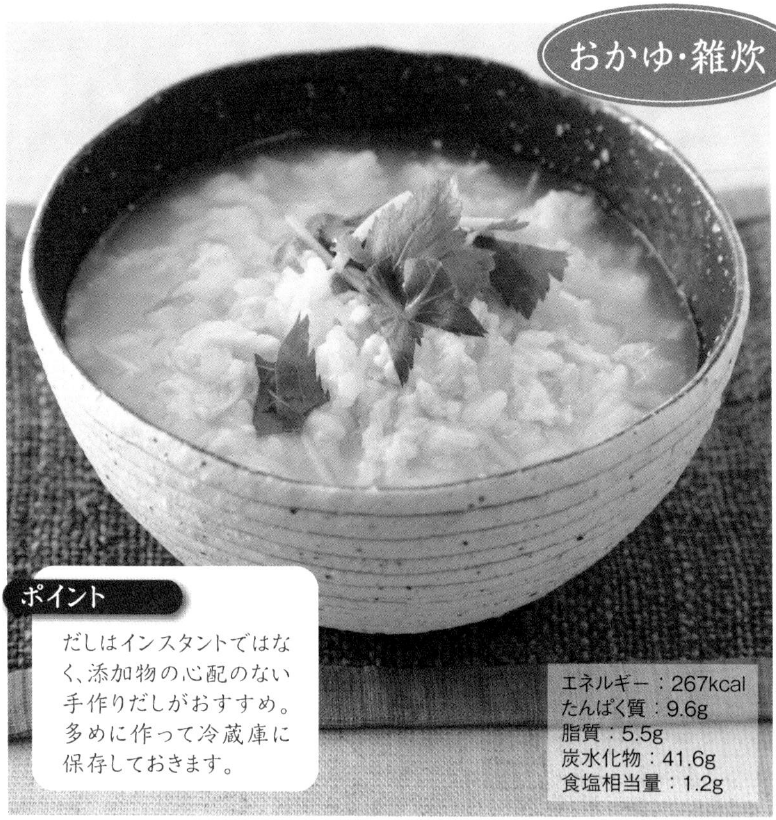

ポイント

だしはインスタントではなく、添加物の心配のない手作りだしがおすすめ。多めに作って冷蔵庫に保存しておきます。

エネルギー：267kcal
たんぱく質：9.6g
脂質：5.5g
炭水化物：41.6g
食塩相当量：1.2g

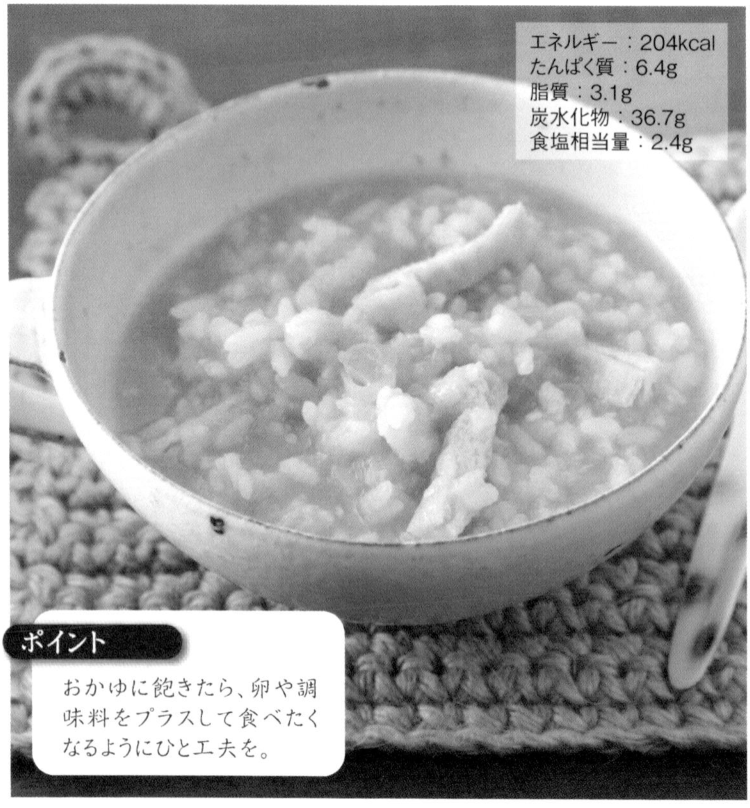

エネルギー：204kcal
たんぱく質：6.4g
脂質：3.1g
炭水化物：36.7g
食塩相当量：2.4g

ポイント

おかゆに飽きたら、卵や調味料をプラスして食べたくなるようにひと工夫を。

まろやかでやさしい味

みそおじや

材料(1人分)

ごはん……………………………80g
油揚げ……………………………¼枚
ねぎ………………………………30g
だし……………………………1カップ
みそ……………………………大さじ1

作り方

❶ごはんはほぐしておく。油揚げは熱湯をかけて油抜きし、細切りにする。ねぎは小口切りにする。
❷だしを火にかけ、ねぎ、油揚げを煮る。ねぎに火が通ったらみそをとき、ごはんを加えて弱火で20分煮る。

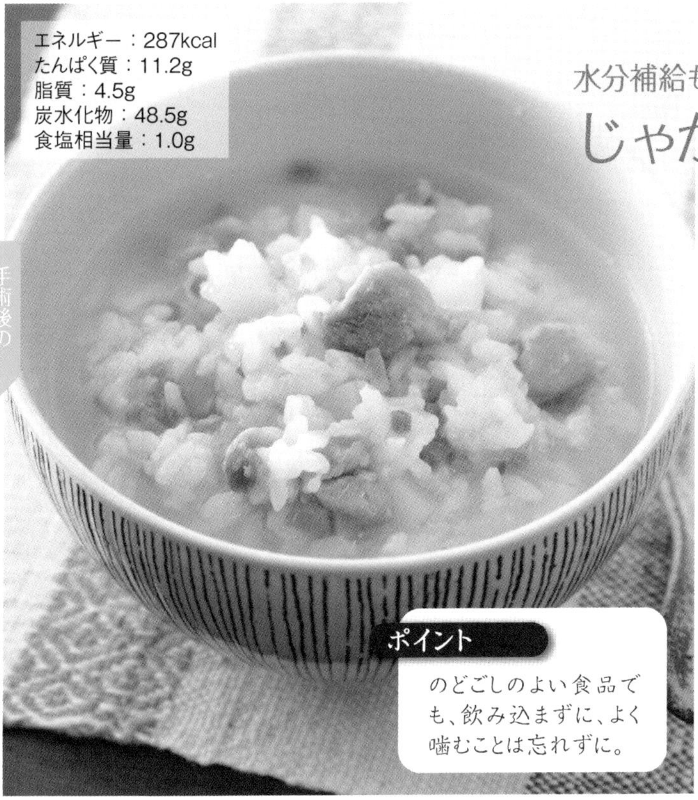

エネルギー：287kcal
たんぱく質：11.2g
脂質：4.5g
炭水化物：48.5g
食塩相当量：1.0g

水分補給もできる

じゃがいも入り鶏雑炊

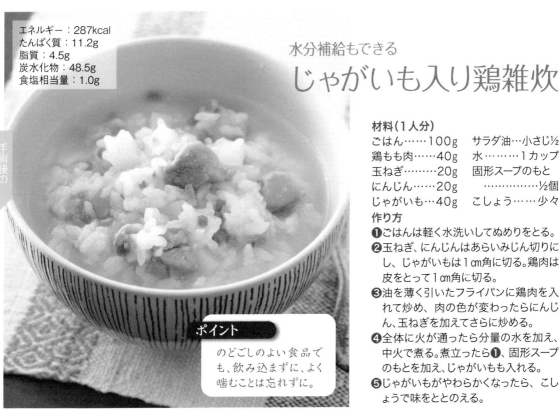

材料（1人分）

ごはん……100g
鶏もも肉……40g
玉ねぎ………20g
にんじん……20g
じゃがいも…40g
サラダ油…小さじ½
水………1カップ
固形スープのもと……………½個
こしょう……少々

作り方

❶ごはんは軽く水洗いしてぬめりをとる。
❷玉ねぎ、にんじんはあらいみじん切りにし、じゃがいもは1㎝角に切る。鶏肉は皮をとって1㎝角に切る。
❸油を薄く引いたフライパンに鶏肉を入れて炒め、肉の色が変わったらにんじん、玉ねぎを加えてさらに炒める。
❹全体に火が通ったら分量の水を加え、中火で煮る。煮立ったら❶、固形スープのもとを加え、じゃがいもも入れる。
❺じゃがいもがやわらかくなったら、こしょうで味をととのえる。

ポイント

のどごしのよい食品でも、飲み込まずに、よく嚙むことは忘れずに。

めん類

消化がいい

にゅうめん

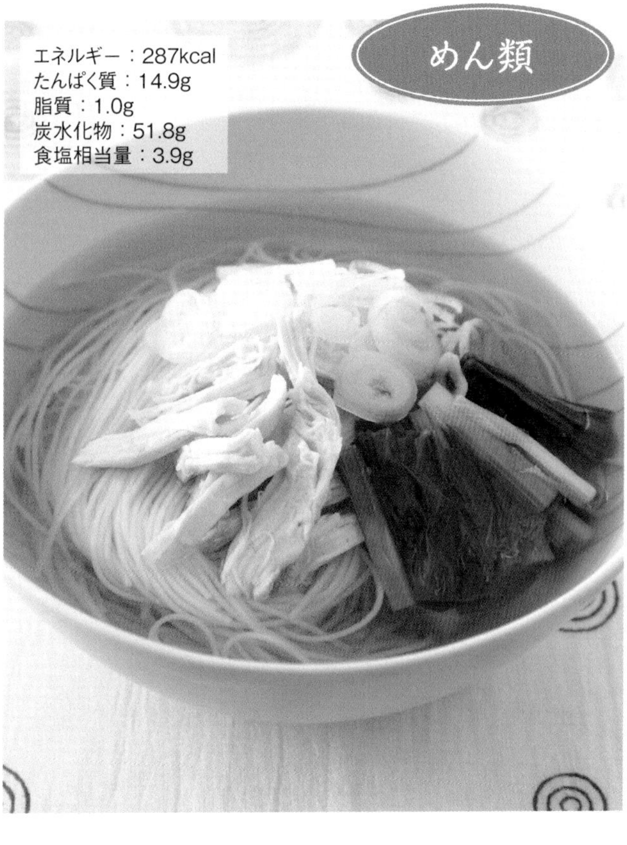

エネルギー：287kcal
たんぱく質：14.9g
脂質：1.0g
炭水化物：51.8g
食塩相当量：3.9g

材料（1人分）

そうめん（乾燥）……………………………60g
ねぎ…………………………………………5g
鶏ささ身……………………………½本（30g）
酒…………………………………………少々
小松菜……………………………………20g
Ⓐ めんつゆ（3倍濃縮タイプ）………大さじ2
Ⓐ 水………………………………1¼カップ

作り方

❶ねぎは小口切りにする。ささ身は酒を振って耐熱容器に入れ、ラップフィルムをして電子レンジで加熱し、火が通ったらとり出し、あら熱がとれたら裂く。小松菜はゆでて冷水にとり、水けをしぼり3～4㎝の長さに切っておく。
❷そうめんをゆで、やわらかくなったらとり出して冷水にとって冷まし、水けをきる。
❸なべにⒶを煮立て、❷と❶の小松菜、ささ身を入れる。器に盛り、上にねぎを散らす。

スープや汁物は、やわらかくなった野菜や卵などを一緒に摂れる
手術後の強い味方です。
食欲のないときは、スープや汁物だけでも食べるようにしましょう。

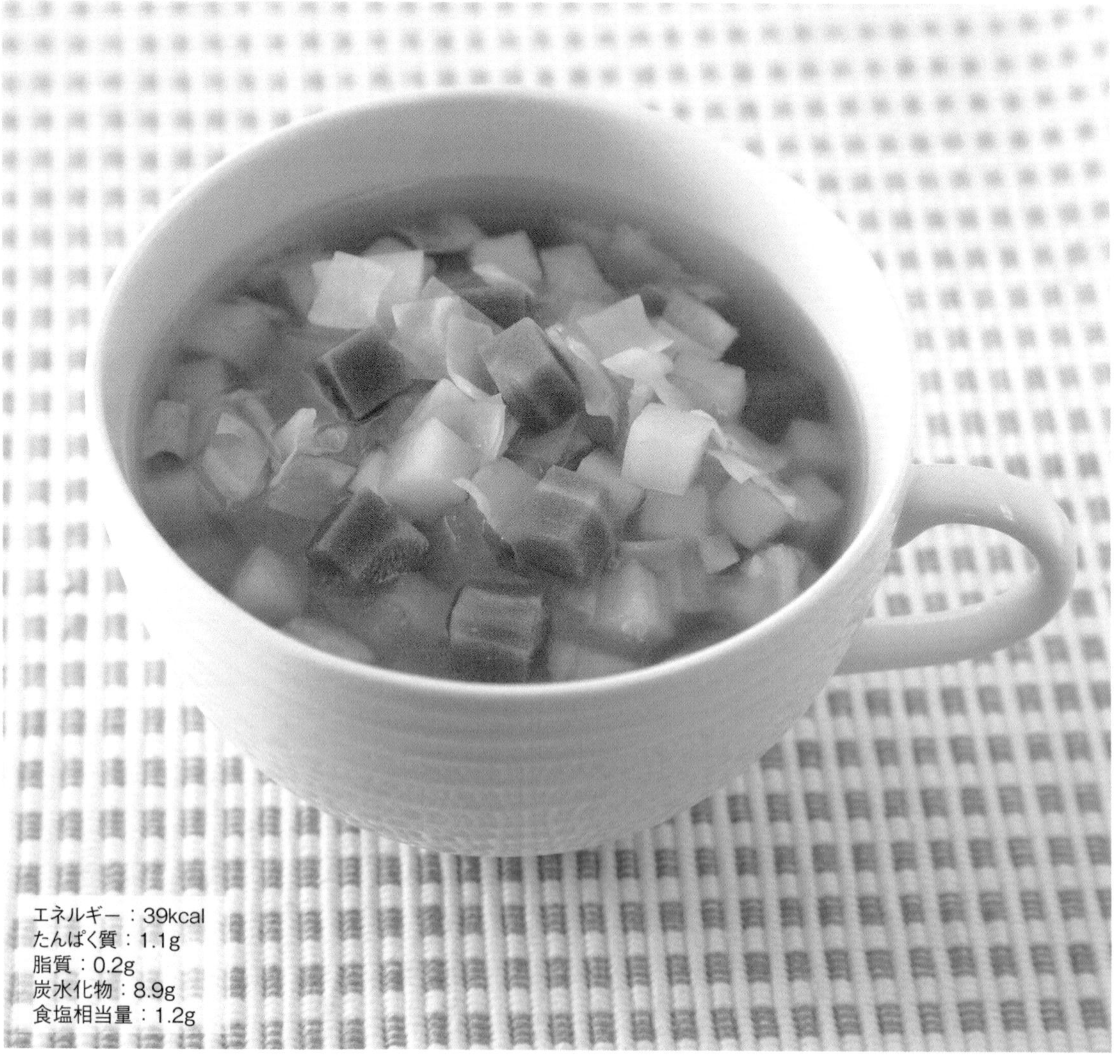

エネルギー：39kcal
たんぱく質：1.1g
脂質：0.2g
炭水化物：8.9g
食塩相当量：1.2g

ビタミン・ミネラル補給に

野菜のコンソメスープ

材料（1人分）

じゃがいも……………………20g
キャベツ………………………20g
にんじん………………………20g
玉ねぎ…………………………20g
水……………………………¾カップ
固形スープのもと…………½個
ローリエ………………………1枚
塩・こしょう…………………各少々

作り方

❶野菜はすべて1㎝角に切る。
❷なべに水を入れ沸騰したら、❶と固形スープのもと、ローリエを入れ、野菜がやわらかく煮えたら、塩・こしょうで味をととのえる。

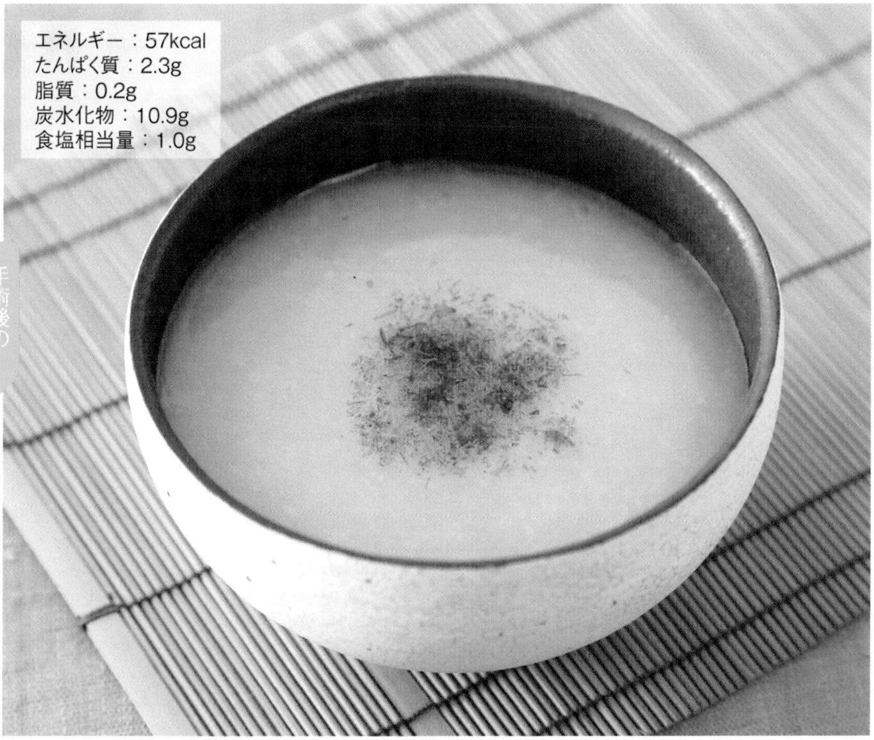

エネルギー：57kcal
たんぱく質：2.3g
脂質：0.2g
炭水化物：10.9g
食塩相当量：1.0g

精がつく

とろろ汁

材料(1人分)

長いも……………70g
だし…………½カップ
Ⓐ しょうゆ…小さじ1
Ⓐ 酒…………小さじ1
青のり……………少々

作り方

❶長いもは皮をむき、すりおろす。
❷❶にだしを少しずつ入れてのばす。
❸❷をなべに入れ、Ⓐを加えあたためる。
❹器に盛り、青のりを振る。

大豆以上の栄養価

枝豆のポタージュ

材料(1人分)

枝豆(実)…………………………50g
玉ねぎ………………中⅛個(25g)
Ⓐ 水…………………………½カップ
Ⓐ 固形スープのもと……………½個
バター……………………小さじ1(4g)
牛乳…………………………½カップ
塩・こしょう……………………各少々

作り方

❶玉ねぎは薄切りにする。枝豆はやわらかめにゆでる。
❷なべにバターを熱し、❶をじっくり炒める。
❸❷にⒶを加え、やわらかくなるまで煮る。あら熱をとり、ミキサーにかける。
❹❸をなべに戻し、牛乳を加えてあたため、塩・こしょうで味をととのえる。

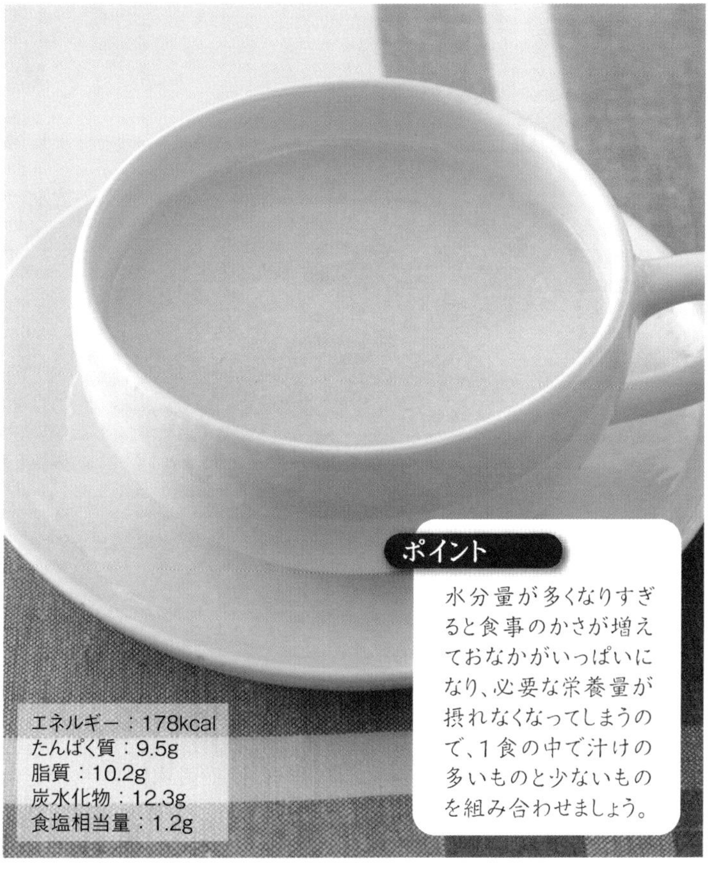

エネルギー：178kcal
たんぱく質：9.5g
脂質：10.2g
炭水化物：12.3g
食塩相当量：1.2g

ポイント

水分量が多くなりすぎると食事のかさが増えておなかがいっぱいになり、必要な栄養量が摂れなくなってしまうので、1食の中で汁けの多いものと少ないものを組み合わせましょう。

免疫力を高めるカロテン

にんじん豆乳ポタージュ

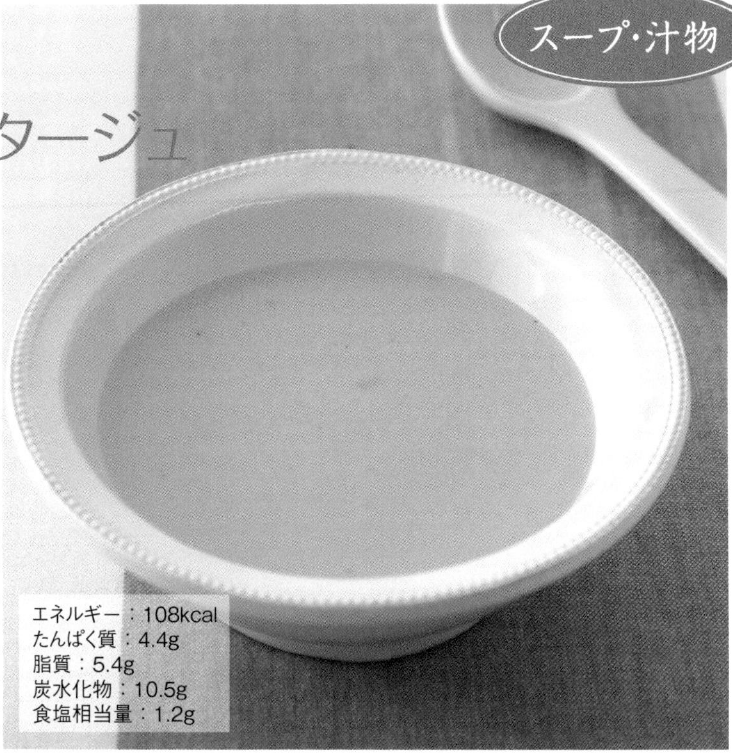

エネルギー：108kcal
たんぱく質：4.4g
脂質：5.4g
炭水化物：10.5g
食塩相当量：1.2g

材料（1人分）

にんじん……………………中¼本（50g）
玉ねぎ………………………中⅛個（25g）
Ⓐ┌水…………………………………½カップ
　└固形スープのもと………………½個
バター………………………小さじ1（4g）
無調整豆乳……………………½カップ
塩・こしょう……………………各少々

作り方

❶にんじんは薄いいちょう切り、玉ねぎは薄切りにする。
❷なべにバターを熱し、❶をじっくり炒める。
❸❷にⒶを加え、やわらかくなるまで煮る。あら熱をとり、ミキサーにかける。
❹❸をなべに戻し、豆乳を加えてあたため、塩・こしょうで味をととのえる。

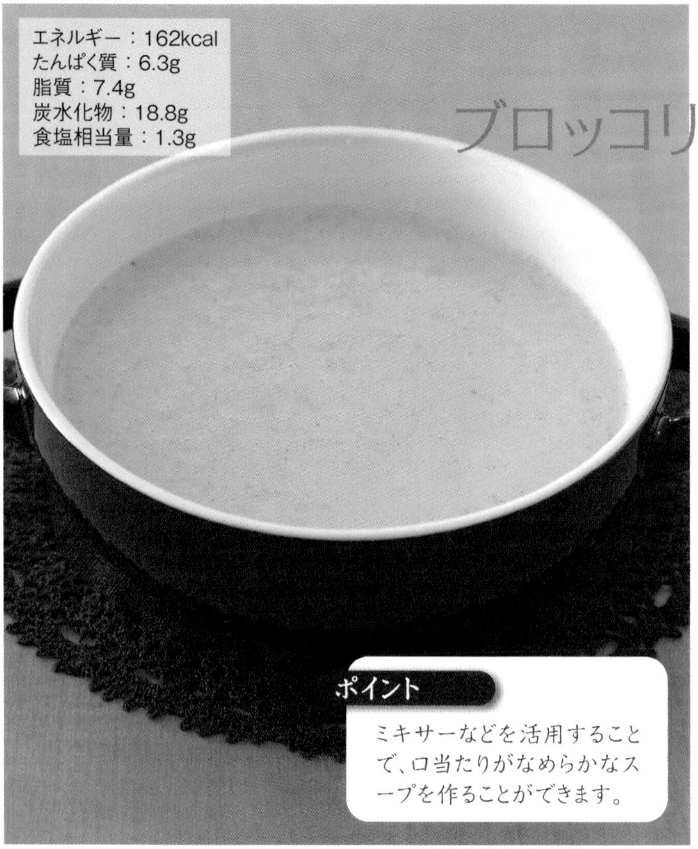

エネルギー：162kcal
たんぱく質：6.3g
脂質：7.4g
炭水化物：18.8g
食塩相当量：1.3g

ポイント

ミキサーなどを活用することで、口当たりがなめらかなスープを作ることができます。

野菜のうまみたっぷり

ブロッコリーのポタージュ

材料（1人分）

ブロッコリー…………………………50g
じゃがいも……………中½個（50g）
玉ねぎ……………………中⅛個（25g）
Ⓐ┌水…………………………………½カップ
　└固形スープのもと……………½個
バター……………………小さじ1（4g）
牛乳…………………………………½カップ
塩・こしょう…………………………各少々

作り方

❶ブロッコリーとじゃがいもはゆでて、あらく刻む。玉ねぎは薄切りにする。
❷なべにバターを熱し、玉ねぎをじっくり炒める。
❸❷にⒶと残りの❶を加え、やわらかくなるまで煮る。あら熱をとり、ミキサーにかける。
❹❸をなべに戻し、牛乳を加えてあたため、塩・こしょうで味をととのえる。

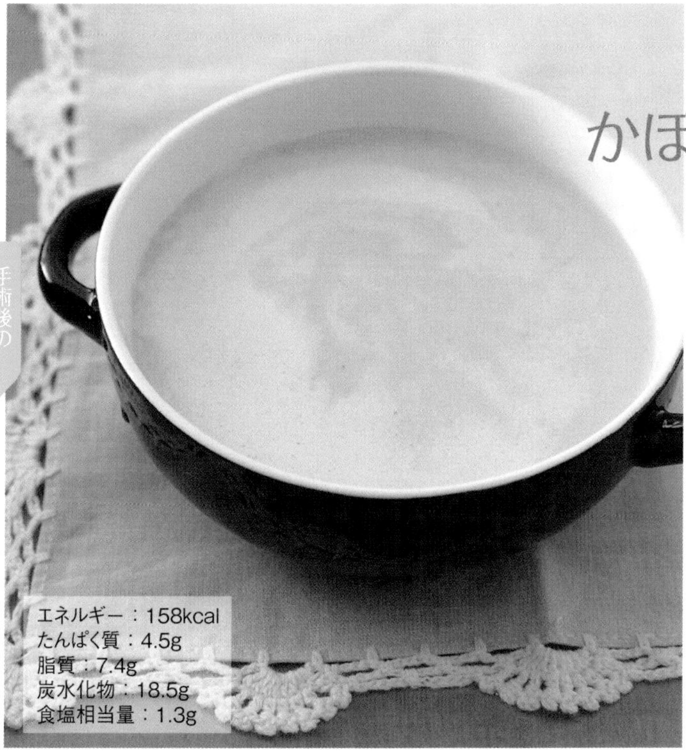

自然な甘みがおいしい

かぼちゃのポタージュ

エネルギー：158kcal
たんぱく質：4.5g
脂質：7.4g
炭水化物：18.5g
食塩相当量：1.3g

材料（1人分）

かぼちゃ……………………………………50g
玉ねぎ…………………………中⅛個（25g）
Ⓐ┌水……………………………………½カップ
　└固形スープのもと……………………½個
バター……………………………小さじ1（4g）
牛乳……………………………………½カップ
塩・こしょう……………………………各少々

作り方

❶かぼちゃは皮と種とわたをとり、薄いいちょう切りにする。玉ねぎは薄切りにする。
❷なべにバターを熱し、玉ねぎをじっくり炒める。火が通ったらかぼちゃを加え、さらに炒める。
❸❷にⒶを加え、やわらかくなるまで煮る。あら熱をとり、ミキサーにかける。
❹❸をなべに戻し、牛乳を加えてあたため、塩・こしょうで味をととのえる。

とろみでのどごしもいい

かきたま汁

材料（1人分）

卵…………………………½個
玉ねぎ……………………20g
Ⓐ┌だし………………¾カップ
　└薄口しょうゆ……小さじ1
Ⓑ┌かたくり粉………小さじ½
　└水…………………小さじ1

作り方

❶卵はときほぐす。
❷玉ねぎは繊維と直角に薄切りにする。
❸なべにⒶを入れて煮立て、❷を入れてやわらかくなるまで煮る。
❹❶を加えて大きくかきまぜ、Ⓑをまぜ合わせて加え、とろみをつける。

エネルギー：58kcal
たんぱく質：4.1g
脂質：2.6g
炭水化物：4.4g
食塩相当量：1.2g

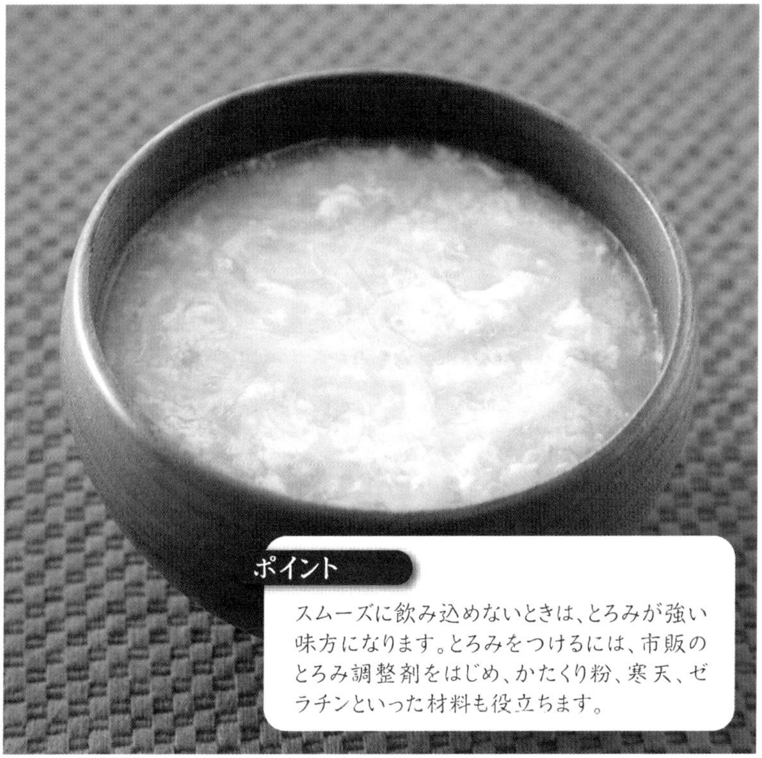

ポイント

スムーズに飲み込めないときは、とろみが強い味方になります。とろみをつけるには、市販のとろみ調整剤をはじめ、かたくり粉、寒天、ゼラチンといった材料も役立ちます。

退院直後はどうしても一度に食べられる量が少なめになります。
無理をせずに、朝・昼・夕食に、2回の間食を組み合わせて1日に必要なエネルギーを摂りましょう。
間食は嗜好的なおやつだけでなく、大事な栄養補給です。

腸内バランスを整える

ヨーグルトパンケーキ

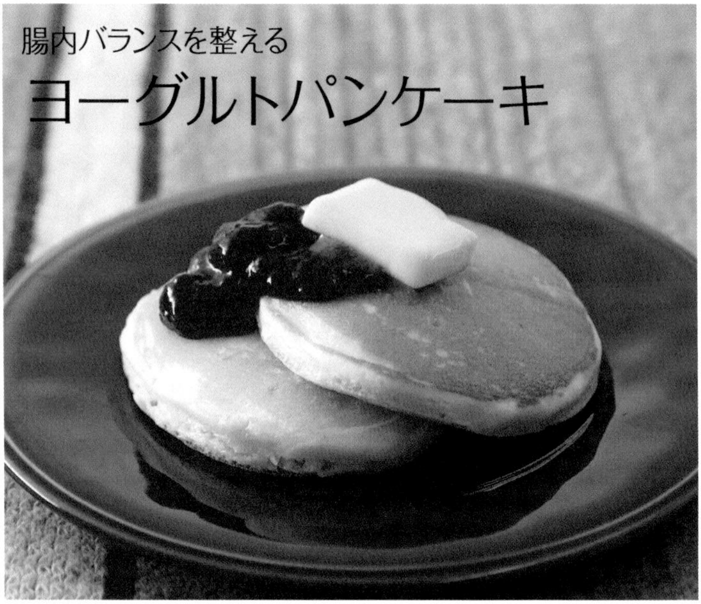

材料　8枚分（1人分は2枚）

ホットケーキミックス…………100g
ヨーグルト飲料………………75㎖
卵…………………………………½個

作り方

❶ボウルにヨーグルト飲料と卵を入れてまぜ、ホットケーキミックスを加えてまぜ合わせる。
❷フライパンにサラダ油少々（分量外）を熱し、❶を広げ両面を焼く。
❸皿に盛り、お好みでいちごジャム、バターをのせる。

1人分
エネルギー：113kcal
たんぱく質：3.3g
脂質：1.7g
炭水化物：20.9g
食塩相当量：0.3g

やさしい味わい

かぼちゃ蒸しパン

材料　9号カップ6個分（1人分は1個）

かぼちゃ…………………………………………60g
卵…………………………………………………1個
ホットケーキミックス…………………………150g
牛乳……………………………………………½カップ
砂糖……………………………………………大さじ1
サラダ油………………………………………大さじ1

作り方

❶かぼちゃは種とわたをとり、皮をむいてラップフィルムで包み、電子レンジで2分加熱し、やわらかくなったらつぶしてなめらかにする。
❷ボウルに卵を割りほぐし、牛乳と砂糖、❶を加えてまぜる。さらにホットケーキミックス、油を加えてムラなくよくまぜる。
❸❷を紙カップに均等に分け入れる。
❹蒸気の上がった蒸し器に❸を入れ、強火で15分蒸す。
❺竹ぐしを刺して生地がつかなかったらでき上がり。

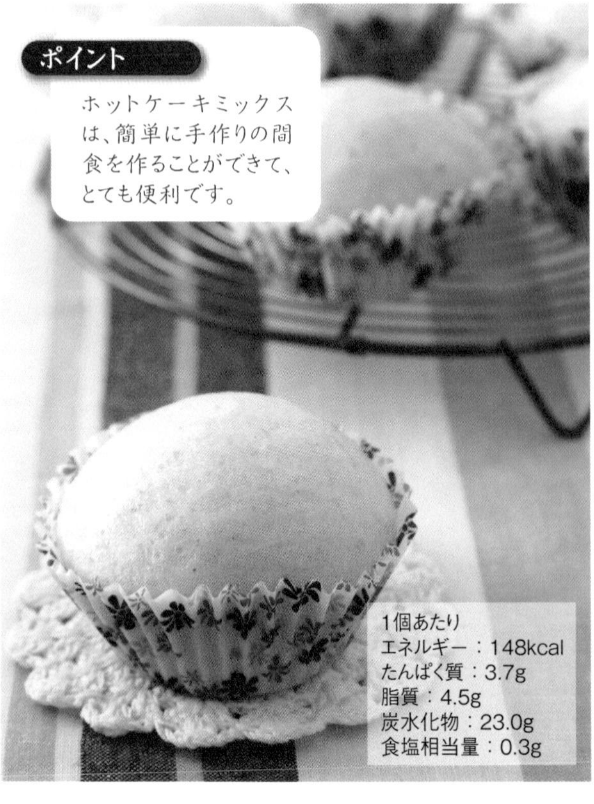

ポイント

ホットケーキミックスは、簡単に手作りの間食を作ることができて、とても便利です。

1個あたり
エネルギー：148kcal
たんぱく質：3.7g
脂質：4.5g
炭水化物：23.0g
食塩相当量：0.3g

ヘルシーおやつ にんじんゼリー

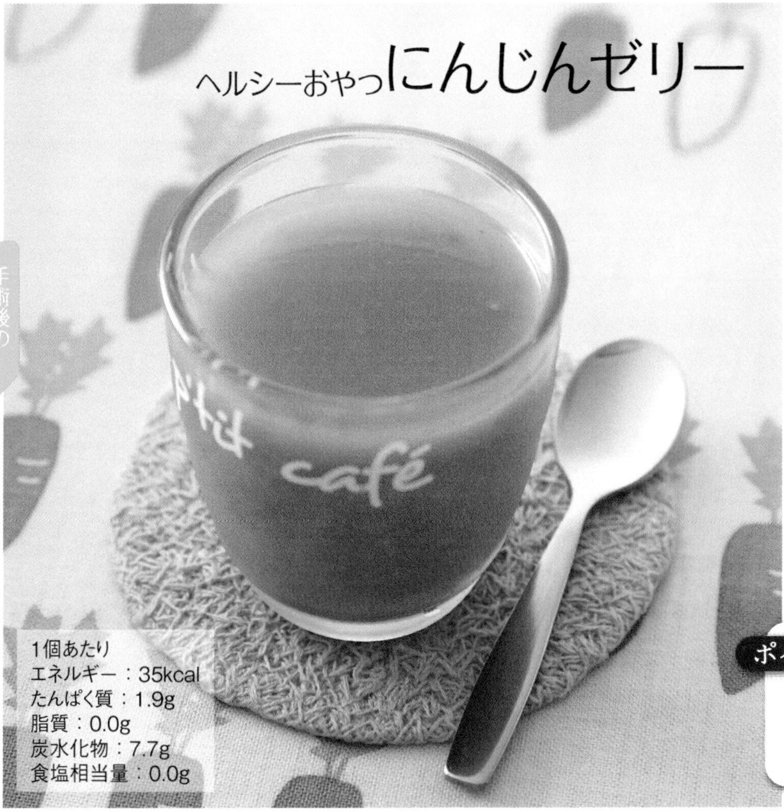

1個あたり
エネルギー：35kcal
たんぱく質：1.9g
脂質：0.0g
炭水化物：7.7g
食塩相当量：0.0g

材料　4個分(1人分は1個)
粉ゼラチン……………小さじ2
水………………………大さじ2
にんじん………中½本(100g)
オレンジジュース………1カップ

作り方
❶ゼラチンを水でふやかしておく。
❷にんじんはすりおろす。にんじんとオレンジジュースをなべに入れ、加熱する。
❸火を止めて❶をとかしまぜる。
❹❸を好みの型に入れ冷蔵庫で冷やし固める。

ポイント
にんじんもかぼちゃも、β-カロテンやビタミンCが豊富。おいしく栄養補給ができる一品です。

甘さ控えめ
さつまいもきんとん

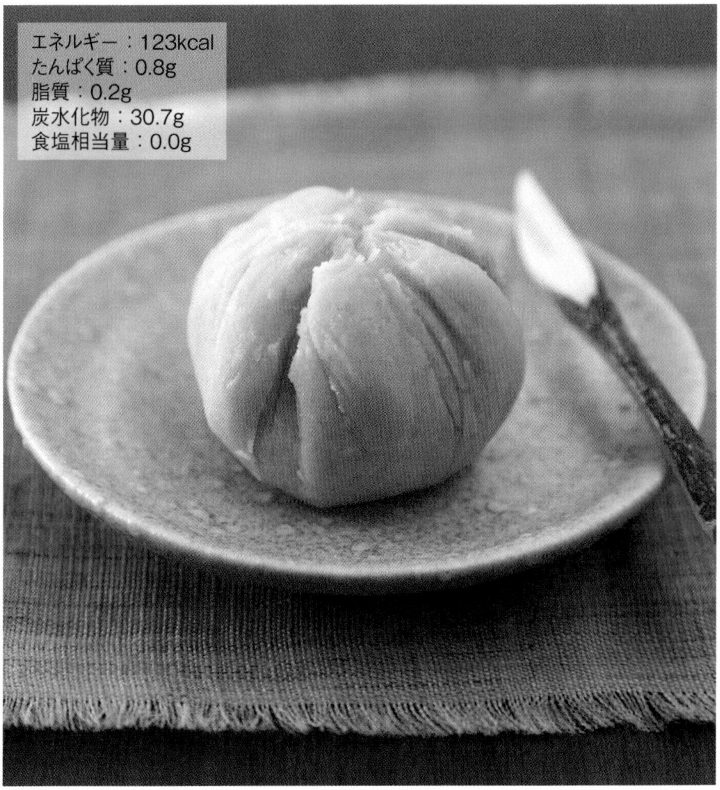

エネルギー：123kcal
たんぱく質：0.8g
脂質：0.2g
炭水化物：30.7g
食塩相当量：0.0g

材料(1個分)
さつまいも……………………50g
りんごジュース……………½カップ
砂糖……………………小さじ1

作り方
❶さつまいもは皮をむき、1㎝の厚さの半月切りにし、水にさらす。
❷なべに❶、りんごジュースを入れて煮る。さつまいもがやわらかくなってきたら砂糖を加える。
❸煮汁が少なくなってきたらさつまいもをつぶし、弱火でねり、火を止める。
❹あら熱をとり、冷めたらラップフィルムに包み、上をしぼって形を整える。

朝食 とうふのうまみを凝縮した高野どうふで、おいしくしっかり栄養補給

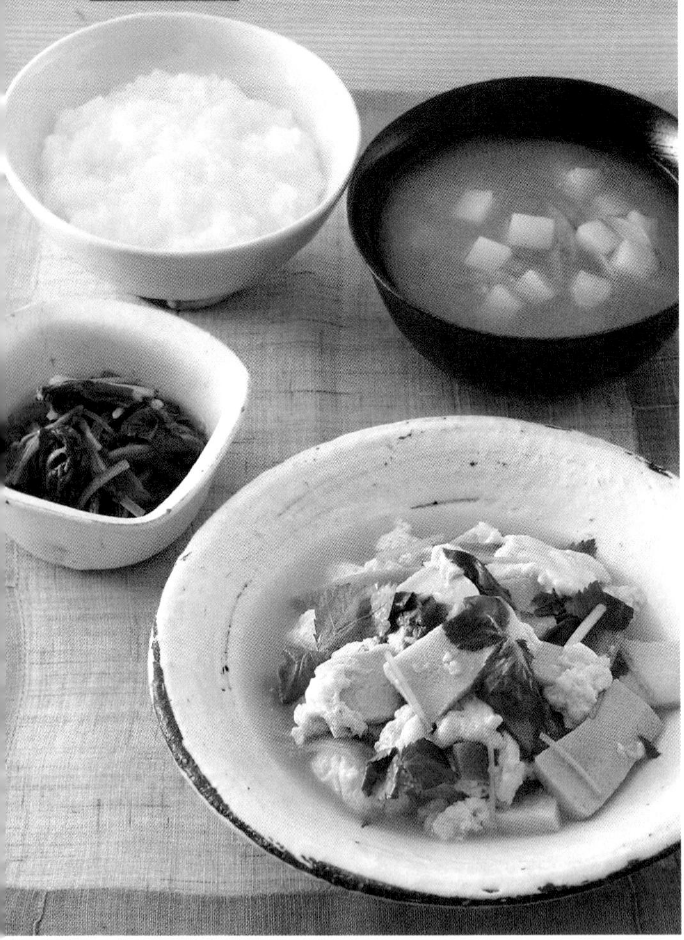

主食 全がゆ(150g)

エネルギー：107kcal
たんぱく質：1.7g
脂質：0.2g
炭水化物：23.6g
食塩相当量：0.3g

主菜 高野どうふの卵とじ

材料(1人分)

高野どうふ…………1枚(20g)
にんじん……………………20g
卵……………………………1個
三つ葉………………………5g
Ⓐだし…………………¾カップ
Ⓐ砂糖………………小さじ1
Ⓐしょうゆ……………小さじ1

作り方

❶高野どうふはぬるま湯でもどし、水けをしっかりしぼり、薄い短冊切りにする。にんじんも短冊切りにする。
❷Ⓐをなべに入れ火にかけ、煮立ったら❶を入れる。再び煮立ったら火を弱めて10分煮る。
❸食べやすい長さに切った三つ葉を散らし、といた卵を回し入れる。卵が半熟になったら火を止め、ふたをして少々蒸らす。

エネルギー：209kcal
たんぱく質：17.4g
脂質：12.0g
炭水化物：6.9g
食塩相当量：1.5g

汁物 じゃがいものみそ汁

材料(1人分)

じゃがいも……………………………30g
玉ねぎ…………………………………10g
だし……………………………¾カップ
みそ……………………………大さじ½

作り方

❶じゃがいもは1㎝の角切りにする。玉ねぎは繊維と直角に薄切りにする。
❷だしをなべで煮立て、❶を加え煮て、みそで調味する。

エネルギー：47kcal
たんぱく質：2.2g
脂質：0.6g
炭水化物：8.6g
食塩相当量：1.3g

副菜 ほうれんそうの煮びたし

材料(1人分)

ほうれんそう…………………2.5株(50g)
にんじん…………………………………5g
Ⓐだし……………………………¼カップ
Ⓐみりん…………………………小さじ⅓
Ⓐしょうゆ………………………小さじ½

作り方

❶ほうれんそうは熱湯でさっとゆでて冷水にとって水けをしぼり、3㎝の長さに切る。
❷にんじんはせん切りにする。
❸なべにⒶ、❷を入れ煮立て、にんじんに火が通ってきたら❶を入れ、やわらかく煮る。

エネルギー：20kcal
たんぱく質：1.5g
脂質：0.2g
炭水化物：3.3g
食塩相当量：0.5g

献立例

主食は基本的におかゆですが、やわらかく炊いたごはんをよく噛んで食べてもだいじょうぶです。
食事の基本は一汁二菜で、バランスのとれた献立が理想的です。

副菜 温野菜サラダ

材料(1人分)

かぼちゃ…………50g
玉ねぎ……………20g
キャベツ…………30g
にんじん…………10g

<たれ>

マヨネーズ……大さじ1
濃口しょうゆ…小さじ½

作り方

❶かぼちゃ、玉ねぎはくし形に切る。にんじんは短冊切り、キャベツは食べやすく一口大に切る。
❷蒸し器で❶を約5分蒸す(蒸し器がない場合、ゆでてもよい)。
❸たれの材料をまぜ、❷にかけて食べる。

エネルギー：149kcal
たんぱく質：2.0g
脂質：9.2g
炭水化物：15.2g
食塩相当量：0.7g

主食 全がゆ(150g)

のりのつくだ煮(5g)と一緒に

エネルギー：115kcal
たんぱく質：2.0g
脂質：0.2g
炭水化物：25.2g
食塩相当量：0.4g

主菜 白身魚のホイル焼き

材料(1人分)

生だら……1切れ(70g)
塩・こしょう……各少々
玉ねぎ……………20g
にんじん……………7g
バター……小さじ1(4g)

作り方

❶たらに塩・こしょうを振り、10分おく。玉ねぎは繊維に直角に薄切りにする。にんじんはせん切りにする。
❷アルミホイルを広げ、中央にバター少々(分量外)をぬる。❶のたらの水けをふいてのせ、上にバターをおく。横に玉ねぎとにんじんをのせ、アルミホイルを閉じる。
❸❷をグリルで20分焼く(フライパンに水を張り、アルミホイルをのせてふたをして蒸し焼きにしてもよい)。

エネルギー：95kcal
たんぱく質：12.6g
脂質：3.4g
炭水化物：2.7g
食塩相当量：0.5g

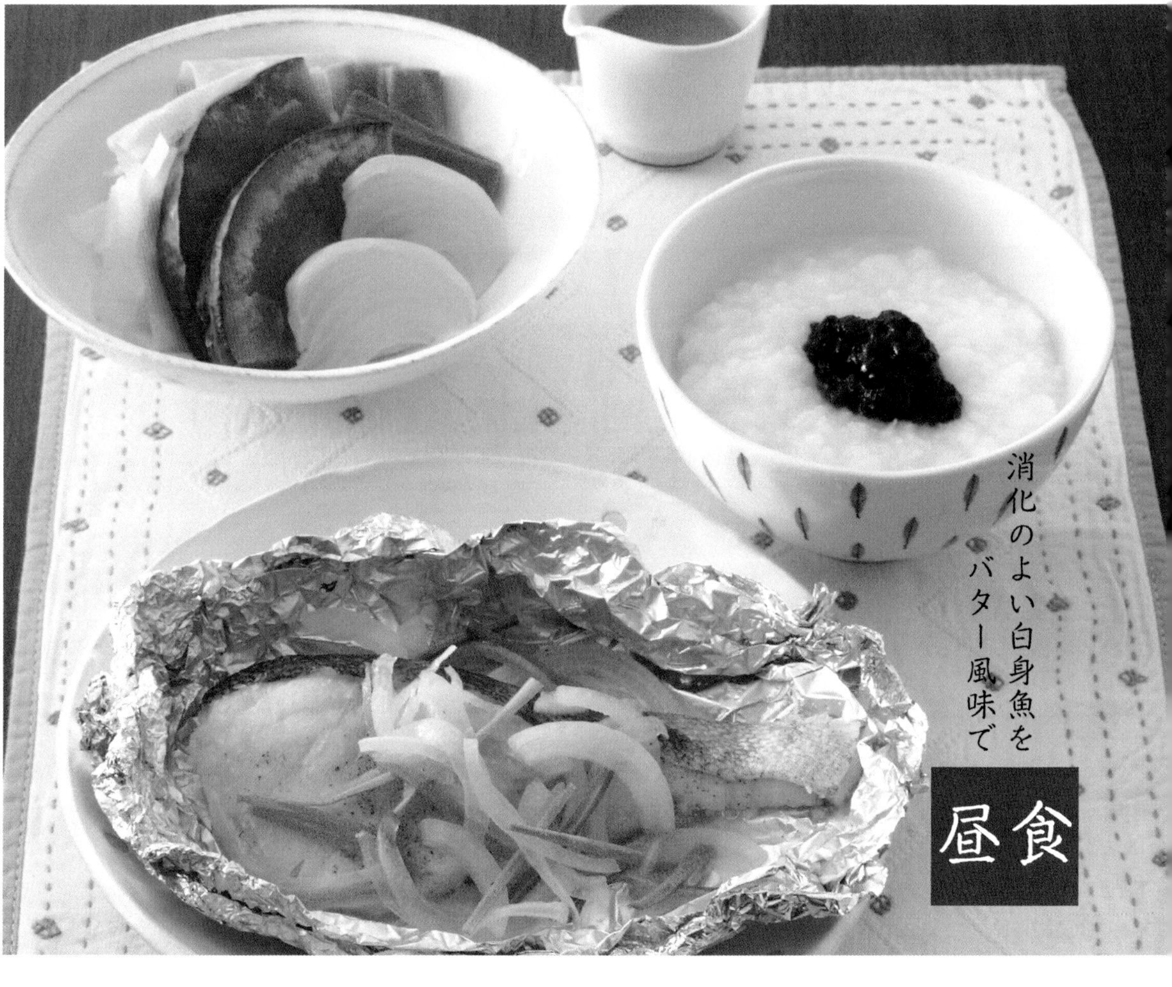

間食

10時と15時を目安に、
間食で栄養補給

10時

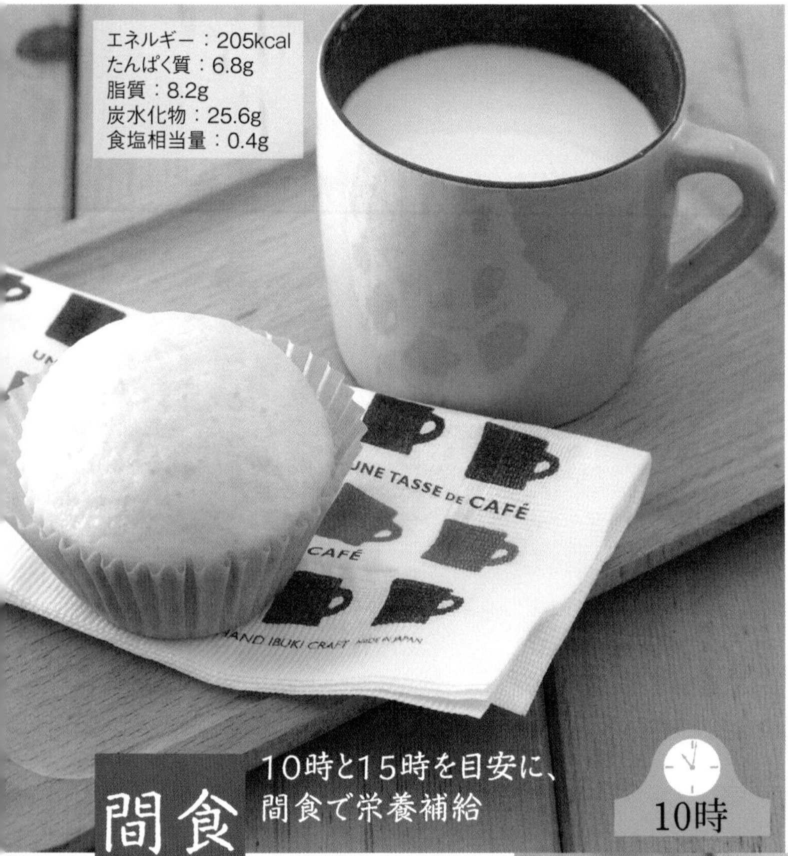

エネルギー：205kcal
たんぱく質：6.8g
脂質：8.2g
炭水化物：25.6g
食塩相当量：0.4g

蒸しパンとホットミルク

材料(1人分)

ホットケーキミックス…………25g
牛乳………………………大さじ1
卵…………………………⅙個
砂糖………………………小さじ½
サラダ油…………………小さじ½
牛乳(ホットミルク用)………100mℓ

作り方

❶卵、牛乳、砂糖をまぜる。ホットケーキミックスと油を加えてさらにまぜ、紙カップに入れる。
❷蒸気の上がった蒸し器に❶を入れ強火で15分蒸す。
❸牛乳はカップに入れて、電子レンジで1分あたためる。

15時

じゃがいものポタージュとクラッカー

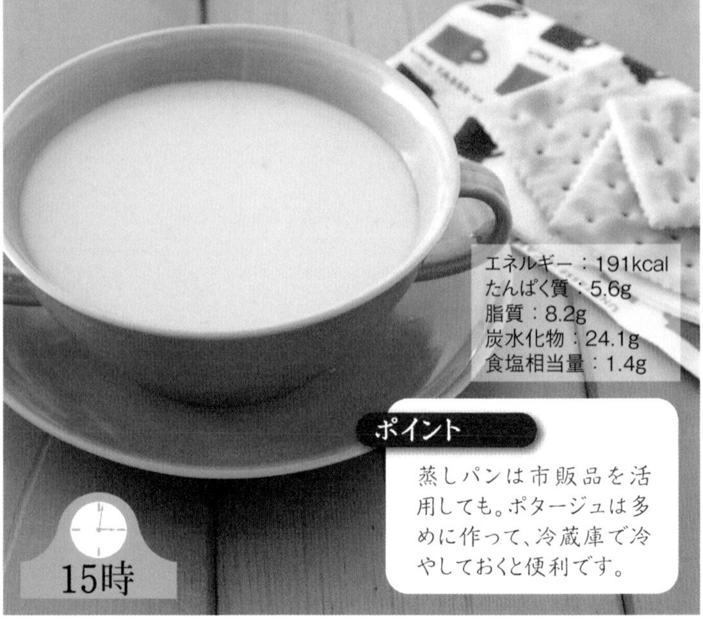

エネルギー：191kcal
たんぱく質：5.6g
脂質：8.2g
炭水化物：24.1g
食塩相当量：1.4g

材料(1人分)

じゃがいも…………………中½個(50g)
玉ねぎ………………………中⅛個(25g)
Ⓐ 水…………………………½カップ
Ⓐ 固形スープのもと………………½個
バター………………………小さじ1(4g)
牛乳…………………………½カップ
塩・こしょう…………………………各少々
クラッカー(市販品)…………………3枚

作り方

❶玉ねぎは薄切りにする。じゃがいもはゆで、あら熱がとれたらこまかく切る。
❷なべにバターを熱し、❶をじっくり炒める。
❸❷にⒶを加え、やわらかくなるまで煮る。あら熱をとり、ミキサーにかける。
❹❸をなべに戻し、牛乳を加えてあたため、塩・こしょうで味をととのえる。冷やしておく。
❺❹を器に盛ってクラッカーを添える。

ポイント

蒸しパンは市販品を活用しても。ポタージュは多めに作って、冷蔵庫で冷やしておくと便利です。

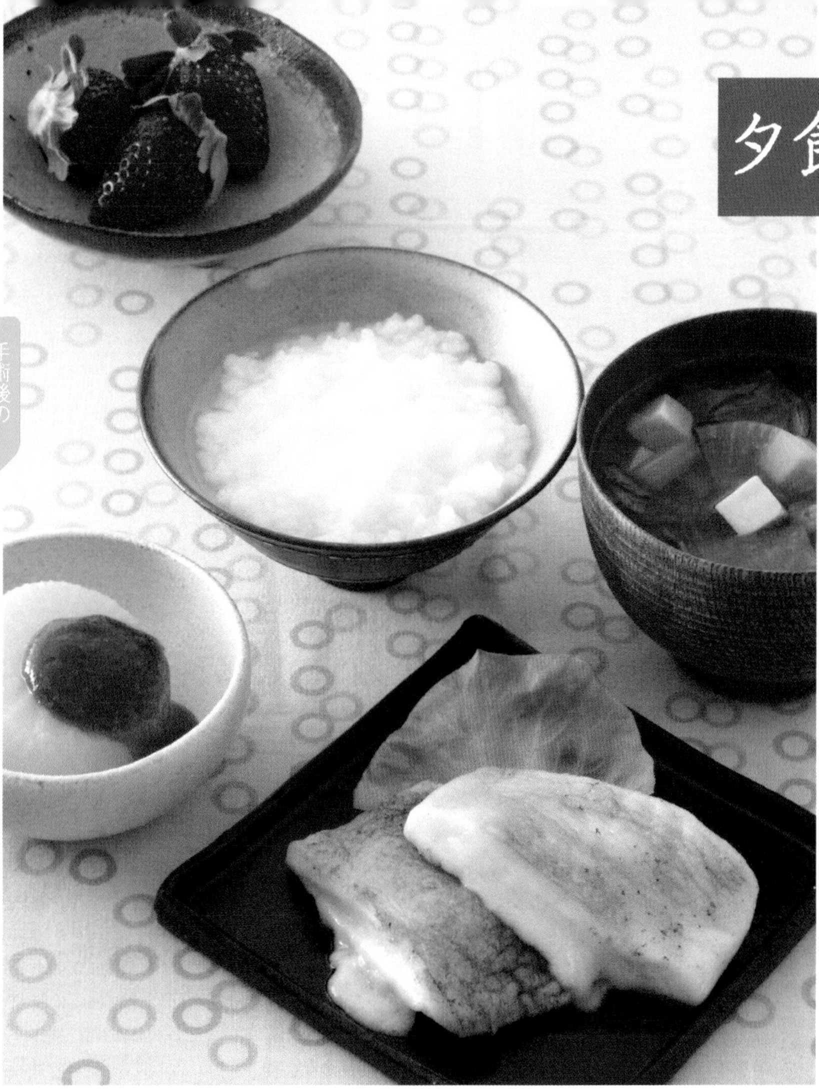

夕食

ふわふわの食感と
野菜のうまみを
楽しんで

主食 全がゆ(150g)

エネルギー：107kcal
たんぱく質：1.7g
脂質：0.2g
炭水化物：23.6g
食塩相当量：0.3g

主菜 はんぺんのチーズ焼き

材料(1人分)

はんぺん………小1枚(60g)
とけるチーズ……………1枚
バター………小さじ½(2g)
塩・こしょう…………各少々
サラダ菜…………………1枚

作り方

❶はんぺんは半分に切り、厚みに切り込みを入れて袋状にして、チーズをはさむ。
❷フライパンにバターをとかし❶を入れて、中火で両面をこんがり焼き、塩・こしょうを振る。
❸皿に盛りサラダ菜を添える。

エネルギー：141kcal
たんぱく質：10.6g
脂質：7.4g
炭水化物：7.4g
食塩相当量：1.7g

汁物 けんちん汁

材料(1人分)

小松菜………………20g
大根…………………20g
にんじん……………10g
絹ごしどうふ………20g
だし……………¾カップ
しょうゆ………大さじ½

作り方

❶大根、にんじんは薄いいちょう切り、小松菜は2㎝の長さに、とうふはさいの目に切る。
❷なべにだしを煮立て、大根、にんじんを入れて煮る。火が通ったら、小松菜、とうふを入れてしょうゆを加え、小松菜に火が通ったら火を止める。

エネルギー：31kcal
たんぱく質：2.6g
脂質：0.7g
炭水化物：3.9g
食塩相当量：1.5g

副菜 ふろふき大根

材料(1人分)

大根……………………80g
Ⓐ みそ…………小さじ1
　 だし…………大さじ½
　 砂糖………… 小さじ1
　 みりん………小さじ½

作り方

❶大根は3㎝の厚さの輪切りにし、面とりして裏側に隠し包丁を入れる。
❷なべに米のとぎ汁(分量外)を入れ、大根をやわらかくなるまで30分煮る。
❸別のなべにⒶを入れ、弱火にかけてねる。
❹大根を器に盛り、上から❸をかける。

エネルギー：45kcal
たんぱく質：1.1g
脂質：0.4g
炭水化物：8.9g
食塩相当量：0.8g

デザート いちご

3粒(30g)

エネルギー：10kcal　脂質：0.0g　食塩相当量：0.0g
たんぱく質：0.3g　炭水化物：2.6g

ステップ①

体重減少対策メニュー1

少量でエネルギーが摂れる料理

ほとんどの人が手術後は体重が減ります。
これは体脂肪が減るだけでなく、筋肉や骨塩量が減ってしまうからで、
そのままではダンピング症状や逆流、貧血などの後遺症が起こりやすくなります。
栄養価の高い食品を中心に食べることで、体重の減少を防ぎましょう。

主菜

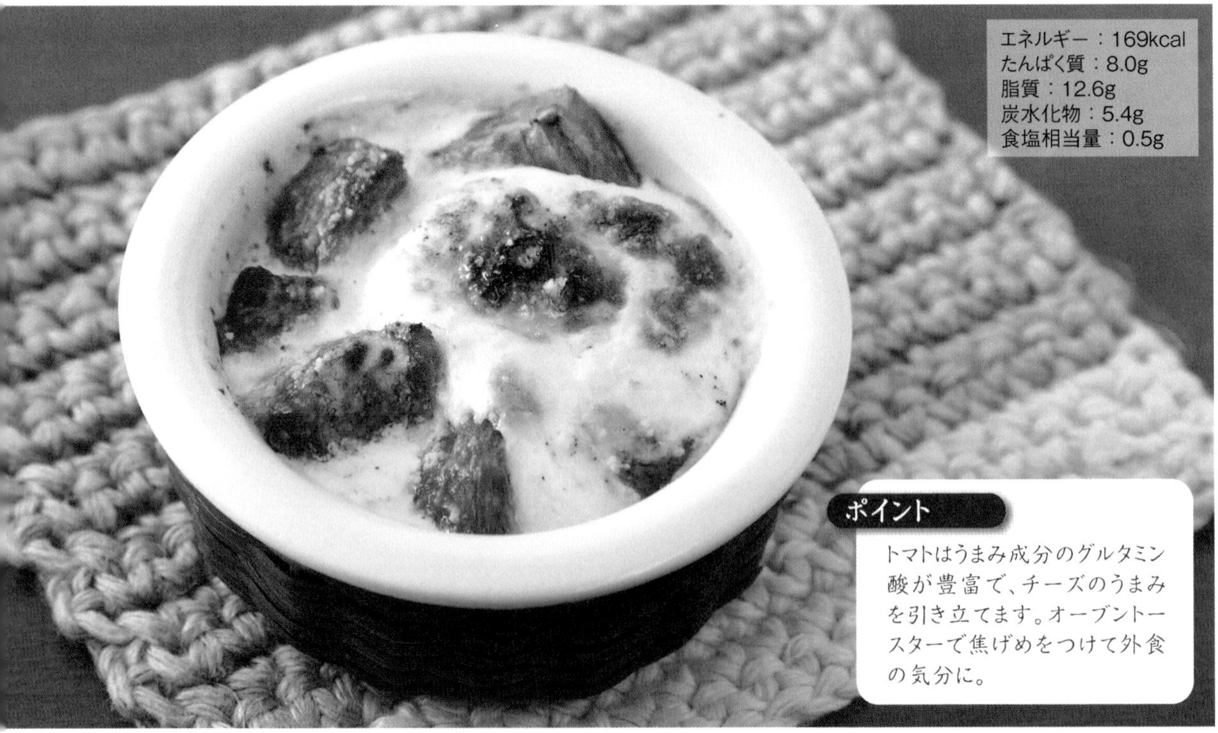

エネルギー：169kcal
たんぱく質：8.0g
脂質：12.6g
炭水化物：5.4g
食塩相当量：0.5g

ポイント

トマトはうまみ成分のグルタミン酸が豊富で、チーズのうまみを引き立てます。オーブントースターで焦げめをつけて外食の気分に。

たんぱく質がしっかり摂れる

トマたま オーブン焼き

材料(1人分)

卵……………………………1個
トマト……中½個(100g)
生クリーム………大さじ1
塩・こしょう………各少々
パルメザンチーズ…小さじ1

作り方

❶トマトの皮は湯むきする。
❷❶を一口大に切り、耐熱容器に真ん中を空けて並べ入れる。空いたところに卵を割り入れる。
❸上から塩・こしょうをし、生クリームをかけ、パルメザンチーズを振る。
❹オーブントースターで卵に火が通るまで加熱する(チーズが焦げそうなときはアルミホイルをかぶせる)。

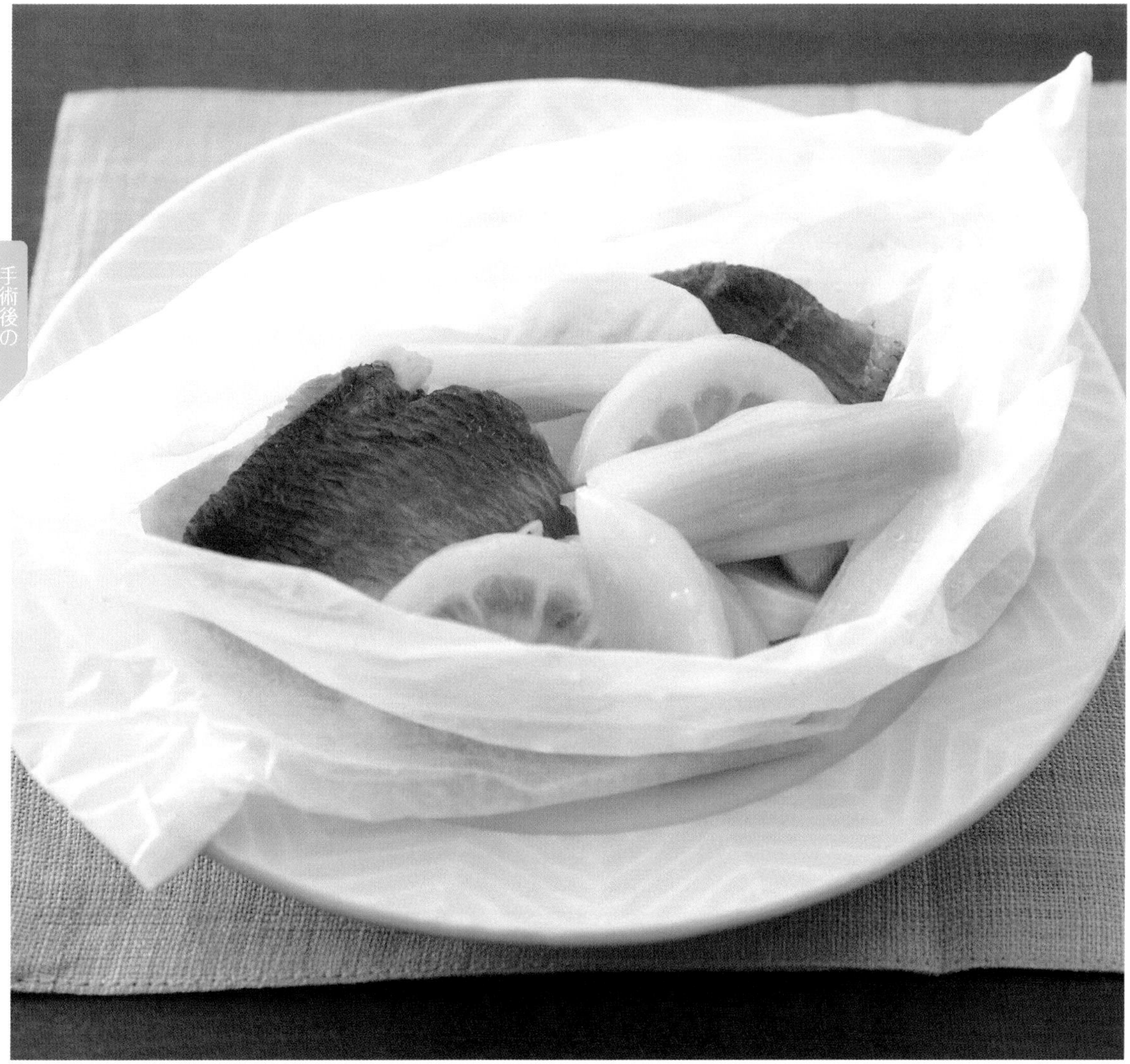

包み焼きはレモン風味でさっぱりと

金目だいの包み焼き

エネルギー：188kcal
たんぱく質：15.4g
脂質：9.4g
炭水化物：6.3g
食塩相当量：1.2g

ポイント

白身魚はたら、金目だい、ひらめ、かれいなど、季節に合わせて旬の食材を選びます。魚の鮮度には気をつけましょう。

材料（1人分）

金目だい…………1切れ（80g）
塩…………………………少々
かぶ（根）………中¼個（20g）
ねぎ……………¼本（25g）
レモンの半月切り…………4枚
Ⓐ
- 酒……………………大さじ1
- しょうゆ……………小さじ1
- ごま油……………小さじ½

作り方

❶金目だいは半分にそぎ切りにする。塩を振り10分なじませる。
❷ねぎは5㎝の長さに切り、縦半分に切る。
❸かぶは皮をむき薄いくし形に切る。
❹Ⓐを合わせる。
❺耐熱皿にクッキングシートをのせ、❶を中央におき、❷❸とレモンをのせる。Ⓐをかけ、クッキングシートの口をしっかり閉じ、電子レンジで3分加熱する。

ステップ①

体重減少対策メニュー2

食欲が出てきたら、基本の食べ方を守って少しずつ量を増やしてみましょう。
スプーン１杯分程度を増やしながら自分の消化の状態を確かめて、つらく感じれば元の量に戻します。
焦らず体重を減らさないように食べる気力を養って。

主菜

旬を味わって血液サラサラ

さんまのかば焼き

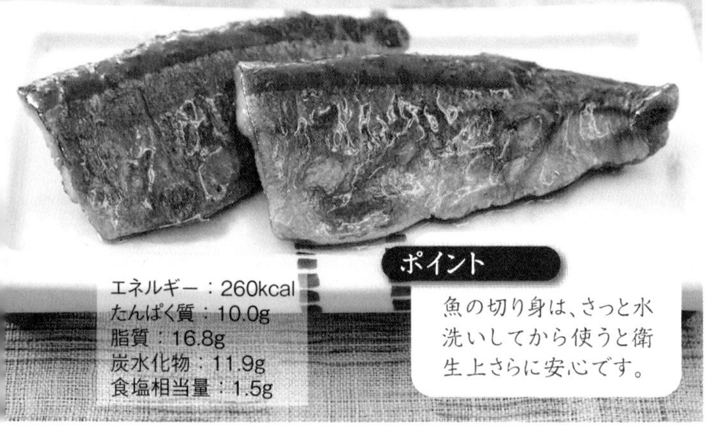

エネルギー：260kcal
たんぱく質：10.0g
脂質：16.8g
炭水化物：11.9g
食塩相当量：1.5g

ポイント

魚の切り身は、さっと水洗いしてから使うと衛生上さらに安心です。

材料（1人分）

さんま…½尾（50g）
小麦粉……小さじ1
サラダ油…小さじ1

Ⓐ
- 砂糖……大さじ½
- しょうゆ…大さじ½
- みりん…大さじ½
- 酒………大さじ½

作り方

❶さんまは頭、内臓をとり、水洗いして水けをふきとる。三枚におろし、半身を半分に切る。
❷❶に小麦粉を薄くまぶし、油を熱したフライパンで両面を焼く。
❸一度さんまをとり出して、フライパンの汚れをペーパータオルで軽くふきとる。
❹❸のフライパンにⒶを煮立て、さんまを戻してたれをからめる。

魚もこまかくすることで食べやすく

あじのさんが焼き

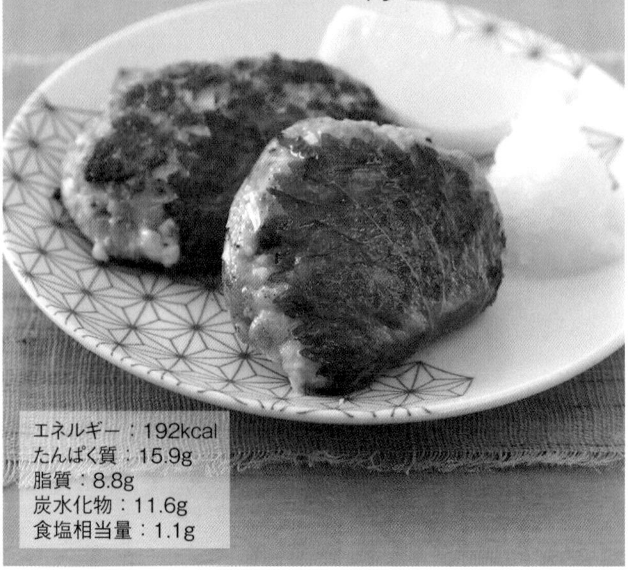

エネルギー：192kcal
たんぱく質：15.9g
脂質：8.8g
炭水化物：11.6g
食塩相当量：1.1g

材料（1人分）

あじ…1尾（可食部60g）
木綿どうふ………40g
みそ…………小さじ⅔
ねぎ……………30g
しょうが………½かけ
かたくり粉…大さじ½
サラダ油……小さじ1
青じそ……………2枚
大根……………50g
レモン……………⅒個
ポン酢じょうゆ…小さじ1

作り方

❶あじは三枚におろす。腹骨をとり、皮をむく。
❷❶をこまかく切り、包丁でたたき、少し粘りを出す。
❸とうふは水きりし、手であらくつぶす。ねぎはみじん切りにする。しょうがはすりおろしてしょうが汁を作る。
❹❷にみそ、❸、かたくり粉の順番に加えてまぜる。たねを２等分にして形を整え、青じそを巻く。
❺フライパンに油を入れて熱し、❹を中火で両面焼く。
❻大根はすりおろして、水けをきる。レモンはくし形に切る。❺を皿に盛って大根おろしとレモンを添え、ポン酢じょうゆをかけて食べる。

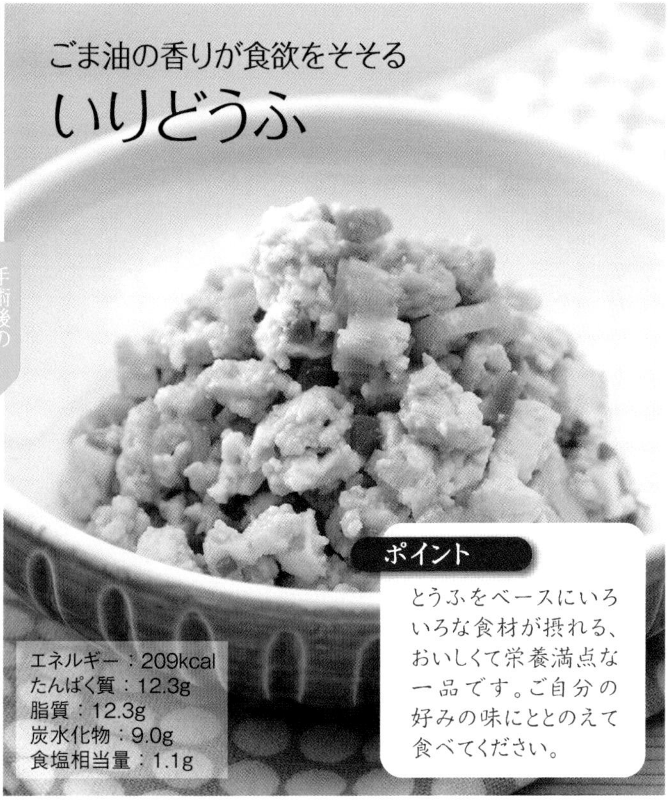

ごま油の香りが食欲をそそる

いりどうふ

エネルギー：209kcal
たんぱく質：12.3g
脂質：12.3g
炭水化物：9.0g
食塩相当量：1.1g

ポイント

とうふをベースにいろいろな食材が摂れる、おいしくて栄養満点な一品です。ご自分の好みの味にととのえて食べてください。

材料（1人分）

木綿どうふ……………………………⅙丁（50g）
鶏ひき肉…………………………………30g
にんじん…………………………………10g
ねぎ………………………………………10g
ごま油…………………………………小さじ1
卵…………………………………………½個
Ⓐ しょうゆ……………………………小さじ1
Ⓐ 酒……………………………………小さじ1
Ⓐ みりん………………………………小さじ1
Ⓐ 砂糖…………………………………小さじ1

作り方

❶とうふをざるなどに上げ、重しをして水きりをする。
❷にんじんはみじん切りに、ねぎは5㎜厚さの小口切りにする。
❸フライパンを熱し、ごま油を引いたらひき肉を入れ、色が変わるまでよく炒める。
❹❸に❷を加え、全体をなじませたらⒶを加え、水分が少なくなるまで炒める。
❺❶をほぐしながら❹に加え、中火～強火にしてとうふの水分をとばす。
❻といた卵を入れて全体にからませ、火を通す。

副菜

消化がよくて栄養価も高い

マカロニサラダ

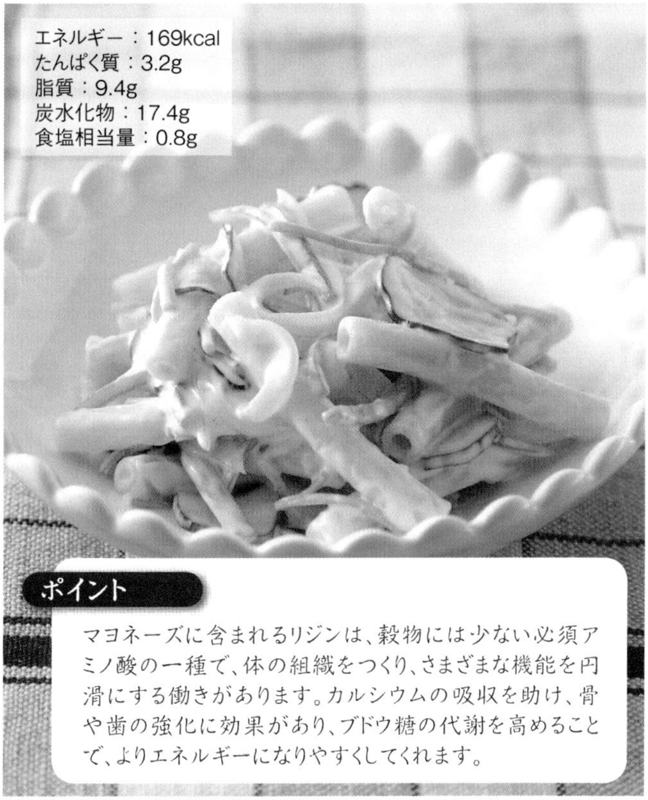

エネルギー：169kcal
たんぱく質：3.2g
脂質：9.4g
炭水化物：17.4g
食塩相当量：0.8g

材料（1人分）

マカロニ（乾燥）………………………20g
きゅうり…………………………………25g
玉ねぎ……………………………………10g
塩…………………………………………少々
にんじん…………………………………10g
マヨネーズ……………………………大さじ1
塩・こしょう…………………………各少々

作り方

❶マカロニはゆでて湯をきる。きゅうりは薄い小口切り、玉ねぎは薄切りにして塩を振り、しんなりしたら水けをしぼる。
❷にんじんはせん切りにしてゆで、冷ます。
❸❶❷をマヨネーズ、塩・こしょうであえる。

ポイント

マヨネーズに含まれるリジンは、穀物には少ない必須アミノ酸の一種で、体の組織をつくり、さまざまな機能を円滑にする働きがあります。カルシウムの吸収を助け、骨や歯の強化に効果があり、ブドウ糖の代謝を高めることで、よりエネルギーになりやすくしてくれます。

ステップ❷

回復期で自分の食べ方を身につけた人のこれからの メニュー

胃が小さい(なくなった)ことに慣れてきたら、食事の基本(少量ずつ小分けに摂る)を守りながら、
好きな食べ物にはどんどんチャレンジして。今まで控えていた食品を食べるときには、
一度に欲張らず、一品ずつ、少しずつ、様子を見ながら食べましょう。

献立例 1

朝食

栄養バランスが抜群な献立。
ゆっくりとよく噛むことで
消化促進を

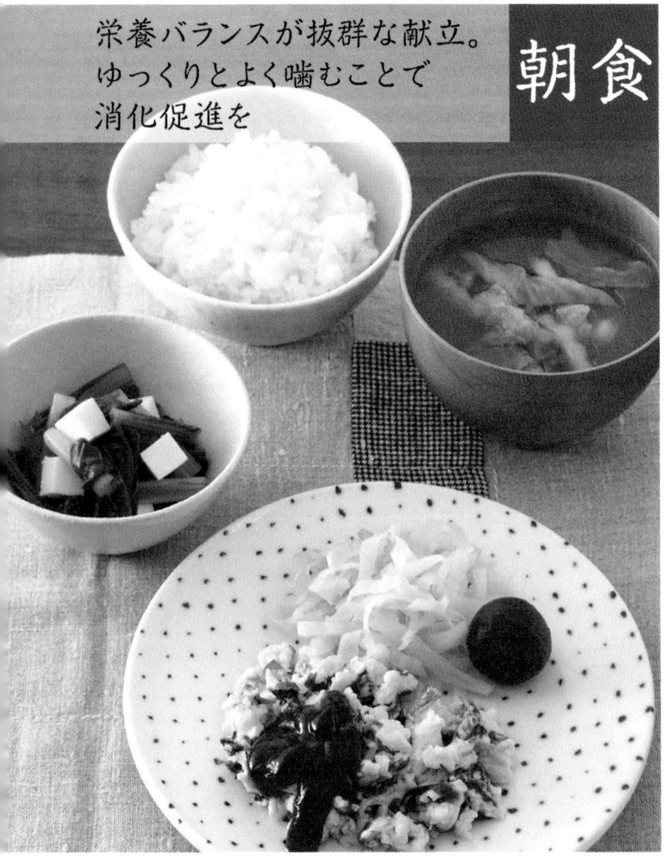

主食 やわらかく炊いたごはん(120g)

エネルギー：202kcal 炭水化物：44.5g
たんぱく質：3.0g 食塩相当量：0.0g
脂質：0.4g

主菜 スクランブルエッグ

材料(1人分)

- 卵……………………1個
- 磯のり……………0.5g
- 青じそ……………1枚
- マヨネーズ……小さじ1
- 牛乳…………小さじ1
- サラダ油 ……小さじ1
- キャベツ…………40g
- ミニトマト…………1個
- トマトケチャップ…小さじ1

作り方

❶卵を割りほぐし、マヨネーズと牛乳、磯のりと1㎝角に切った青じそを加えてまぜる。
❷フライパンに油を熱し、❶を入れてスクランブルエッグを作る。
❸なべに湯を沸かし、細切りにしたキャベツをゆでる。ゆで上がったらざるに上げる。ミニトマトは湯むきする。
❹皿に❷を盛り、ケチャップをかける。❸のキャベツとトマトを添える。

エネルギー：153kcal
たんぱく質：6.9g
脂質：12.4g
炭水化物：2.8g
食塩相当量：0.4g

副菜 小松菜とチーズのあえ物

材料(1人分)

- 小松菜……3株(60g)
- 塩…………ひとつまみ
- プロセスチーズ…10g
- Ⓐ だし ………大さじ½
- Ⓐ しょうゆ……小さじ½

作り方

❶なべに湯を沸かし、塩を入れて小松菜をゆでる。水にとって、3㎝の長さに切る。
❷チーズは1㎝の角切りにする。
❸❶と❷をⒶであえる。

エネルギー：45kcal
たんぱく質：3.4g
脂質：2.7g
炭水化物：1.9g
食塩相当量：0.8g

汁物 白菜のみそ汁

材料(1人分)

- 白菜……………⅓枚(20g)
- だし………………¾カップ
- みそ………………大さじ½

作り方

❶白菜は1㎝幅に切る。
❷なべにだしを入れ、煮立ってきたら❶を入れて煮る。
❸火を止めてみそをとき入れる。

エネルギー：23kcal
たんぱく質：1.7g
脂質：0.6g
炭水化物：3.1g
食塩相当量：1.3g

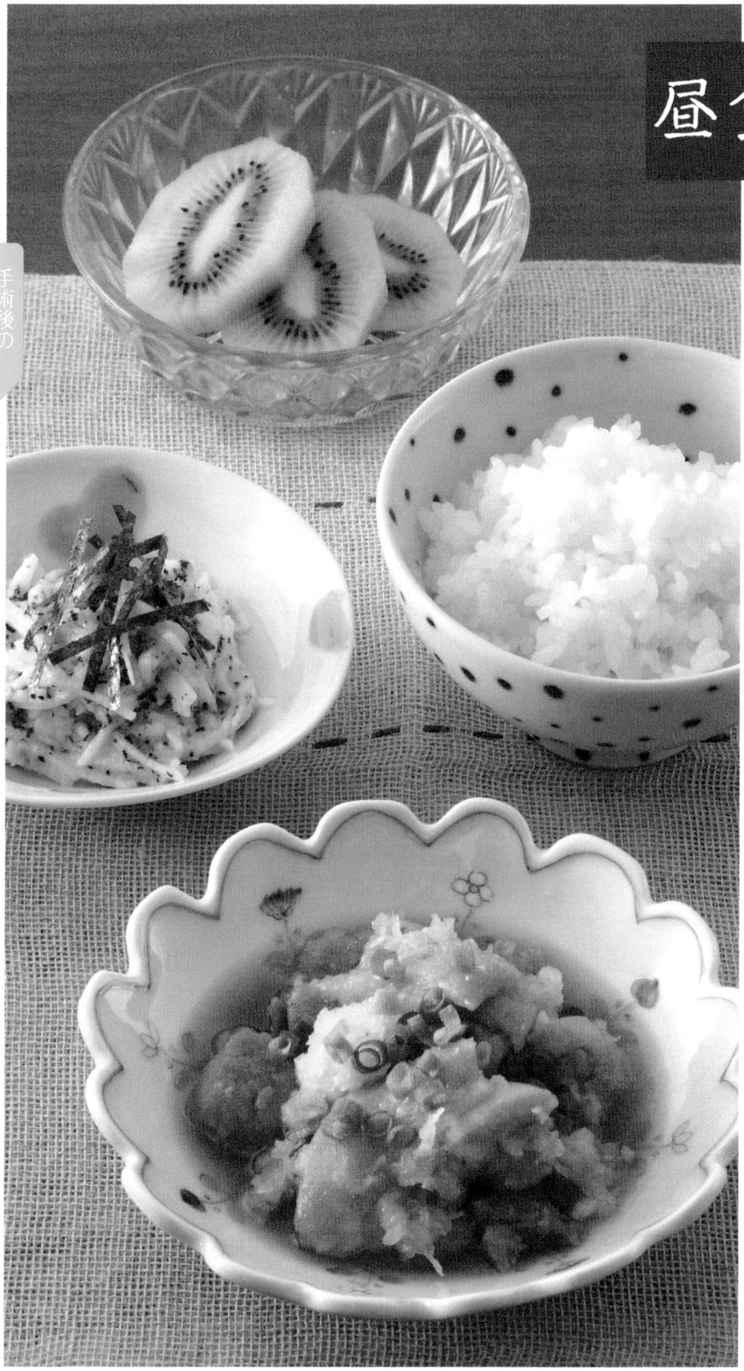

昼食 肉料理もじっくり煮れば安心。長いもでパワーをつけて

主食 やわらかく炊いたごはん(120g)

エネルギー：202kcal
たんぱく質：3.0g
脂質：0.4g
炭水化物：44.5g
食塩相当量：0.0g

主菜 鶏肉のみぞれ煮

材料(1人分)

鶏もも肉……………………………70g
Ⓐ おろししょうが…………小さじ½
Ⓐ 酒……………………………小さじ1
Ⓐ 塩……………………………少々
大根おろし…………………………30g
万能ねぎ……………………………少々
Ⓑ だし………………………½カップ
Ⓑ しょうゆ…………………大さじ½
Ⓑ 砂糖………………………小さじ1

作り方

❶鶏肉は食べやすくそぎ切りにし、Ⓐで下味をつけて10分ほどおく。
❷なべにⒷを入れて、煮立ったら❶を入れる。弱火で10分煮る。火が通ったら大根おろしを入れる。
❸器に盛り、ねぎを小口切りにして散らす。

エネルギー：177kcal
たんぱく質：12.8g
脂質：10.0g
炭水化物：6.0g
食塩相当量：1.7g

副菜 長いものゆかりあえ

材料(1人分)

長いも………………………………40g
ゆかりふりかけ……………小さじ¼
刻みのり……………………………少々

作り方

❶長いもは薄い輪切りにしてから重ね、せん切りにする。
❷❶をゆかりとあえ、器に盛ってのりをかける。

エネルギー：27kcal
たんぱく質：1.1g
脂質：0.1g
炭水化物：5.8g
食塩相当量：0.2g

デザート キウイ ½個(50g)

エネルギー：27kcal
たんぱく質：0.5g
脂質：0.1g
炭水化物：6.8g
食塩相当量：0.0g

間食　気分転換にも最適

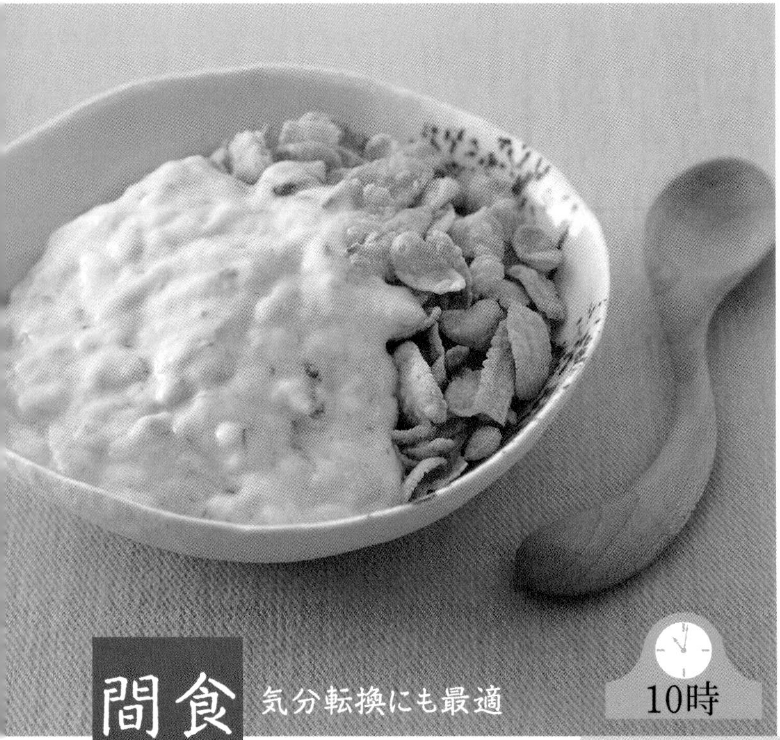

10時

コーンフレークのデザート

材料（1人分）

市販のデザートベース……¼箱分（50g）
牛乳……¼カップ
コーンフレーク……20g

作り方

❶ボウルに入れたデザートベースに牛乳を加え、とろりとするまで大きくかきまぜる。
❷器にコーンフレークを盛り、横に❶をかける。

エネルギー：158kcal
たんぱく質：3.2g
脂質：2.2g
炭水化物：31.4g
食塩相当量：0.7g

おくずかけ

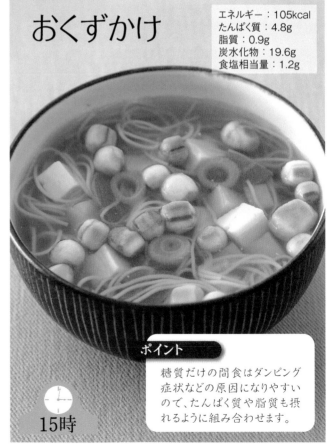

エネルギー：105kcal
たんぱく質：4.8g
脂質：0.9g
炭水化物：19.6g
食塩相当量：1.2g

材料（1人分）

そうめん……10g
にんじん……5g
ねぎ……10g
じゃがいも……40g
絹ごしどうふ……20g
豆麩（もしくは手毬麩）……3g
だし……1½カップ
しょうゆ……小さじ1
かたくり粉……小さじ½
水……小さじ1

作り方

❶にんじんはいちょう切り、ねぎは小口切り、じゃがいもととうふは1㎝角にそれぞれ切っておく。
❷豆麩は水でもどし、水けをしぼる。
❸だしをなべであたため、❶の野菜を入れて中火で煮る。
❹別のなべに湯を沸かし、そうめんを2分程度でかためにゆで、ざるに上げ水けをきる。
❺❸にしょうゆを加え、❹、とうふも加えて弱火で煮る。
❻かたくり粉を分量の水でとき、❺に加えてとろみをつける。
❼❷を加えて、すぐに火を止める。

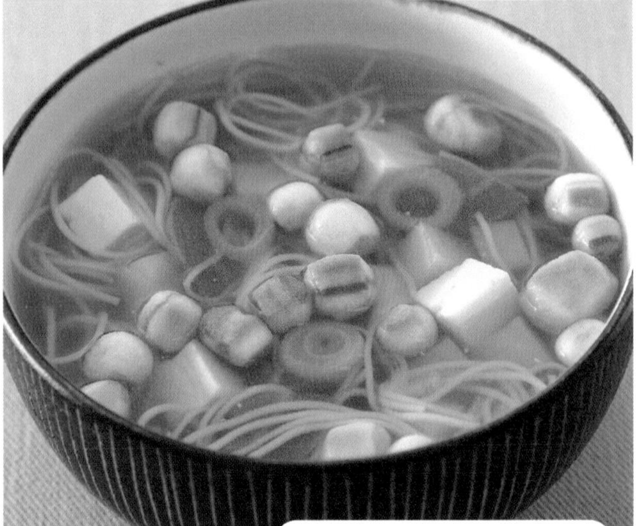

ポイント

糖質だけの間食はダンピング症状などの原因になりやすいので、たんぱく質や脂質も摂れるように組み合わせます。

15時

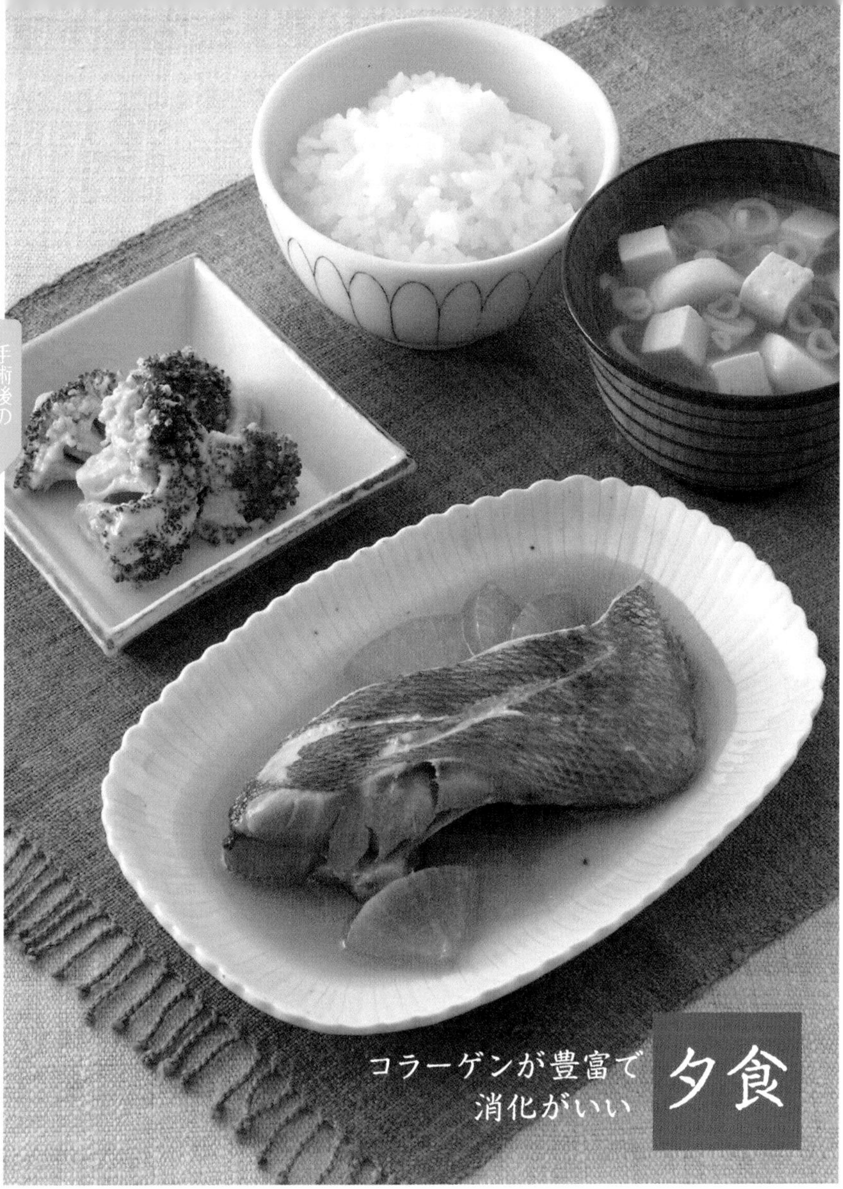

主食 やわらかく炊いたごはん
(120g)

エネルギー	202kcal
たんぱく質	3.0g
脂質	0.4g
炭水化物	44.5g
食塩相当量	0.0g

主菜 金目だいの煮つけ

材料(1人分)

金目だい……1切れ(80g)
大根……………………20g
Ⓐ
- 酒………………大さじ1
- 砂糖…………大さじ½
- みりん…………大さじ1
- しょうゆ………大さじ⅔
- 水………………½カップ

作り方

❶金目だいの皮に切り目を入れる。大根は5㎜の厚さのいちょう切りにする。
❷なべにⒶと❶の大根を入れて火にかける。煮立ったら金目だいを入れて煮汁をかけながらアクをとる。
❸落としぶたをして中火で15分煮る。

エネルギー	217kcal
たんぱく質	15.4g
脂質	7.2g
炭水化物	15.0g
食塩相当量	1.8g

汁物 里いもととうふのみそ汁

材料(1人分)

木綿どうふ…………20g
里いも(冷凍)…小1個(20g)
ねぎ……………………1㎝
だし……………¾カップ
みそ……………大さじ½

作り方

❶とうふはさいの目切りにする。里いもは1個を四つ切りにする。ねぎは小口切りにしておく。
❷なべにだしを入れ、里いもを煮る。
❸里いもがやわらかく煮えたらとうふを入れ、火を止めてみそをとき入れる。
❹器に盛ってねぎを散らす。

エネルギー	51kcal
たんぱく質	3.4g
脂質	1.4g
炭水化物	6.4g
食塩相当量	1.3g

副菜 ブロッコリーのごまマヨネーズあえ

材料(1人分)

ブロッコリー………40g
Ⓐ
- マヨネーズ……小さじ2
- ねり白ごま……小さじ1
- しょうゆ…………少々

作り方

❶ブロッコリーは食べやすい大きさに切ってゆでておく。
❷あら熱がとれたらⒶであえる。

エネルギー	102kcal
たんぱく質	3.0g
脂質	9.2g
炭水化物	3.1g
食塩相当量	0.5g

献立例 2

ごはんやパンだけ、お菓子だけといった糖質中心の食事は、必要な栄養素が不足するだけでなく、ダンピング症状などのトラブルの原因にもなります。毎食に必ずたんぱく源になる食品を組み合わせましょう。

朝食 保存しておいた鶏だんごで、簡単ほっこりスープ

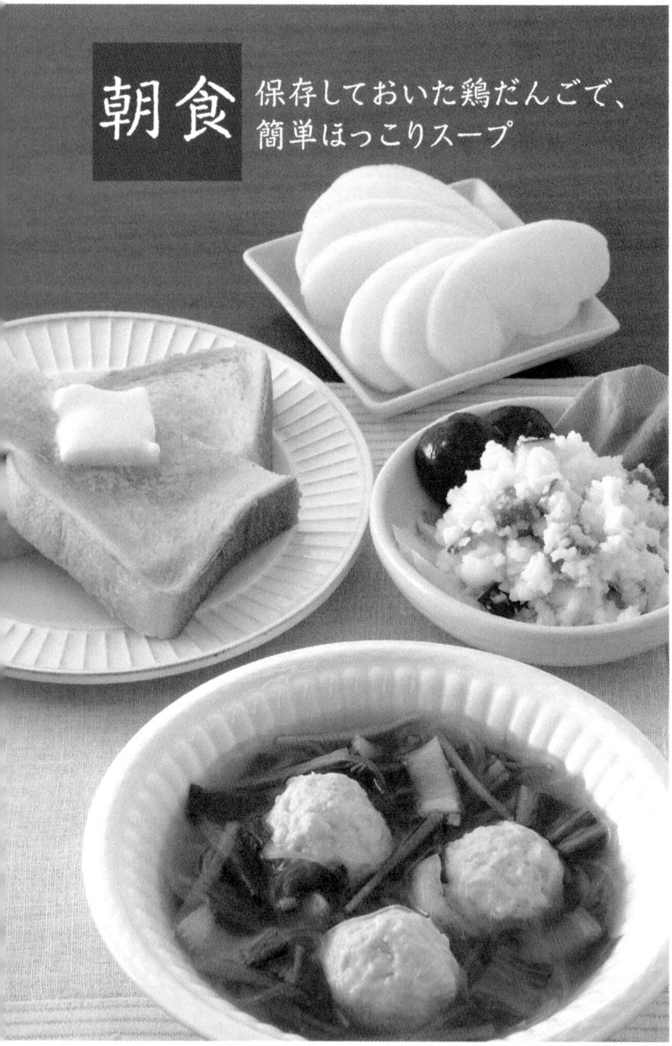

主食 バタートースト

材料（1人分）

食パン（6枚切り）……………1枚
バター………………大さじ½（6g）

作り方

❶食パンはトースターで軽く焼く。
❷❶にバターをぬる。

エネルギー：201kcal
たんぱく質：5.4g
脂質：7.4g
炭水化物：28.0g
食塩相当量：0.8g

主菜 鶏だんごのスープ煮

材料（1人分）

はるさめ（乾燥）…………………5g
チンゲンサイ…………葉2枚（30g）
にんじん………………………10g
基本の鶏の肉だんご（26ページ参照）…3個
Ⓐ 水………………………1カップ
Ⓐ 中華だしのもと（顆粒）…小さじ½
Ⓐ しょうゆ…………………小さじ½

作り方

❶はるさめは熱湯につけてもどし、ざるに上げて水につけ、水けをきって食べやすい長さに切る。
❷チンゲンサイはざく切り、にんじんはせん切りにする。
❸なべにⒶを入れて煮立て、肉だんご、❶❷を入れ、野菜がやわらかくなるまで煮る。

エネルギー：154kcal
たんぱく質：10.7g
脂質：6.7g
炭水化物：10.9g
食塩相当量：1.7g

副菜 ポテトサラダ

材料（1人分）

じゃがいも…………大½個（70g）
にんじん………………………10g
きゅうり………………………10g
マヨネーズ………………大さじ1
砂糖……………………小さじ½
塩・こしょう………………各少々
サラダ菜………………………1枚
ミニトマト……………………1個

作り方

❶皮をむいて1㎝厚さの半月切りにしたじゃがいもをやわらかくなるまでゆでてざるに上げ、熱いうちにマッシュする。
❷1㎝の角切りにしたにんじんも同様にゆでる。きゅうりは1㎝の角切りにする。
❸あら熱がとれたら❶❷とマヨネーズ、砂糖をまぜ、塩・こしょうで味をととのえる。
❹器にサラダ菜を敷いて❸をのせ、湯むきして半分に切ったミニトマトを添える。

エネルギー：151kcal
たんぱく質：1.8g
脂質：9.1g
炭水化物：16.0g
食塩相当量：0.4g

デザート りんご

材料（1人分）

りんご………………¼個（70g）

作り方

❶皮をむいて芯をとり、薄いくし形に切る。

エネルギー：40kcal
たんぱく質：0.1g
脂質：0.1g
炭水化物：10.9g
食塩相当量：0.0g

汁物 中華スープ

材料（1人分）

卵…………………………½個
レタス……………………10g
トマト……………………30g
水 … … … … … … … ¾カップ
固形スープのもと………½個
塩・こしょう…………各少々

エネルギー：49kcal
たんぱく質：3.5g
脂質：2.7g
炭水化物：2.6g
食塩相当量：1.2g

作り方

❶卵はといておく。レタスはせん切り、トマトは皮を湯むきし1㎝角に切る。
❷なべに湯を沸かし固形スープのもとを入れ、レタス、トマトを加えさっと煮る。
❸❷に❶の卵を加え、大きくかきまぜる。塩・こしょうで味をととのえる。

主食 やわらかく炊いたごはん（120g）

エネルギー：202kcal
たんぱく質：3.0g
脂質：0.4g
炭水化物：44.5g
食塩相当量：0.0g

主菜 麻婆どうふ

材料（1人分）

絹ごしどうふ………70g
ねぎ…………………20g
豚ひき肉（赤身）……20g
グリンピース………5粒
ごま油…………小さじ1
Ⓐ
- みそ …………小さじ½
- 砂糖…………小さじ½
- しょうゆ………小さじ½
- 酒 ……………小さじ½
- 鶏ガラスープのもと…小さじ½

Ⓑ
- かたくり粉……大さじ½
- 水……………大さじ1

作り方

❶とうふは水けをきり、3㎝角に切る。ねぎはみじん切りにする。
❷なべにごま油を熱し、ひき肉を入れて炒め、火が通ったらねぎを加え炒める。
❸Ⓐをまぜ合わせ、❷に加え全体をまぜる。
❹❶のとうふとグリンピースを加え、一煮立ちさせたら、まぜ合わせたⒷでとろみをつける。

エネルギー：159kcal
たんぱく質：8.4g
脂質：9.8g
炭水化物：8.2g
食塩相当量：1.3g

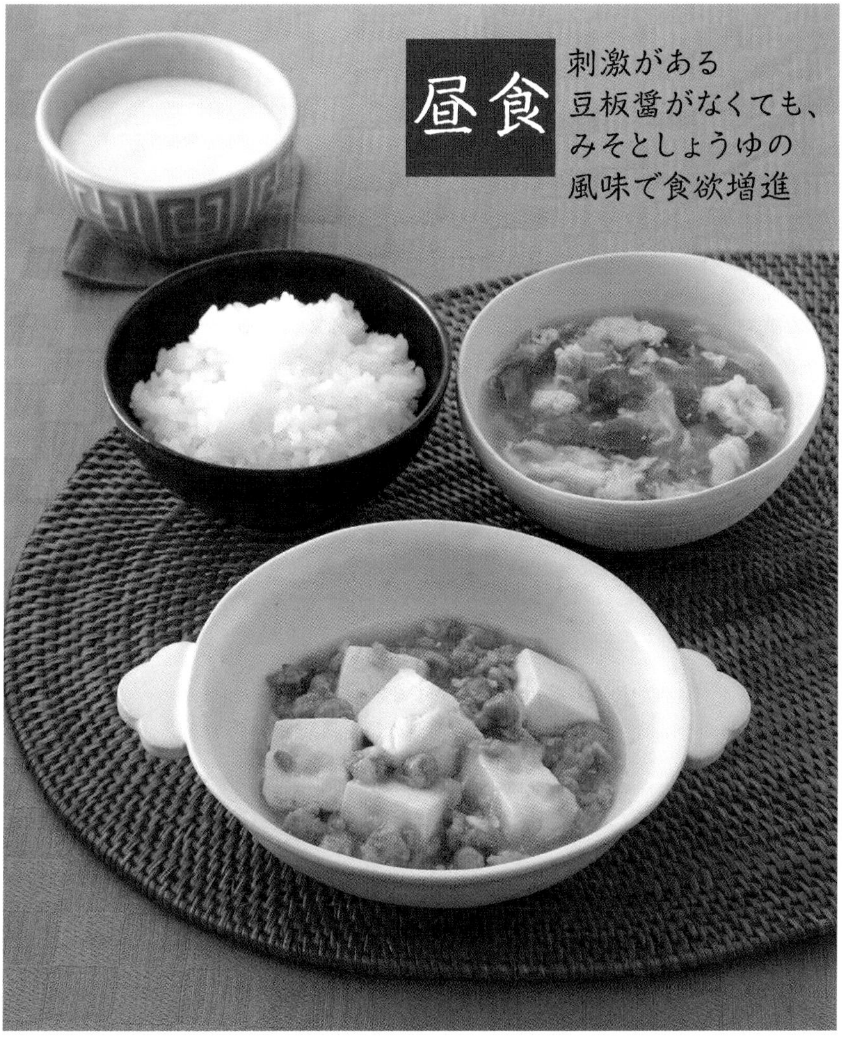
昼食
刺激がある
豆板醤がなくても、
みそとしょうゆの
風味で食欲増進

デザート

ヨーグルト（100g）
（脱脂加糖）

エネルギー：67kcal
たんぱく質：4.3g
脂質：0.2g
炭水化物：11.9g
食塩相当量：0.3g

間食

食べたいときに
手軽に食べられる

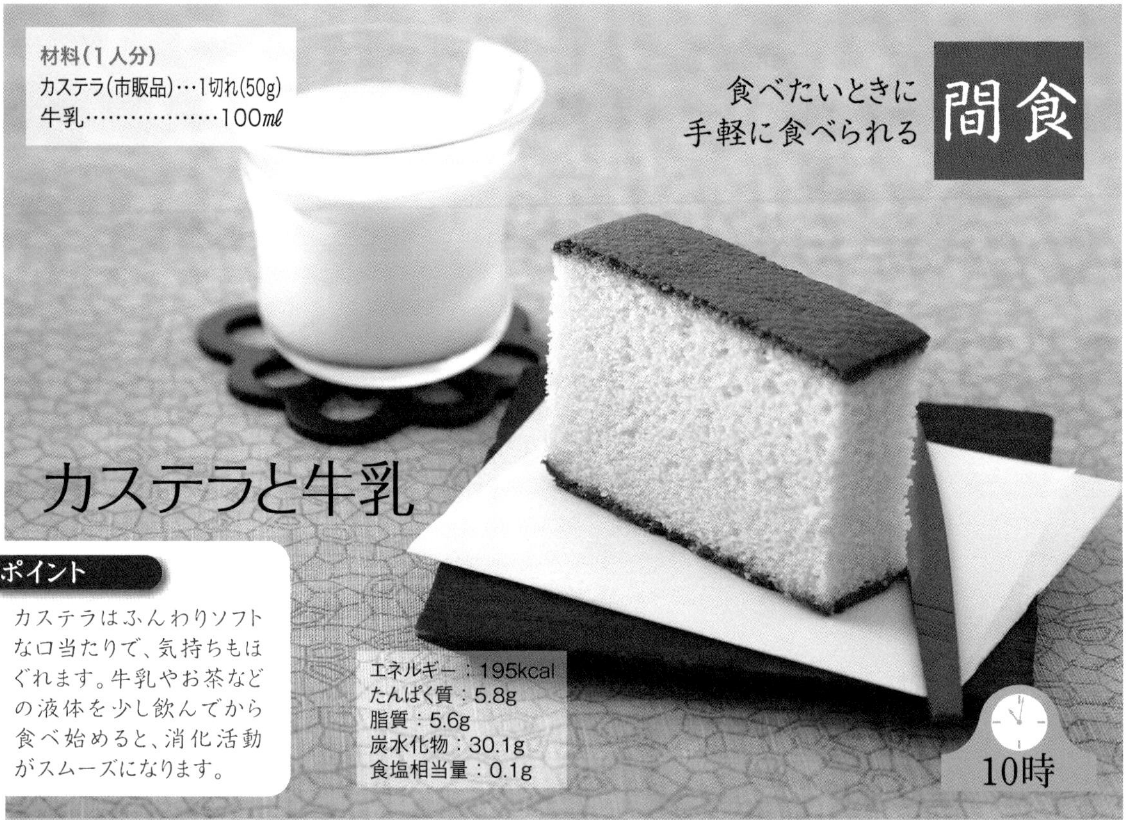

カステラと牛乳

材料（1人分）
カステラ（市販品）…1切れ（50g）
牛乳………………100㎖

ポイント

カステラはふんわりソフトな口当たりで、気持ちもほぐれます。牛乳やお茶などの液体を少し飲んでから食べ始めると、消化活動がスムーズになります。

エネルギー：195kcal
たんぱく質：5.8g
脂質：5.6g
炭水化物：30.1g
食塩相当量：0.1g

10時

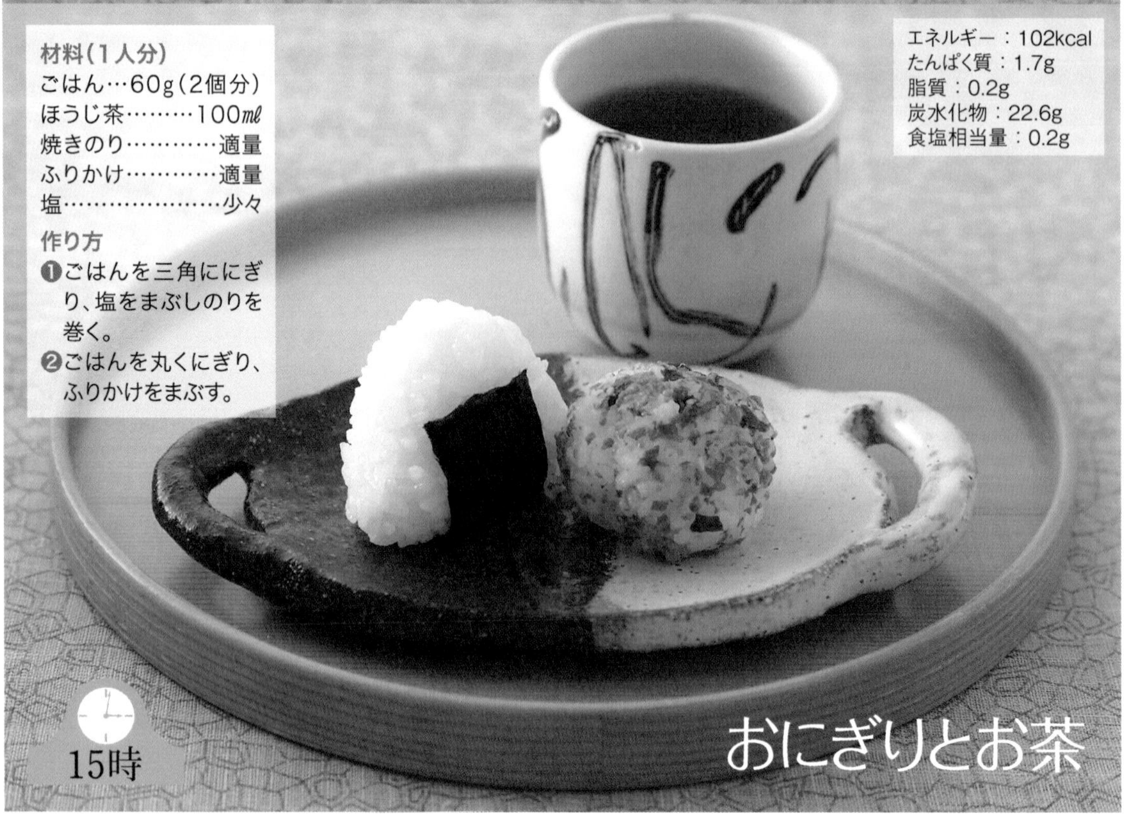

おにぎりとお茶

材料（1人分）
ごはん…60g（2個分）
ほうじ茶………100㎖
焼きのり…………適量
ふりかけ…………適量
塩…………………少々

作り方
❶ごはんを三角ににぎり、塩をまぶしのりを巻く。
❷ごはんを丸くにぎり、ふりかけをまぶす。

エネルギー：102kcal
たんぱく質：1.7g
脂質：0.2g
炭水化物：22.6g
食塩相当量：0.2g

15時

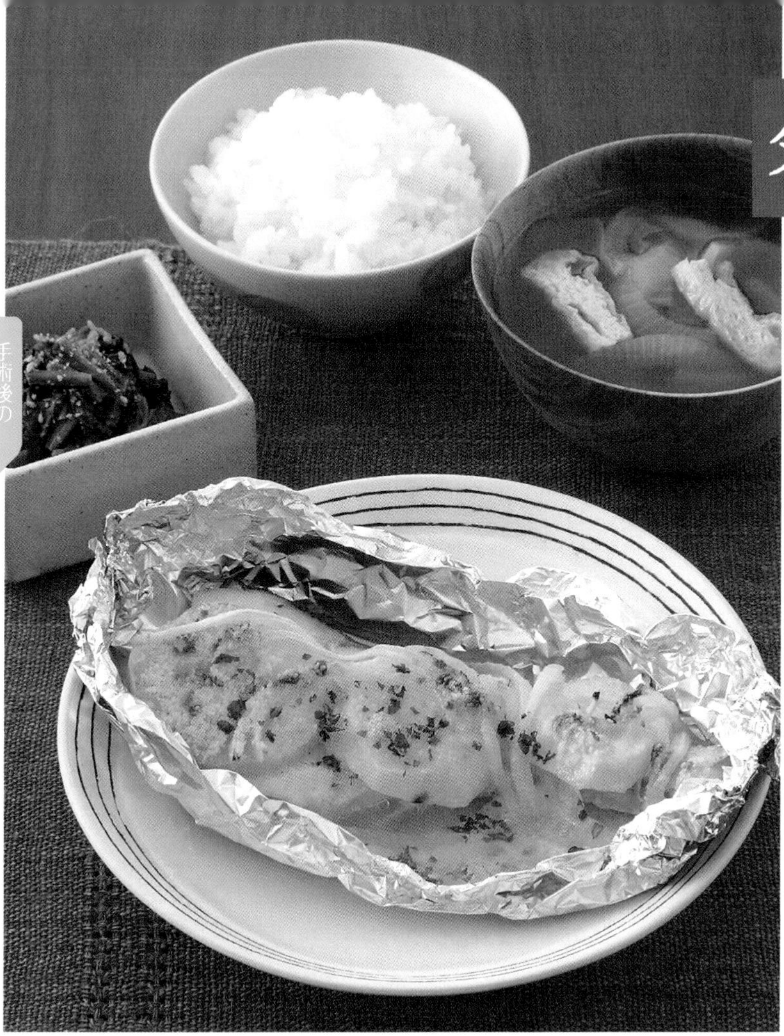

夕食 淡白なたらを洋風にアレンジ

主食 やわらかく炊いたごはん (120g)

エネルギー：202kcal
たんぱく質：3.0g
脂質：0.4g
炭水化物：44.5g
食塩相当量：0.0g

主菜 じゃがいもとたらの重ね焼き

材料(1人分)

生たら……………1切れ(70g)
塩・こしょう………………各少々
じゃがいも……………………40g
玉ねぎ…………………………20g
パルメザンチーズ………大さじ1
パセリのみじん切り…………少々

作り方

❶たらに塩・こしょうを振る。
❷じゃがいもは皮をむいて1㎝の厚さに切る。玉ねぎは薄切りにする。
❸アルミホイルを広げ、❶をのせたら❷を上にのせ、パルメザンチーズを振りかけアルミホイルを閉じる。
❹オーブントースター(フライパンの場合はふたをして)で10分焼く。焼き上がったらアルミホイルを開いて、上にパセリを振る。

エネルギー：120kcal
たんぱく質：15.8g
脂質：2.1g
炭水化物：9.0g
食塩相当量：0.6g

汁物 玉ねぎと油揚げのみそ汁

材料(1人分)

玉ねぎ……………………………………15g
油揚げ……………………………………5g
だし………………………………¾カップ
みそ…………………………………大さじ½

作り方

❶玉ねぎは繊維に直角に薄切りにする。油揚げは熱湯をかけて油抜きし、薄い短冊切りにする。
❷なべにだしを煮立て、❶を入れ、火が通ったらみそをとき入れる。

エネルギー：46kcal
たんぱく質：2.9g
脂質：2.3g
炭水化物：3.8g
食塩相当量：1.3g

副菜 ほうれんそうのごまあえ

材料(1人分)

ほうれんそう………………………………3株(60g)
Ⓐ ねり白ごま…………………………………小さじ1
Ⓐ しょうゆ……………………………………小さじ½
Ⓐ 砂糖…………………………………………小さじ½

作り方

❶ほうれんそうは沸騰した湯でゆで、水にとって冷まし、水けをしぼって2㎝の長さに切る。
❷Ⓐをまぜ合わせ、❶をあえて味をなじませる。

エネルギー：52kcal
たんぱく質：2.5g
脂質：3.3g
炭水化物：4.4g
食塩相当量：0.4g

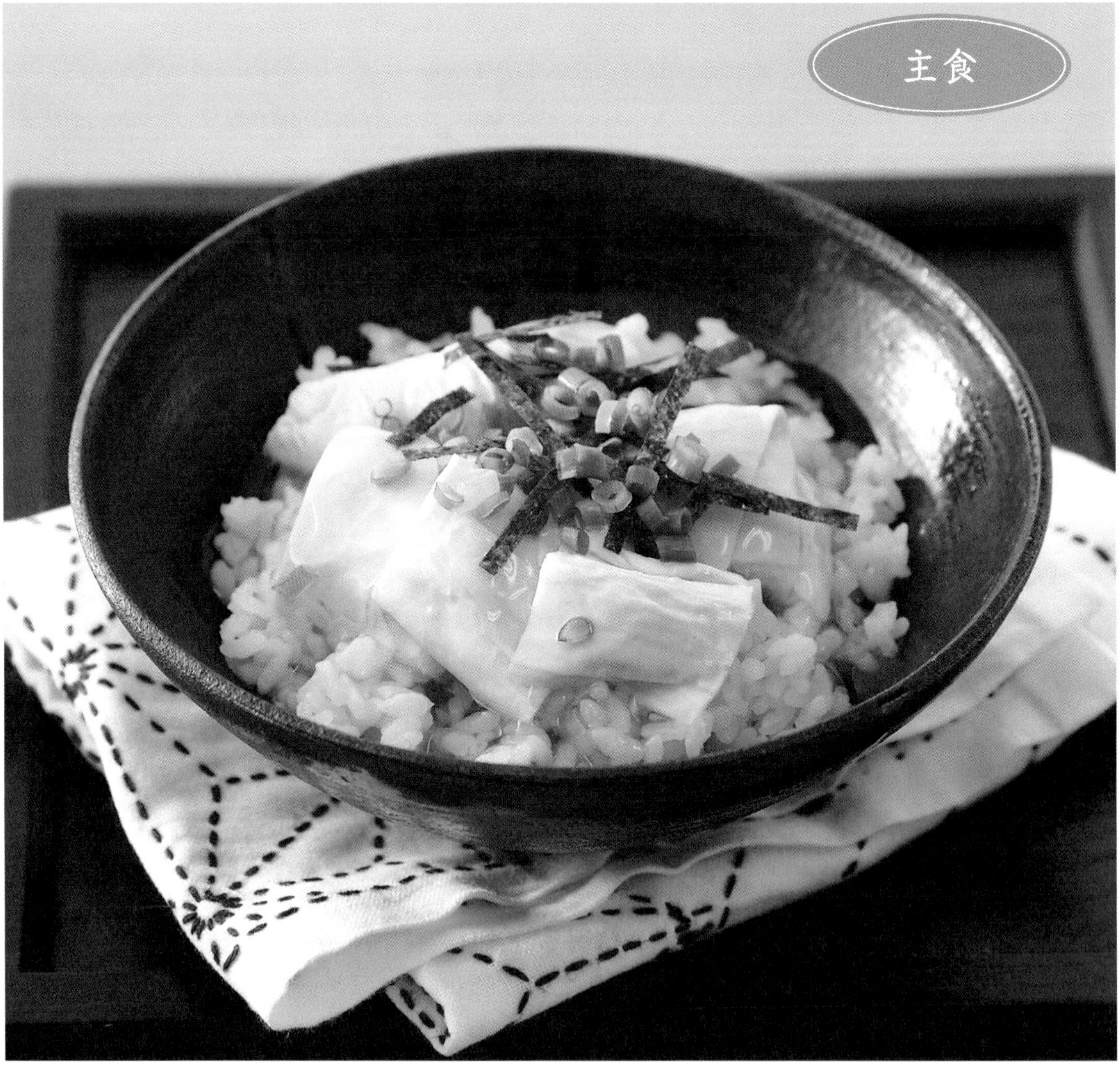

消化がよくて食べやすい

ゆばあんかけ丼

エネルギー：435kcal
たんぱく質：14.3g
脂質：6.1g
炭水化物：76.1g
食塩相当量：1.5g

材料（1人分）

ごはん（炊きたて）……………………………180g
ゆば（生）…………………………………………40g
刻みのり……………………………………………少々
万能ねぎ……………………………………………少々
Ⓐ
- だし…………………………………………80㎖
- みりん………………………………………大さじ½
- 薄口しょうゆ ……………………………大さじ½
- かたくり粉…………………………………小さじ1

作り方

❶ゆばは一口大に切り、ざるに上げて余分な汁けをきる。
❷炊きたてのごはんの上に❶をのせて、少々蒸らす。
❸Ⓐを合わせ、なべで煮立ててとろみをつける。
❹❷を器に盛り、❸をかけ、上に刻みのりと小口切りにしたねぎをのせる。

ポイント

ゆばは、豆乳を湯せんで加熱し、表面に張った膜をそっとすくい上げたものです。日もちがしないので、余った分は冷凍して保存しましょう。

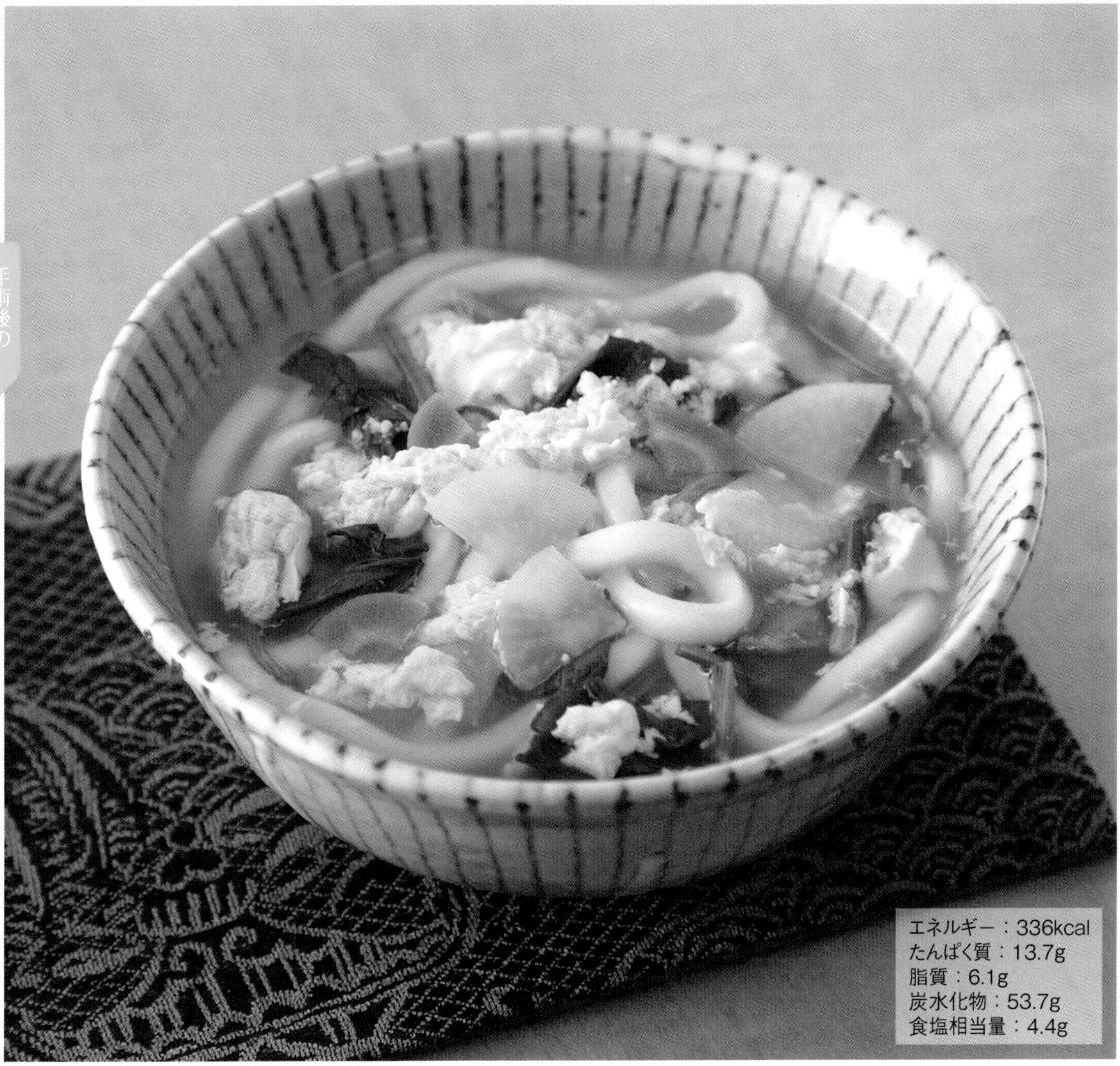

エネルギー：336kcal
たんぱく質：13.7g
脂質：6.1g
炭水化物：53.7g
食塩相当量：4.4g

野菜もたっぷり

煮込みうどん

材料（1人分）

ゆでうどん…………1玉（200g）
大根…………………………20g
にんじん……………………20g
ほうれんそう………1株（20g）
卵……………………………1個
Ⓐ めんつゆ（3倍濃縮タイプ）……………………大さじ2
Ⓐ 水…………………………250mℓ

作り方

❶大根、にんじんは薄いいちょう切りにする。ほうれんそうは熱湯でゆで、冷水にとって冷まし、水けをしぼって3cmの長さに切る。卵はといておく。
❷Ⓐをなべに煮立て、大根、にんじんを入れて煮る。透き通ってきたらうどんを入れる。
❸めんがやわらかくなったら、ほうれんそうととき卵を入れ一煮立ちさせる。

ポイント

やわらかく調理されたものや消化のよいものでも、噛まずに飲み込むのは厳禁。よく噛んでゆっくり食べることを忘れないようにしましょう。

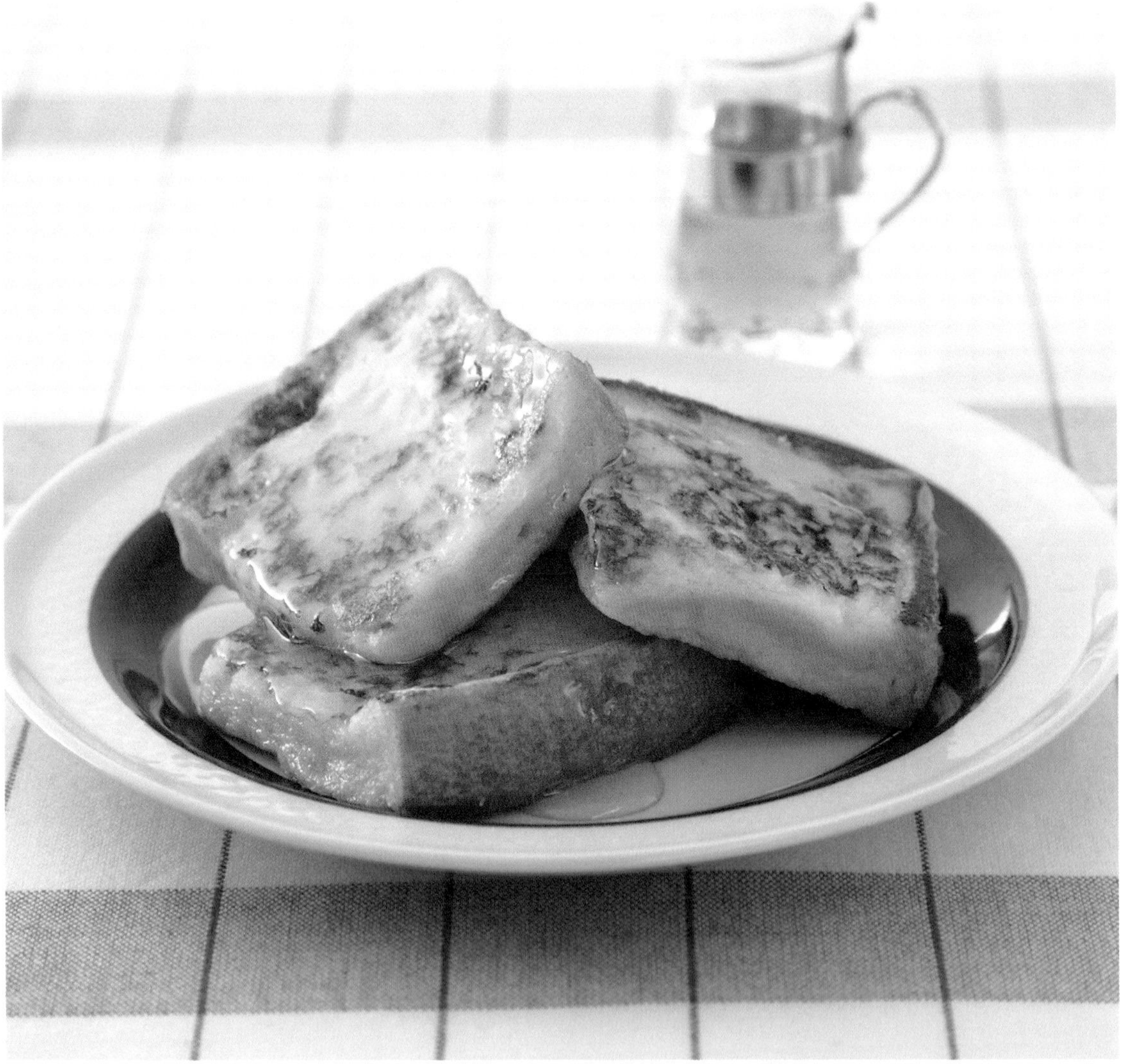

しっとりやわらかな口当たり

フレンチトースト

エネルギー：269kcal
たんぱく質：10.1g
脂質：10.2g
炭水化物：33.4g
食塩相当量：0.9g

材料（1人分）

食パン（6枚切り）……………………1枚
卵………………………………………½個
Ⓐ┌牛乳……………………………50mℓ
　└砂糖………………………小さじ1
バター……………………小さじ1（4g）

作り方

❶バットに卵をほぐし、Ⓐを加えてよくまぜる。
❷パンを4等分に切り、❶の中に入れて、ときどき上下を返しながら15分ほどひたす。
❸熱したフライパンにバターをとかし、❷の両面をこんがりと焼く。
❹器に盛ってお好みで、砂糖、はちみつ、メープルシロップをかける。

ポイント

食欲がないときには、主食に変化をつけて。フレンチトーストは、口当たりよく栄養価も高いのでおすすめです。お好みのジャムやシロップを用意しておけば、食べる楽しみも増えます。

保存しておいたソースを使って

ニョッキのミートソース

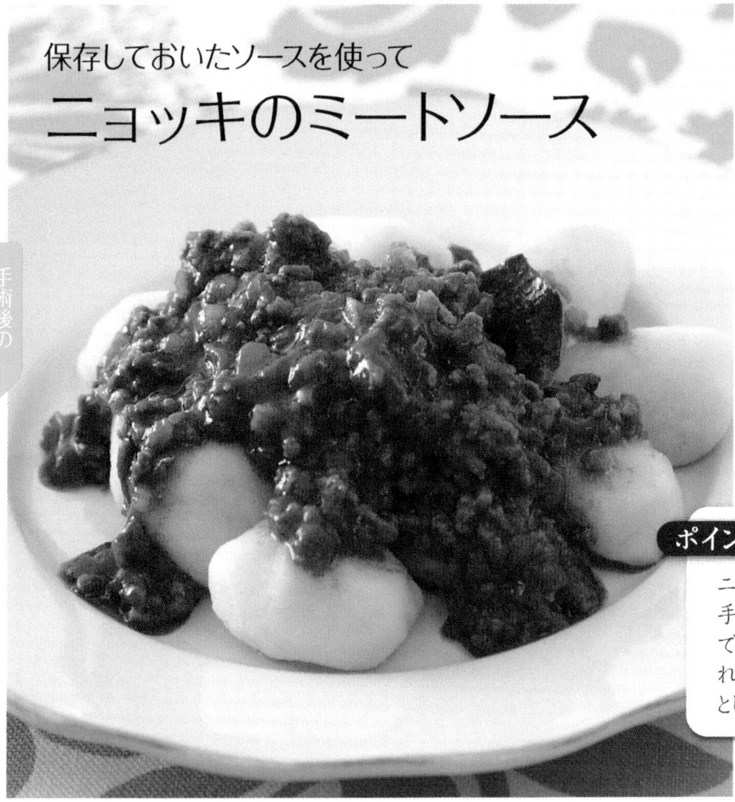

材料（1人分・中8個）

基本のニョッキ（28ページ参照）…中8個
基本のミートソース（25ページ参照）…70g

作り方

❶基本のニョッキを器に盛り、あたためたミートソースをかける。

エネルギー：316kcal
たんぱく質：11.2g
脂質：9.8g
炭水化物：44.3g
食塩相当量：1.3g

ポイント

ニョッキはじゃがいもと粉から作る手作りパスタですが、意外と手軽にできます。イタリアでは日常的に作られる定番の家庭料理です。モチッとした食感を楽しんで。

栄養満点

しらす雑炊

材料（1人分）

ごはん……………………………………100g
小松菜…………………………1株（20g）
ねぎ………………………………………5g
だし……………………………………1カップ
しらす干し………………………………10g
Ⓐ塩……………………………………適宜
Ⓐしょうゆ……………………………小さじ½
卵 …………………………………………1個

作り方

❶ごはんはざるに入れ、水でさっと洗いぬめりを落とし、水けをきる。
❷小松菜は3cmの長さに切る。ねぎは小口切りにする。
❸なべにだしを入れて煮立たせ、しらす干しと小松菜を入れ、Ⓐを加えて味をととのえる。
❹❶を入れて沸騰したらといた卵を入れ、ねぎを加えて火を止める。

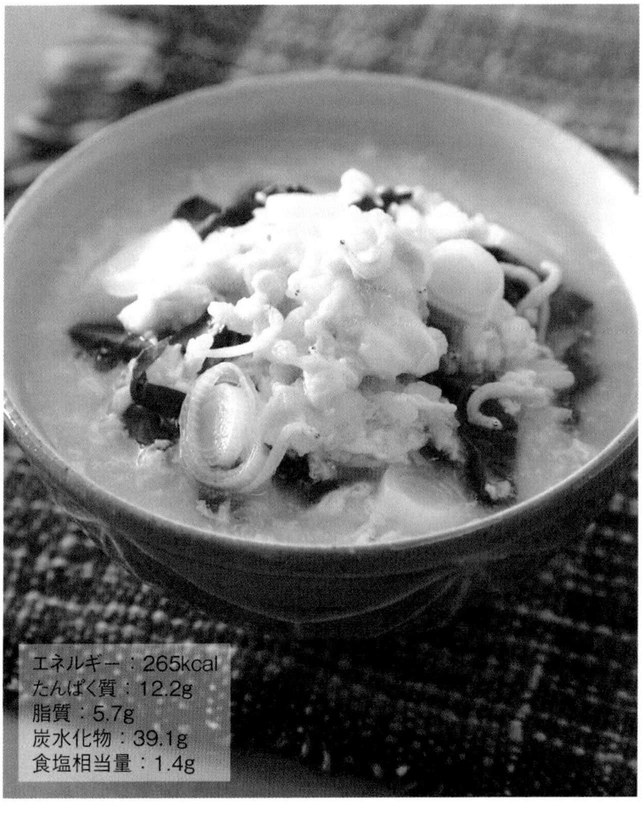

エネルギー：265kcal
たんぱく質：12.2g
脂質：5.7g
炭水化物：39.1g
食塩相当量：1.4g

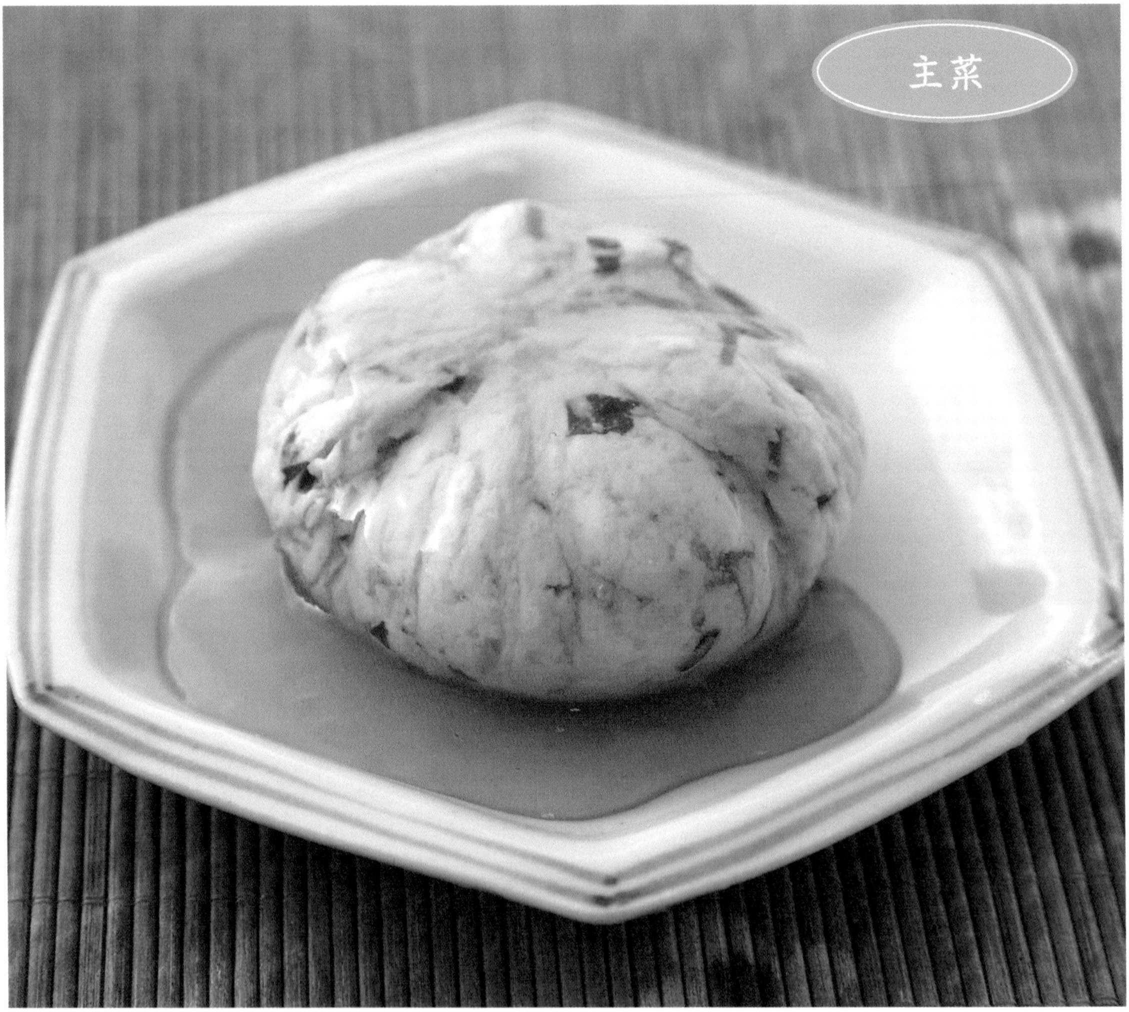

ふわふわした食感がやさしい

とうふの茶巾蒸し

エネルギー：142kcal
たんぱく質：10.2g
脂質：6.8g
炭水化物：8.9g
食塩相当量：1.2g

ポイント

電子レンジを活用して、簡単調理。今まで作ったことがない料理でも、一度手順を覚えてしまえば手軽にできるものも多いです。

材料（1人分）

木綿どうふ……………⅓丁（100g）
卵……………………………………½個
にんじん…………………………20g
小松菜の葉………………1枚（5g）
塩……………………………………少々
かたくり粉…………………小さじ1
Ⓐ
- だし…………………………¼カップ
- 薄口しょうゆ……………小さじ½
- みりん………………………小さじ½
- かたくり粉………………小さじ1

作り方

❶とうふは水けをきってつぶしておく。卵はよくとく。にんじんは薄い輪切りにしたものをせん切りにし、電子レンジで1分加熱しやわらかくする。小松菜はみじん切りにする。
❷ボウルに❶と塩、かたくり粉を入れよくまぜる。
❸広げたラップフィルムに❷をのせ、上をねじってしぼり、電子レンジで2分加熱する。
❹Ⓐをなべに入れて中火にかけ、へらでかきまぜながらねる。とろみがついてきたら火を止め、皿にのせた❸にかける。

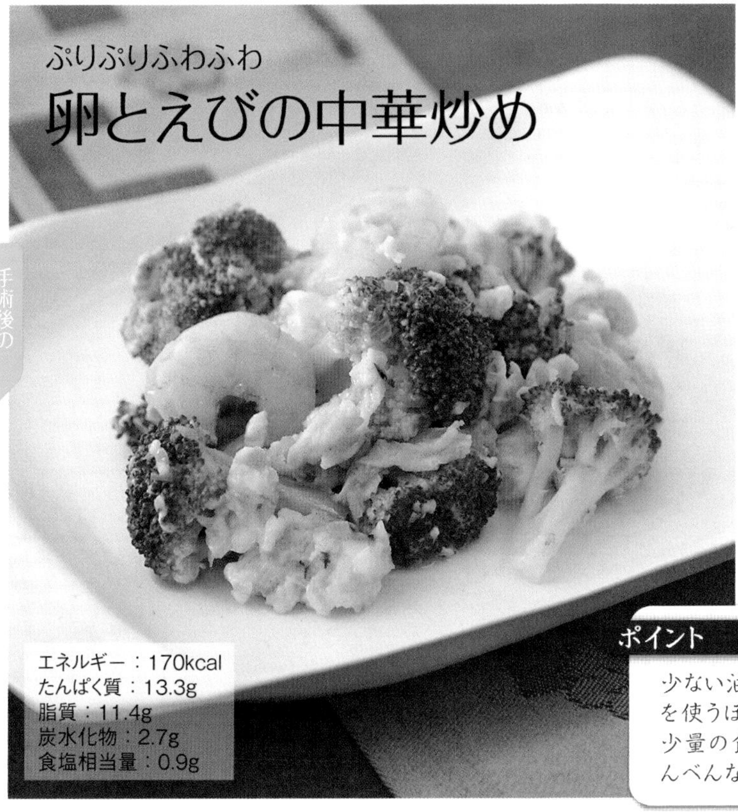

ぷりぷりふわふわ

卵とえびの中華炒め

エネルギー：170kcal
たんぱく質：13.3g
脂質：11.4g
炭水化物：2.7g
食塩相当量：0.9g

材料（1人分）

ブロッコリー……………………………40g
ねぎ………………………………………10g
卵…………………………………………1個
塩…………………………………………少々
むきえび……………………3尾（30g）
ごま油……………………………大さじ½

作り方

❶ブロッコリーは茎の部分をとり除き、小分けにしてゆでる。ねぎはみじん切りにする。
❷卵は塩を加えてときほぐす。
❸フライパンにごま油を熱しねぎを炒める。えび、ブロッコリーを加えさらに炒める。
❹❷を加え全体をかきまぜ、半熟程度のいり卵になるくらいで火を止める。

ポイント

少ない油で調理するときは、大きめのフライパンを使うほうがうまく仕上がります。広いところで少量の食材を大きく動かせば、少しの油でもまんべんなくなじんで、火の通りもよくなります。

疲労回復にパワーを発揮

ほたての照り焼き

材料（1人分）

ほたて貝柱…………………中3個（75g）
塩・こしょう…………………………各少々
ブロッコリー……………………………15g
ミニトマト………………………………1個
バター…………………………………小さじ1
Ⓐ しょうゆ……………………………小さじ½
Ⓐ 酒 …………………………………小さじ½

作り方

❶ブロッコリーは小房に分けてゆで、ミニトマトは半分に切る。
❷ほたては格子に切り目を入れ、塩・こしょうを振る。
❸なべにバターを熱し、❷を焼き、Ⓐを入れて味をからめる。器に盛って、❶を添える。

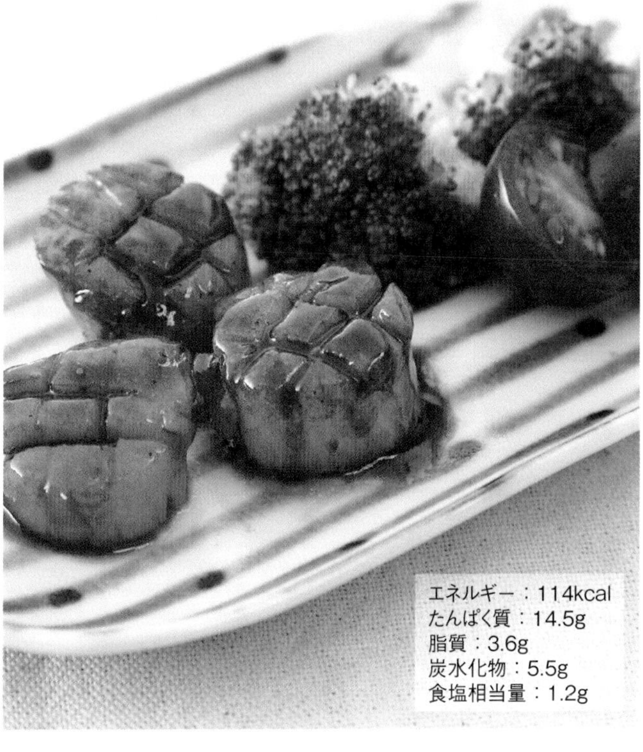

エネルギー：114kcal
たんぱく質：14.5g
脂質：3.6g
炭水化物：5.5g
食塩相当量：1.2g

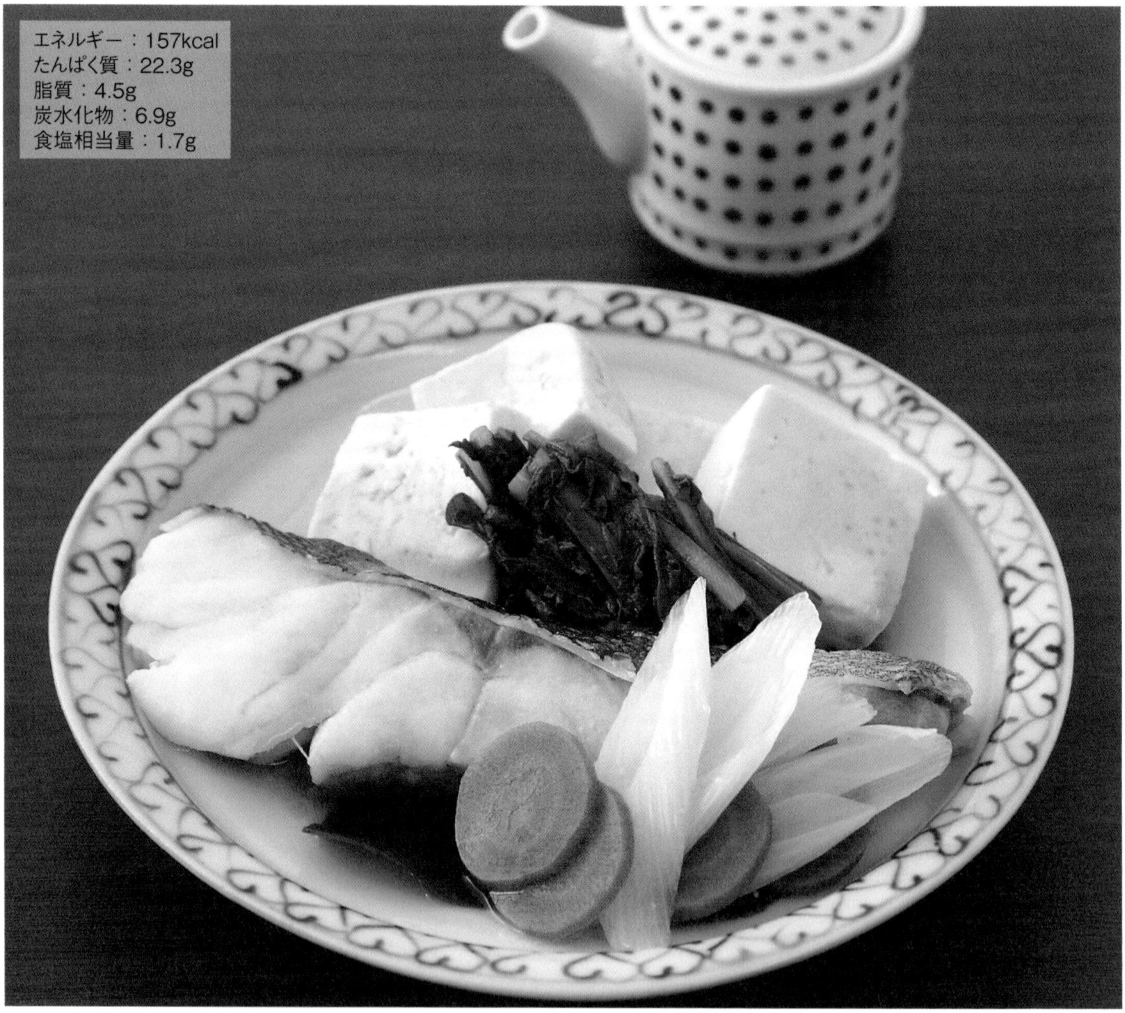
エネルギー：157kcal
たんぱく質：22.3g
脂質：4.5g
炭水化物：6.9g
食塩相当量：1.7g

しっとりとしたおいしさ

白身魚のちり蒸し

材料（1人分）

生たら……………1切れ（80g）
木綿どうふ……⅓丁（100g）
ねぎ…………………………20g
にんじん………………………5g
しゅんぎく（葉）……………30g
こんぶ………………………5cm
水……………………½カップ
ポン酢じょうゆ………大さじ1

作り方

❶たらに塩少々（分量外）を振りかけ30分おき、水分が出たらペーパータオルでふきとる。とうふは水けを切って一口大に切る。ねぎは斜め切り、にんじんは輪切りにする。しゅんぎくは葉の部分を3cmの長さに切る。
❷フライパンに水とこんぶを入れて中火にかける。
❸❷にたら、とうふ、ねぎ、にんじんを入れ、ふたをして蒸し煮する。途中でたらに煮汁をかけながら、たらに火が通るまで中火で7～8分煮る。
❹最後にしゅんぎくを入れ、一煮する。器に盛り、ポン酢じょうゆをかけて食べる。

ポイント

白身魚はくせがないものの、うまみ不足でパサつきがちですが、蒸すことでしっとりと素材自体のうまみが楽しめます。

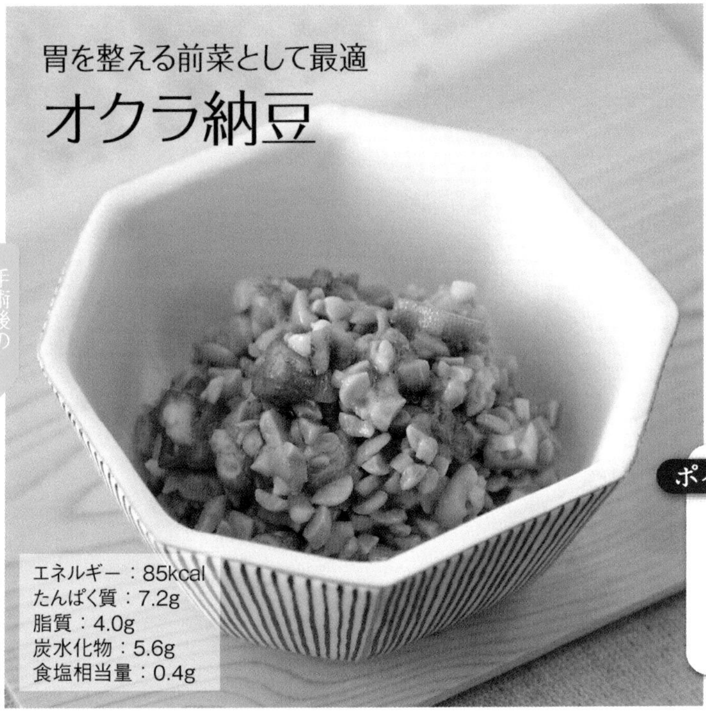

胃を整える前菜として最適

オクラ納豆

エネルギー：85kcal
たんぱく質：7.2g
脂質：4.0g
炭水化物：5.6g
食塩相当量：0.4g

材料（1人分）

オクラ……………………………………1本
納豆………………………1パック（40g）
しょうゆ…………………………小さじ½

作り方

❶オクラは洗って指でこすり、うぶ毛を落とす。
❷❶をゆでて水にとり、あらみじん切りにする。
❸納豆は包丁でこまかく刻む。（ひきわりならそのまま）
❹❷と❸をまぜて、しょうゆで味をつける。

ポイント

オクラの粘りけには、ムチンという糖とたんぱく質の複合体が含まれています。ムチンは、唾液や胃粘液にも含まれる成分なので、消化を助け、胃を保護する効果が期待できます。

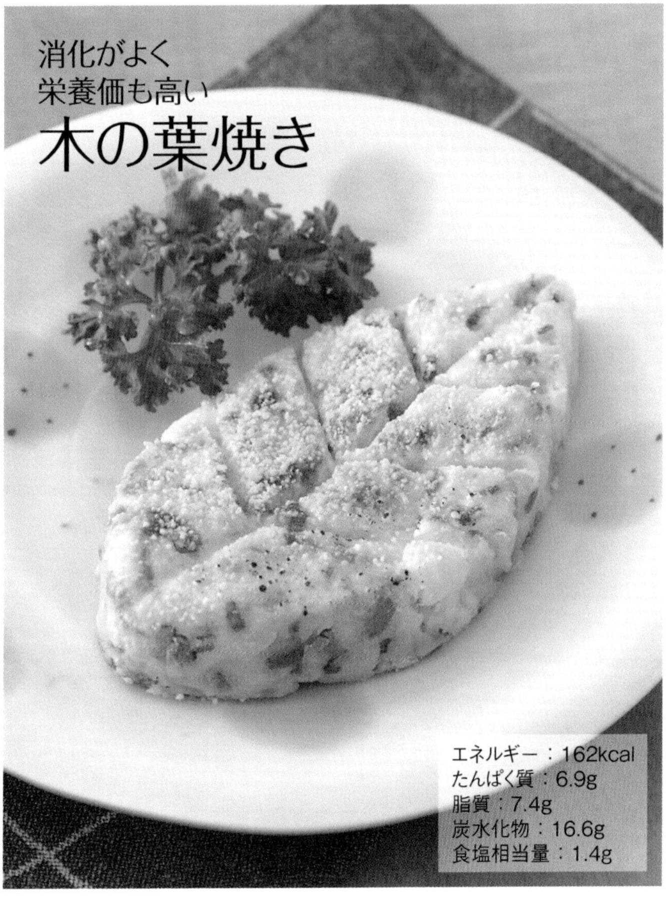

消化がよく
栄養価も高い

木の葉焼き

エネルギー：162kcal
たんぱく質：6.9g
脂質：7.4g
炭水化物：16.6g
食塩相当量：1.4g

材料（1人分）

鶏ひき肉……………………………20g
じゃがいも…………………大½個（70g）
にんじん……………………………20g
バター…………………………小さじ1（4g）
塩……………………………………小さじ⅕
こしょう……………………………適量
かたくり粉……………………小さじ1
卵……………………………………⅕個
粉チーズ………………………小さじ1

作り方

❶じゃがいもは洗って電子レンジで2分加熱する。熱いうちに皮をむいてつぶす。
❷にんじんはみじん切りにする。卵はといておく。
❸フライパンにバターを熱し、にんじんとひき肉をほぐしながら入れて炒め、肉の色が変わったら塩で味つけし、好みでこしょうを振る。
❹❸を❶に加えてまぜ、木の葉形に整え、かたくり粉をまぶす。
❺アルミホイルにバター少々（分量外）をぬり、❹をのせ、表面に❷の卵をぬり、粉チーズを上からかける。オーブントースターで約5分焼く。

副菜

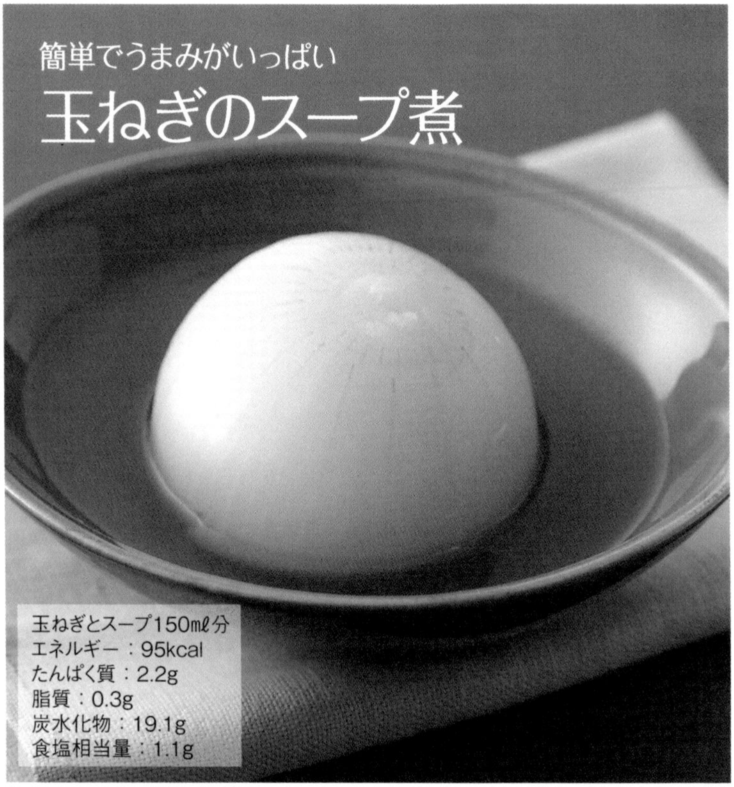

簡単でうまみがいっぱい

玉ねぎのスープ煮

玉ねぎとスープ150mℓ分
エネルギー：95kcal
たんぱく質：2.2g
脂質：0.3g
炭水化物：19.1g
食塩相当量：1.1g

材料（1人分）

玉ねぎ……………中1個（200g）

Ⓐ
- 水…………………………3カップ
- 顆粒スープのもと……小さじ2
- 塩・こしょう……………各少々
- 酒…………………………大さじ2

作り方

❶玉ねぎの皮をむく。
❷小なべに❶を入れ、Ⓐを加える。
❸中火で加熱し、沸騰したら弱火にし、ふたをして50分ほど煮る。

ポイント

副菜は、野菜中心でスピード調理ができる食品がおすすめです。主菜とのバランスを考えて、目でも楽しめる献立に。

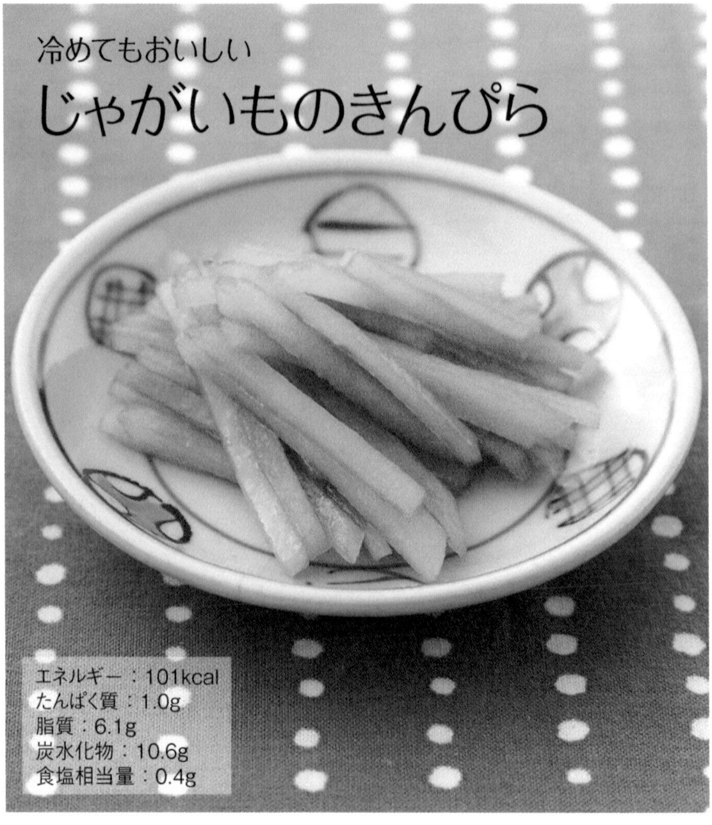

冷めてもおいしい

じゃがいものきんぴら

エネルギー：101kcal
たんぱく質：1.0g
脂質：6.1g
炭水化物：10.6g
食塩相当量：0.4g

材料1人分

じゃがいも………………中½個（50g）
ごま油…………………………大さじ½

Ⓐ
- しょうゆ………………………小さじ½
- 砂糖……………………………小さじ½
- 水………………………………大さじ1

作り方

❶じゃがいもは皮をむき、細切りにする。
❷フライパンにごま油を熱し、中火で❶を炒める。しんなりしたらⒶを加え、全体の汁けがなくなるまで煮詰める。

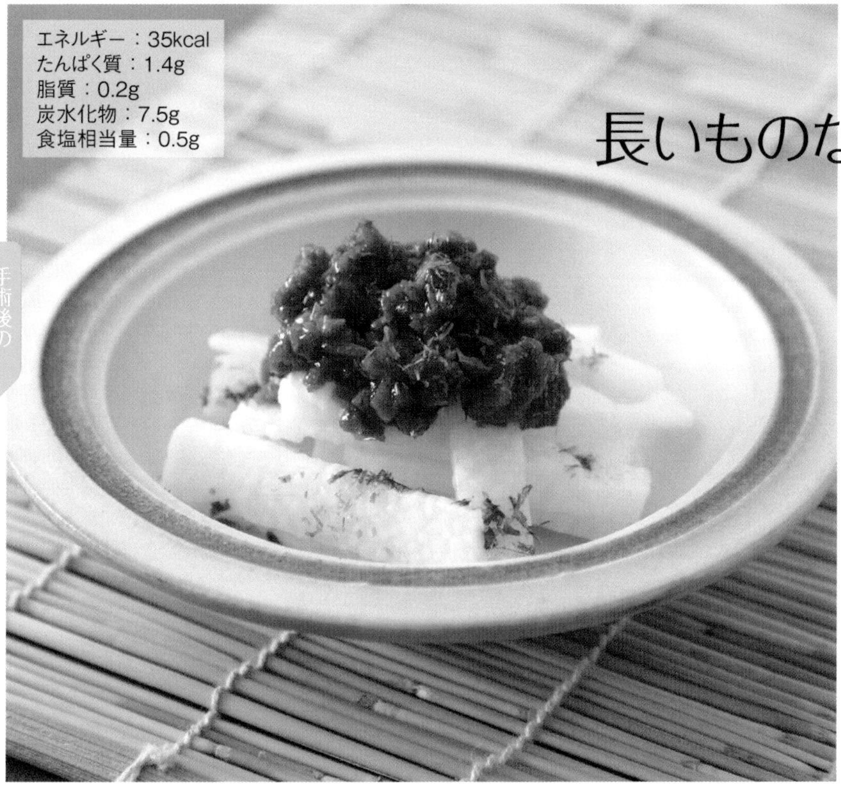

エネルギー：35kcal
たんぱく質：1.4g
脂質：0.2g
炭水化物：7.5g
食塩相当量：0.5g

手早く一品

長いものなめたけあえ

材料(1人分)

長いも………………40g
なめたけ(瓶詰)…大さじ½
青のり……………小さじ½

作り方

❶長いもは皮をむいて1㎝幅の短冊切りにする。
❷なめたけは瓶から出して、包丁でたたいてこまかくする。
❸器に❶を盛り、❷をのせる。上に青のりを振りかける。食べるときは全体をまぜる。

※きのこは、体調により気をつけたい食物です。消化されにくいので少量からスタート。よく噛んで。

さっぱりおいしい

トマトの和風サラダ

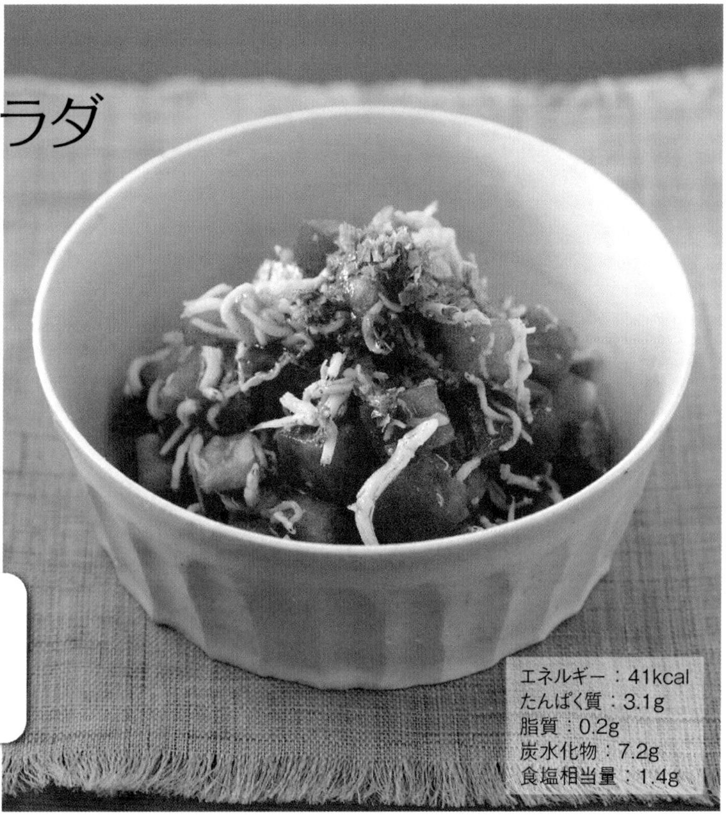

エネルギー：41kcal
たんぱく質：3.1g
脂質：0.2g
炭水化物：7.2g
食塩相当量：1.4g

材料(1人分)

トマト……………中½個(100g)
しらす干し………………大さじ1
青じそ………………………1枚
和風ドレッシング(市販品)…大さじ1

作り方

❶トマトは皮を湯むきして1㎝角に切る。青じそはみじん切りにする。
❷❶のトマトとしらす干しをまぜて器に盛り、上から青じそとドレッシングをかける。

ポイント

お好みの市販の瓶詰やドレッシングなどを常備しておくと便利です。油が多いものは避けましょう。

食べやすく胃腸にもやさしい

茶わん蒸し

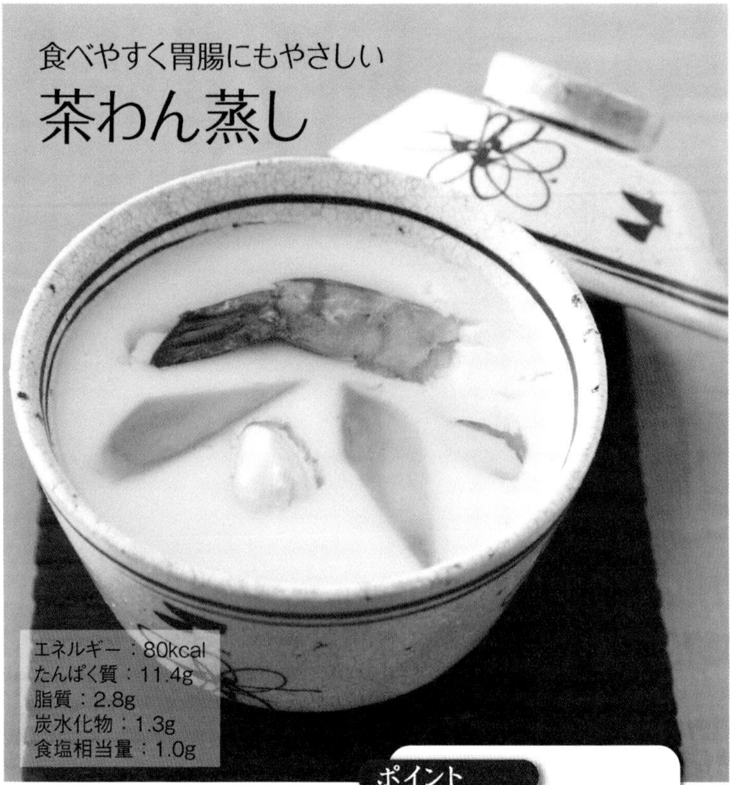

エネルギー：80kcal
たんぱく質：11.4g
脂質：2.8g
炭水化物：1.3g
食塩相当量：1.0g

材料（1人分）

鶏ささ身……………………⅓本（20g）
無頭えび………………小1尾（15g）
絹さや……………………………1枚
卵…………………………………½個
Ⓐ
だし………………………½カップ
薄口しょうゆ………………小さじ¼
みりん ……………………小さじ¼
塩…………………………………少々

作り方

❶ささ身は筋をとり除き、小さく切る。えびは殻と背わたを除き、塩と酒各少々（分量外）を振る。
❷絹さやは筋をとって斜め半分に切る。
❸Ⓐをボウルでまぜ合わせる。卵を割りほぐし、Ⓐにまぜ合わせ、万能こし器でこす。
❹茶わんに❶❷の具を入れて、❸の卵液を注ぐ。
❺蒸気の上がった蒸し器に入れ、中火で1〜2分、弱火にして15分蒸す。

ポイント

蒸し器がない場合は、蒸し茶わんがすっぽり入るなべがあればOKです。深さ7cm以上ある蒸し茶わんを選び、なべに並べて5cmくらいまで水を注いでグラグラ煮立たせずに、湯気が出る程度の火かげんにします。

甘みがあってほくほく

かぼちゃの煮物

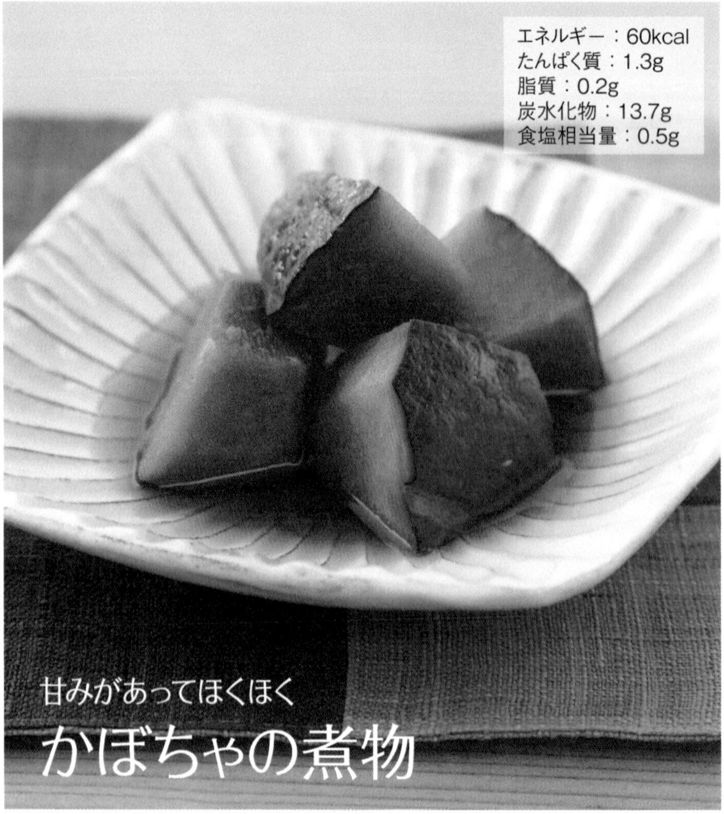

エネルギー：60kcal
たんぱく質：1.3g
脂質：0.2g
炭水化物：13.7g
食塩相当量：0.5g

材料（1人分）

かぼちゃ………………………50g
Ⓐ
だし……………………¼カップ
しょうゆ………………小さじ½
砂糖…………………小さじ1

作り方

❶かぼちゃは種とわたを除き、一口大に切る。
❷なべに❶を入れてⒶを加え、やわらかくなるまで煮る。

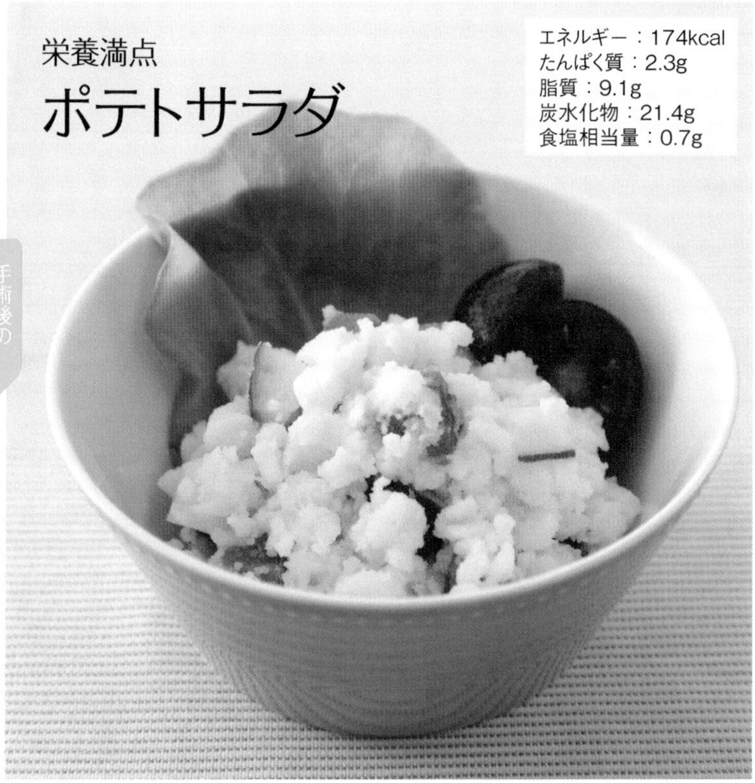

栄養満点

ポテトサラダ

エネルギー：174kcal
たんぱく質：2.3g
脂質：9.1g
炭水化物：21.4g
食塩相当量：0.7g

材料（1人分）

じゃがいも…………中1個（100g）
にんじん………………………10g
きゅうり………………………10g
マヨネーズ………………大さじ1
砂糖……………………小さじ½
塩・こしょう………………各少々
サラダ菜…………………………1枚
ミニトマト………………………1個

作り方

❶皮をむいて1㎝厚さの半月切りにしたじゃがいもをやわらかくなるまでゆでてざるに上げ、熱いうちにマッシュする。
❷1㎝の角切りにしたにんじんも同様にゆでる。きゅうりは1㎝の角切りにする。
❸あら熱がとれたら❶❷とマヨネーズ、砂糖をまぜ、塩・こしょうで味をととのえる。
❹器にサラダ菜を敷いて❸をのせ、湯むきして半分に切ったミニトマトを添える。

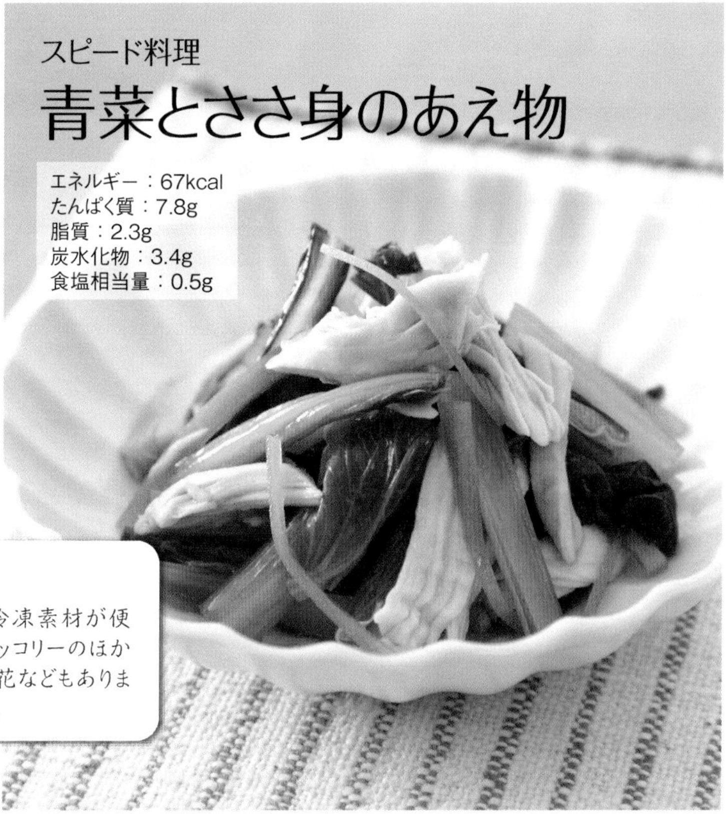

スピード料理

青菜とささ身のあえ物

エネルギー：67kcal
たんぱく質：7.8g
脂質：2.3g
炭水化物：3.4g
食塩相当量：0.5g

材料（1人分）

小松菜………………2株（40g）
にんじん…………………………5g
鶏ささ身……………½本（30g）
Ⓐ しょうゆ……………小さじ½
Ⓐ 砂糖…………………小さじ½
Ⓐ 酢……………………大さじ½
Ⓐ ごま油………………小さじ½

作り方

❶小松菜はゆでて水けをしぼり、4～5㎝の長さに切る。にんじんはせん切りにしてさっとゆでる。ささ身は筋をとり除き、耐熱皿に入れてラップフィルムをかけ電子レンジで1分加熱し、あら熱がとれたらこまかく裂く。
❷Ⓐをまぜ合わせ、❶をあえる。

ポイント

下ゆでが必要な緑黄色野菜は、冷凍素材が便利です。代表的なかぼちゃやブロッコリーのほかにも、ほうれんそう、小松菜、菜の花などもあります。冷凍野菜も活用してみましょう。

動脈硬化予防に

いわしのつみれ汁

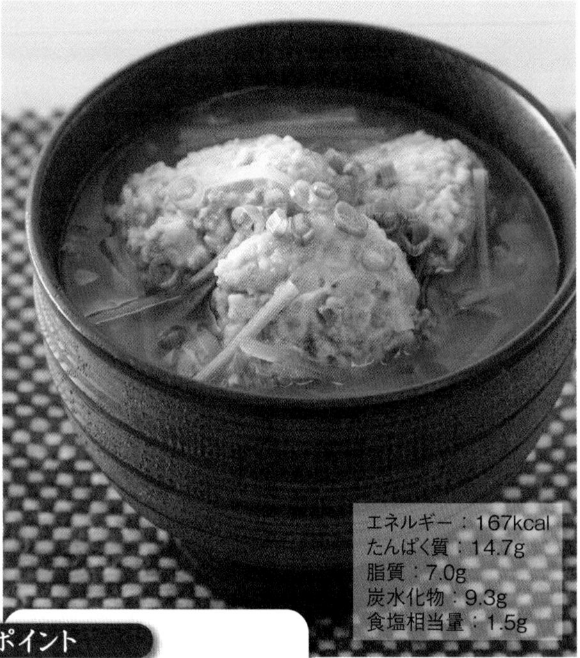

エネルギー：167kcal
たんぱく質：14.7g
脂質：7.0g
炭水化物：9.3g
食塩相当量：1.5g

ポイント

つみれは多めに作って、冷凍保存しておくと便利です。ただし、できるだけ短期間に食べるようにしてください。また、面倒なときは、市販のつみれを使ってもかまいません。

材料（1人分）

いわし……………………小2尾分（すり身で60g）
Ⓐ とき卵・かたくり粉…………………各大さじ½
Ⓐ おろししょうが・酒…………………各小さじ1
だし……………………………………………1カップ
大根……………………………………………10g
にんじん………………………………………10g
白菜…………………………………½枚（30g）
みそ………………………………………大さじ½
万能ねぎ………………………………………適量

作り方

❶いわしは三枚におろし、身を包丁でこまかくなるまでたたく。
❷大根、にんじん、白菜はせん切りにする。
❸ボウルに❶とⒶを入れて粘りけが出るまでよくねる。
❹なべにだしを入れ、煮立ったら❷を入れる。
❺野菜がやわらかく煮えたら❸を3個のだんごになるようにスプーンですくって入れる。だんごに火が通ったら火を止めてみそをとき入れる。
❻器に盛り、小口切りにしたねぎを散らす。

たんぱく質と食物繊維

コーン卵スープ

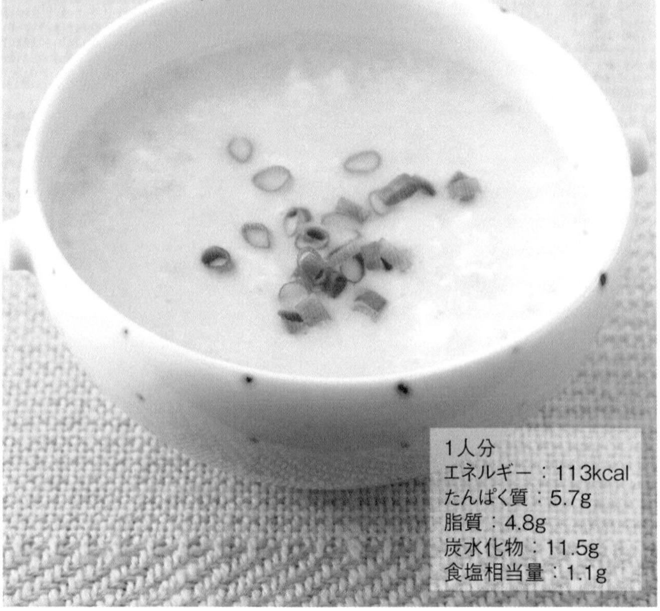

1人分
エネルギー：113kcal
たんぱく質：5.7g
脂質：4.8g
炭水化物：11.5g
食塩相当量：1.1g

材料（2人分）

クリームコーン（缶詰）……………½缶（90g）
固形スープのもと……………………………½個
水…………………………………………½カップ
牛乳………………………………………½カップ
卵…………………………………………………1個
塩・こしょう…………………………………各少々
万能ねぎ……………………………………………少々

作り方

❶なべにクリームコーンと固形スープのもと、分量の水を入れて煮立てる。卵はといておく。
❷❶が煮立ったら弱火にして牛乳を加え、塩・こしょうで調味し、くつくつとしてきたらとき卵を入れてかきまぜる。
❸器に盛り、小口切りにしたねぎを散らす。

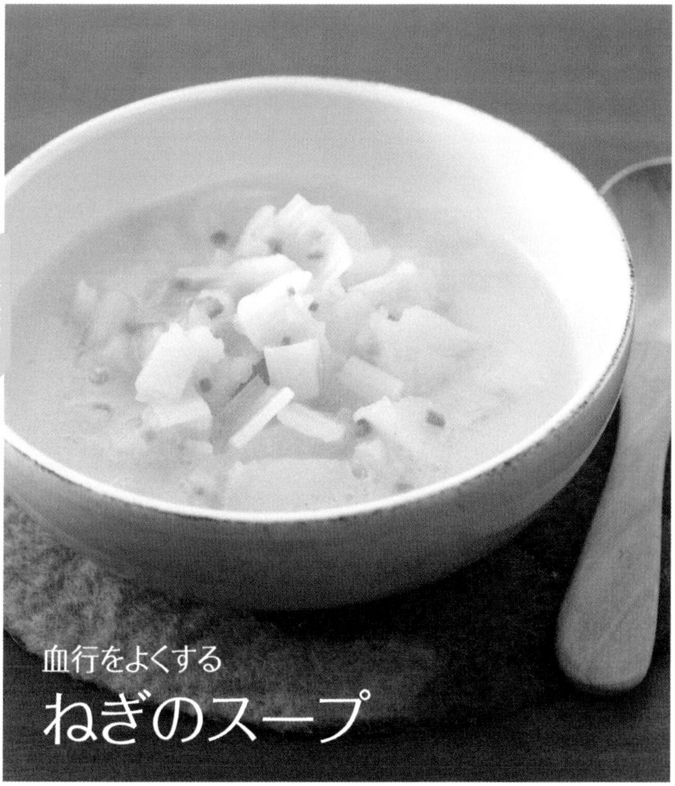

血行をよくする

ねぎのスープ

材料(1人分)

ねぎ(白い部分)…………………½本(50g)
じゃがいも……………………中1個(100g)
にんじん……………………………………10g
バター…………………………小さじ1(4g)
Ⓐ水…………………………………1カップ
Ⓐ固形スープのもと…………………½個
Ⓐ酒……………………………………大さじ1
牛乳……………………………………大さじ2
塩・こしょう……………………………各少々

作り方

❶ねぎは縦半分にし、1㎝の長さに切る。じゃがいもは皮をむき薄い半月切り、にんじんはみじん切りにする。
❷なべにバターをとかして❶を炒める。バターが全体に回ったらⒶを加え、じゃがいもがくずれるまで煮る。
❸牛乳を加え、塩・こしょうで味をととのえる。

エネルギー：167kcal
たんぱく質：3.6g
脂質：4.6g
炭水化物：25.6g
食塩相当量：1.2g

宮城県の郷土料理

はっと汁

材料(1人分)

小麦粉……………………………10g
水…………………………………少々
大根………………………………10g
にんじん…………………………10g
白菜………………………………10g
だし……………………………¾カップ
みそ……………………………大さじ½

作り方

❶ボウルに小麦粉と分量の水を入れてねり、食べやすい大きさにちぎってだんごを作る。
❷大根、にんじんは薄いいちょう切り、白菜はざく切りにする。
❸だしを煮立て❷を加えて煮る。材料がやわらかくなったらみそをとき入れる。
❹❸に❶を入れ、やわらかくなるまで煮込む。

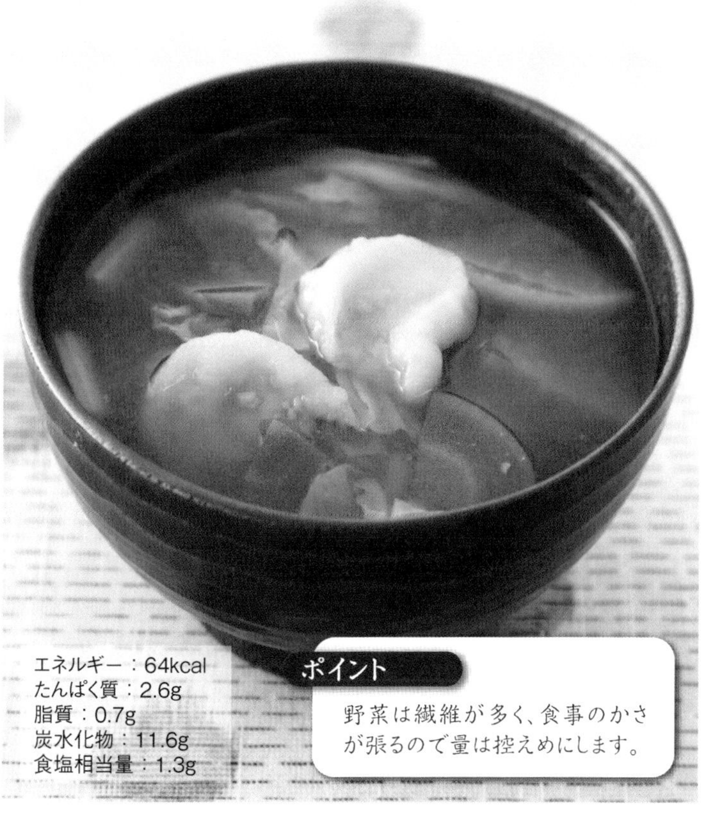

エネルギー：64kcal
たんぱく質：2.6g
脂質：0.7g
炭水化物：11.6g
食塩相当量：1.3g

ポイント

野菜は繊維が多く、食事のかさが張るので量は控えめにします。

間食やデザートは、エネルギーや各栄養素を確保できるものを摂りましょう。

仕事などで出かける人は、サンドイッチやおにぎりなどがおすすめです。

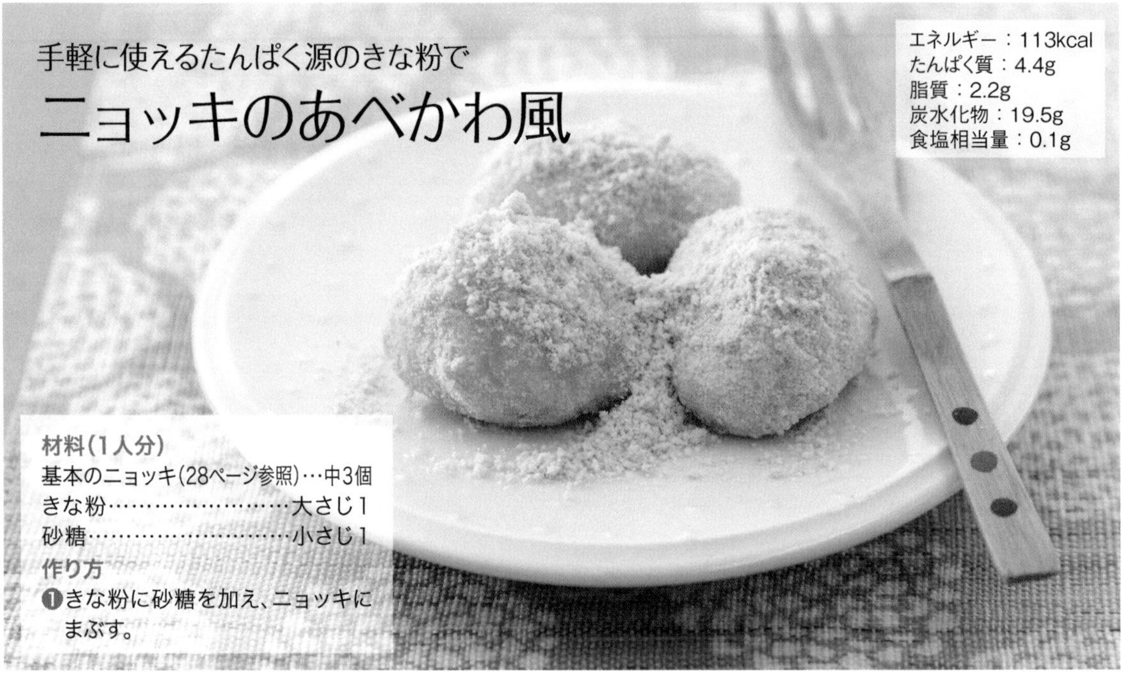

手軽に使えるたんぱく源のきな粉で

ニョッキのあべかわ風

エネルギー：113kcal
たんぱく質：4.4g
脂質：2.2g
炭水化物：19.5g
食塩相当量：0.1g

材料（1人分）

基本のニョッキ（28ページ参照）…中3個
きな粉……………………大さじ1
砂糖………………………小さじ1

作り方

❶きな粉に砂糖を加え、ニョッキにまぶす。

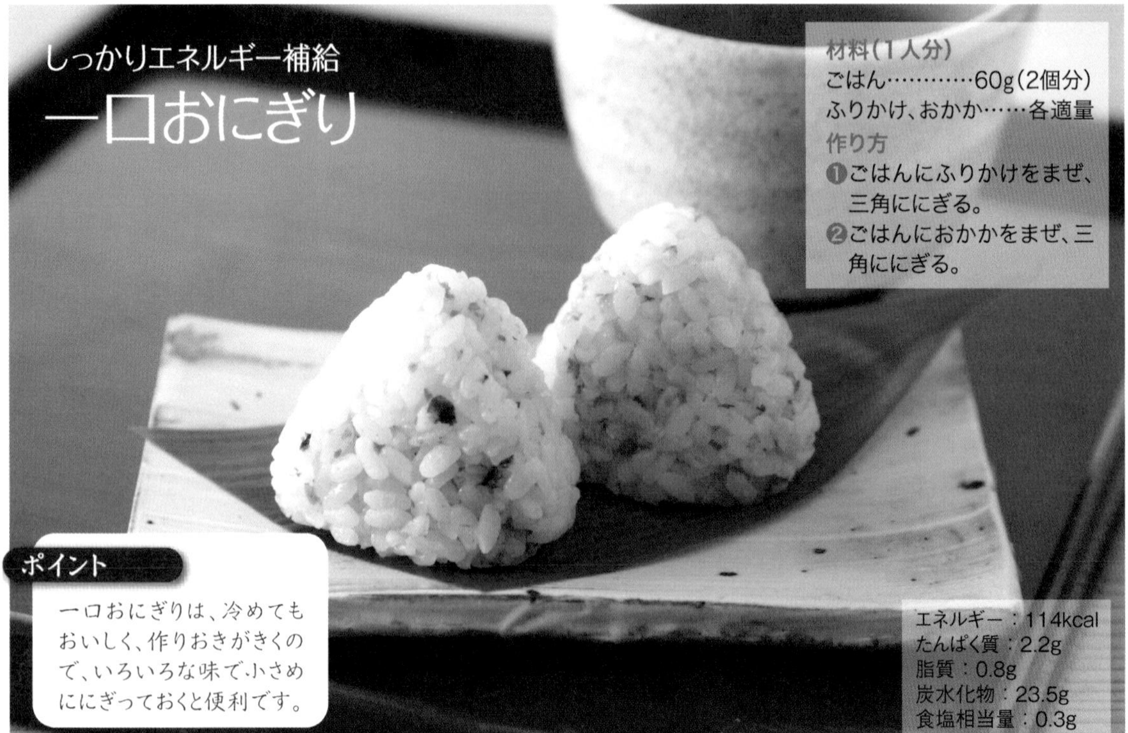

しっかりエネルギー補給

一口おにぎり

材料（1人分）

ごはん…………60g（2個分）
ふりかけ、おかか……各適量

作り方

❶ごはんにふりかけをまぜ、三角ににぎる。
❷ごはんにおかかをまぜ、三角ににぎる。

ポイント

一口おにぎりは、冷めてもおいしく、作りおきがきくので、いろいろな味で小さめににぎっておくと便利です。

エネルギー：114kcal
たんぱく質：2.2g
脂質：0.8g
炭水化物：23.5g
食塩相当量：0.3g

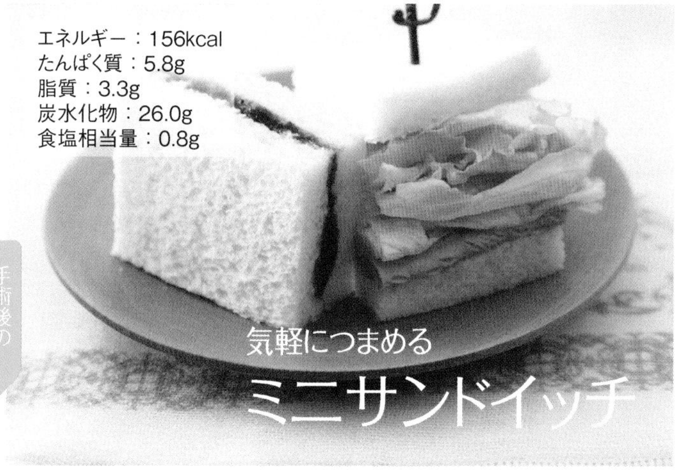

気軽につまめる

ミニサンドイッチ

エネルギー：156kcal
たんぱく質：5.8g
脂質：3.3g
炭水化物：26.0g
食塩相当量：0.8g

材料（1人分）

食パン（8枚切り）……………………………1枚
ジャム…………………………………小さじ1
ハム…………………………………………1枚
レタス………………………………………1枚

作り方

❶食パンは耳を切り落とし、4等分に切る。
❷2枚にジャムをぬり、はさむ。
❸残りの2枚にはハムとレタスをはさみ、ピックを刺す。

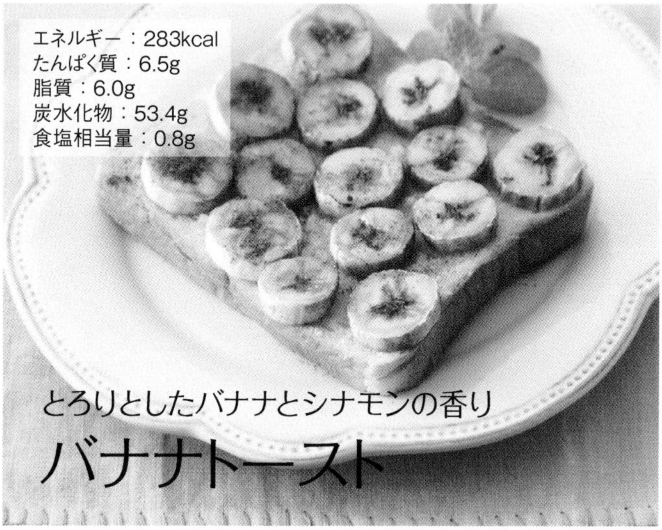

とろりとしたバナナとシナモンの香り

バナナトースト

エネルギー：283kcal
たんぱく質：6.5g
脂質：6.0g
炭水化物：53.4g
食塩相当量：0.8g

材料（1人分）

食パン（6枚切り）……………………1枚
バナナ……………………………………1本
バター…………………………小さじ1
砂糖……………………………小さじ1
シナモンパウダー……………………適宜
ミントの葉………………………………1枚

作り方

❶バナナは皮をむいて輪切りにする。パンにバターをぬり、砂糖の半量をかける。
❷パンに❶のバナナをのせ、その上から残りの砂糖をかける。
❸オーブントースターで❷を焼き、好みでシナモンパウダーをかける。器に盛りミントの葉を飾る。

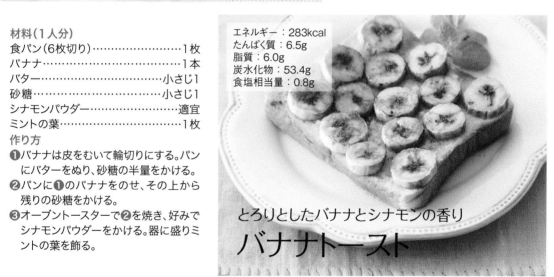

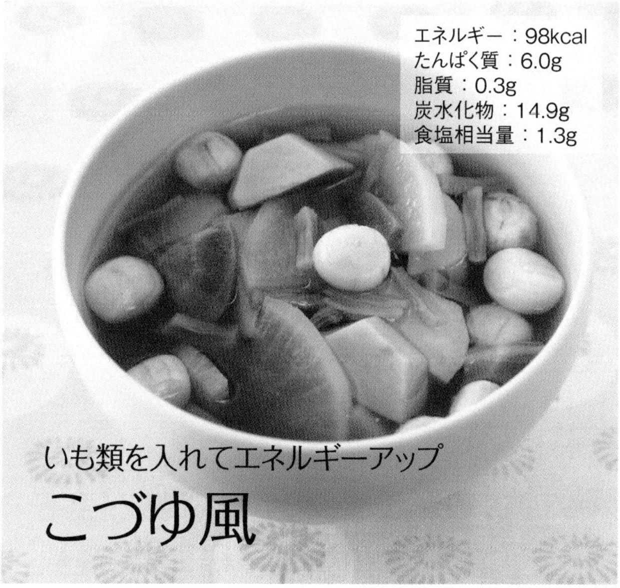

いも類を入れてエネルギーアップ

こづゆ風

エネルギー：98kcal
たんぱく質：6.0g
脂質：0.3g
炭水化物：14.9g
食塩相当量：1.3g

材料（1人分）

干し貝柱…1個（5g）
里いも…中1個（50g）
大根……………20g
にんじん…………15g
豆麩（もしくは手毬麩）…5g
水……………1カップ
Ⓐ
酒…………大さじ½
みりん……小さじ1
薄口しょうゆ…小さじ½
塩………………少々

作り方

❶ぬるま湯程度の温度の分量の水に干し貝柱を一晩つけておき、手でほぐす。もどし汁はとっておく。豆麩は水でもどし、水けをしぼる。
❷里いもは皮をむき1.5㎝厚さの半月切りにする。塩（分量外）でもみ、熱湯でさっとゆでてぬめりをとる。大根、にんじんは5㎜の厚さのいちょう切りにする。
❸なべに❶の貝柱のもどし汁を煮立て、残りの❶と❷、Ⓐを入れ野菜がやわらかくなるまで煮る。

手作りのお弁当レシピ

職場復帰した人の昼食は、まずは手作りのお弁当からスタート。
胃にやさしくて栄養価の高い食材を選んでください。

菜の花おむすび

材料（1人分）

ごはん……………………………100g
卵…………………………………¼個
塩・砂糖………………………各少々
小松菜………………葉1枚（5g）
塩…………………………………少々

作り方

❶卵は割りほぐし、塩と砂糖を加えてまぜ、ラップフィルムをして電子レンジで30秒加熱し、かきまぜてそぼろにする。小松菜はさっとゆでて水けをしぼり、みじん切りにする。

❷あたたかいごはんに❶と塩を加えて切るようにまぜ、俵形のおむすびにする。

エネルギー：191kcal
たんぱく質：4.1g
脂質：1.6g
炭水化物：38.3g
食塩相当量：0.5g

とうふハンバーグ

材料（1人分）

鶏ひき肉…………………………40g
木綿どうふ………………………20g
Ⓐ
- とき卵……………………¼個分
- 酒…………………………小さじ½
- 塩……………………ひとつまみ
- しょうが汁……………¼かけ分

かたくり粉………………小さじ2
サラダ油…………………小さじ1
Ⓑ
- 砂糖………………………小さじ½
- みりん……………………小さじ1
- しょうゆ…………………小さじ1
- 水…………………………小さじ1

作り方

❶ひき肉に水きりしたとうふ、Ⓐをまぜて、ねばりが出たらかたくり粉をまぜる。油を熱したフライパンにスプーンですくって落とし、形を整える。

❷中火で❶を両面焼く。Ⓑを加えて煮詰め、味をつける。

エネルギー：192kcal
たんぱく質：10.4g
脂質：10.9g
炭水化物：10.1g
食塩相当量：1.2g

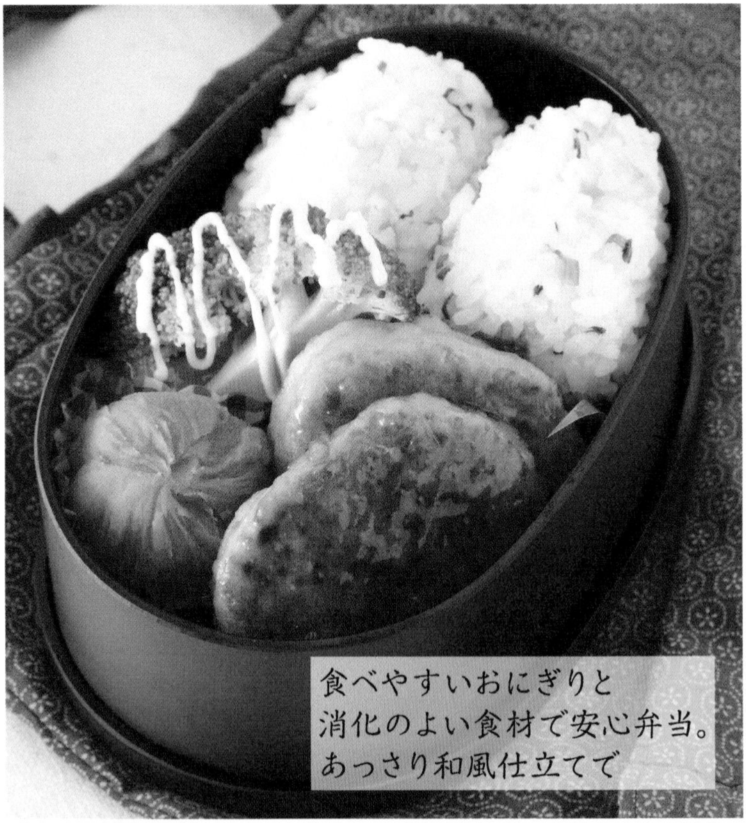

食べやすいおにぎりと
消化のよい食材で安心弁当。
あっさり和風仕立てで

かぼちゃ茶巾

材料（1人分）

かぼちゃ…………………………60g
砂糖…………………………小さじ½
バター………………小さじ½（2g）

作り方

❶かぼちゃは皮と種とわたをとり、3㎝角に切る。ラップフィルムをかけて、電子レンジで2分加熱する。

❷❶が熱いうちにフォークでつぶし、バターと砂糖をまぜる。ラップフィルムに包み、上をしぼって形を整える。

エネルギー：75kcal
たんぱく質：1.2g
脂質：1.8g
炭水化物：13.9g
食塩相当量：0.0g

ブロッコリー

材料（1人分）

ブロッコリー…20g（10g×2個）
マヨネーズ………………小さじ½

作り方

❶ブロッコリーを熱湯でゆでる。

❷❶にマヨネーズを添える。

エネルギー：19kcal
たんぱく質：0.8g
脂質：1.6g
炭水化物：0.9g
食塩相当量：0.0g

サンドイッチは、栄養が摂れる食材を工夫して。酢を使った料理は、食欲増進、疲労回復効果あり

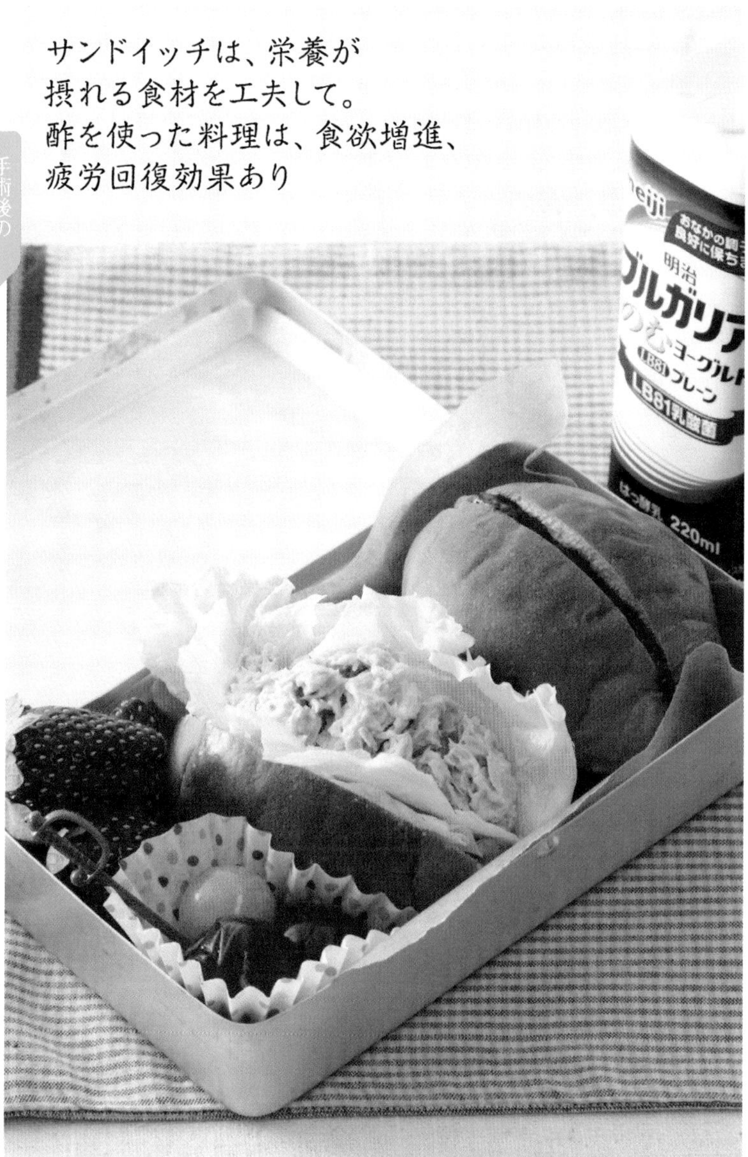

サンドイッチ

材料(1人分)

ロールパン……………………………2個
マーガリン……………小さじ1(4g)
ツナ水煮(缶詰)…………¼缶(20g)
マヨネーズ…………………大さじ½
レタス…………………………………½枚
いちごジャム…………………大さじ1

作り方

❶ロールパンは縦半分に切り込みを入れ、マーガリンを薄くぬる。
❷ツナ缶は水けをきってほぐし、マヨネーズであえる。
❸1つのパンにレタス、❷をはさむ。もう1つにはジャムをぬる。

エネルギー:331kcal
たんぱく質:9.6g
脂質:13.4g
炭水化物:42.8g
食塩相当量:1.0g

ピクルス(甘酢漬け)

材料(10個分・1人分3個)

ミニトマト(赤)……………………6個
ミニトマト(黄)……………………4個
Ⓐ
酢………………………………大さじ2
白ワインまたは水…………大さじ2
塩……………………………小さじ⅙
砂糖…………………………小さじ1
ローリエ……………………………½枚
粒こしょう…………………………少々

作り方

❶ミニトマトはヘタをとる。
❷耐熱容器にⒶを入れてラップフィルムをかけ、電子レンジで1分加熱する。
❸❷に❶を加えてひとまぜし、そのまま冷まして味を含ませる。

3個分
エネルギー:17kcal
たんぱく質:0.3g
脂質:0.0g
炭水化物:3.4g
食塩相当量:0.3g

ヨーグルト飲料

材料(1人分)

ヨーグルト飲料(市販品)…200㎖

エネルギー:136kcal
たんぱく質:6.2g
脂質:1.2g
炭水化物:25.0g
食塩相当量:0.2g

果物(いちご)

材料(1人分)

いちご……………………3粒(30g)

エネルギー:10kcal
たんぱく質:0.3g
脂質:0.0g
炭水化物:2.6g
食塩相当量:0.0g

ごはん

材料（1人分）
ごはん……………………………120g
ゆかり……………………………少々

作り方
❶ごはんにゆかりをかける。

エネルギー：168kcal
たんぱく質：2.5g
脂質：0.3g
炭水化物：37.1g
食塩相当量：0.3g

かじきのオイスター炒め

材料（1人分）
かじき…………………1切れ（70g）
塩・酒……………………………各少々
ねぎのみじん切り……………5cm分
Ⓐ しょうが汁……………………小さじ1
Ⓐ オイスターソース…………小さじ1
Ⓐ 砂糖……………………………小さじ½
Ⓐ しょうゆ………………………小さじ½
サラダ油…………………………小さじ1

作り方
❶かじきは一口大になるよう3～4つに切り分ける。塩と酒を振り、5分おき味をなじませる。
❷フライパンに油を引き、❶の水けをふいて入れ、両面を焼く。ねぎとⒶを加えて煮詰めながら味をからめる。

エネルギー：166kcal
たんぱく質：14.2g
脂質：9.4g
炭水化物：3.9g
食塩相当量：1.3g

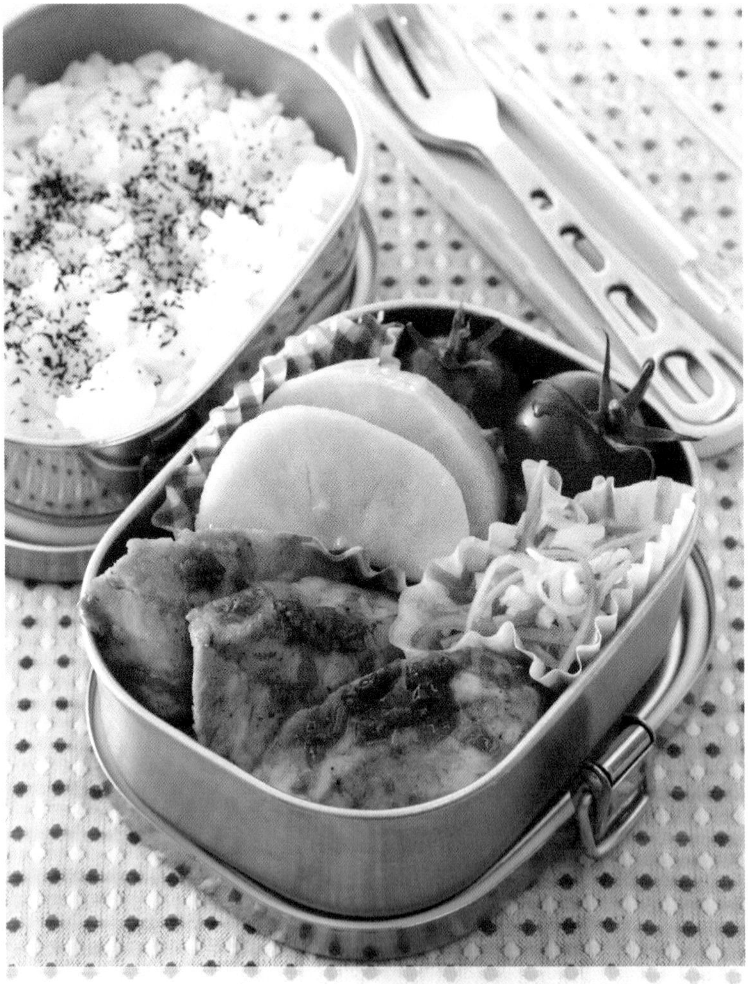

脂肪が少なく淡白なかじきを、
コクのあるオイスターソースで食べやすく調理

さつまいも煮

材料（1人分）
さつまいも………………………50g
りんごジュース………………½カップ
レモン汁…………………………小さじ1
砂糖………………………………小さじ1

作り方
❶さつまいもは皮をむいて1cmの厚さの半月切りにする。
❷なべに材料をすべて入れ、15分煮詰める。

エネルギー：124kcal
たんぱく質：0.8g
脂質：0.2g
炭水化物：31.2g
食塩相当量：0.0g

キャベツの塩もみ

材料（1人分）
キャベツ…………………10g
にんじん…………………5g
塩…………………………少々

作り方
❶せん切りにしたキャベツとにんじんを塩でもみ、水けをしぼる。

エネルギー：4kcal
たんぱく質：0.2g
脂質：0.0g
炭水化物：1.0g
食塩相当量：0.2g

ミニトマト

材料（1人分）
ミニトマト…………2個

エネルギー：6kcal
たんぱく質：0.2g
脂質：0.0g
炭水化物：1.4g
食塩相当量：0.0g

※さつまいもは、体調により気をつけたい食物です。やわらかくなるよう長めに煮ると◎。

携帯食

食後、脈が急に早くなったり、冷や汗をかく早期ダンピング症状や、食後2〜3時間経ったころにめまい、脱力感、発汗、震えなどが起きる後期ダンピング症状があります。後期は腸管からの糖質の吸収によって急に血糖値が高くなると、血糖値を下げようとする反応（インスリンの過剰分泌）が起こって、逆に下がりすぎてしまうことが原因です。糖分を補うことで予防できるので、食後2時間後くらいに簡単なおやつを食べるといいでしょう。

バームクーヘン

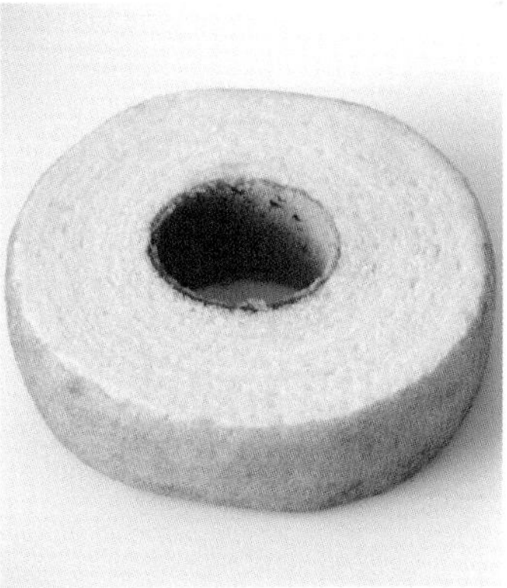

あめ

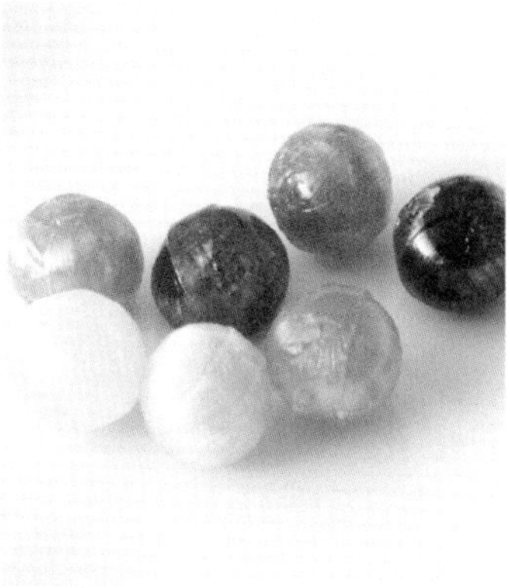

クラッカー

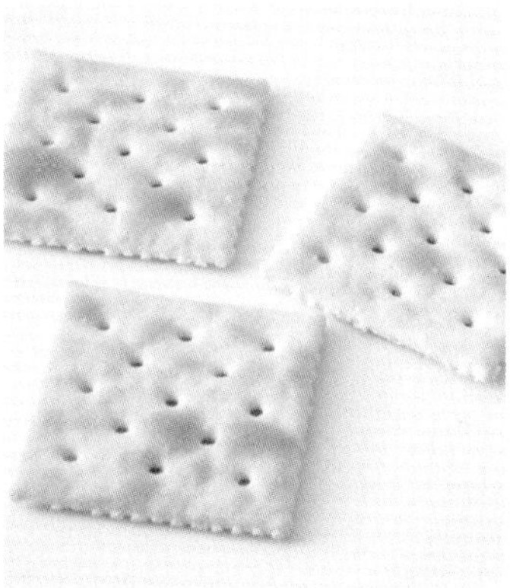

グミ

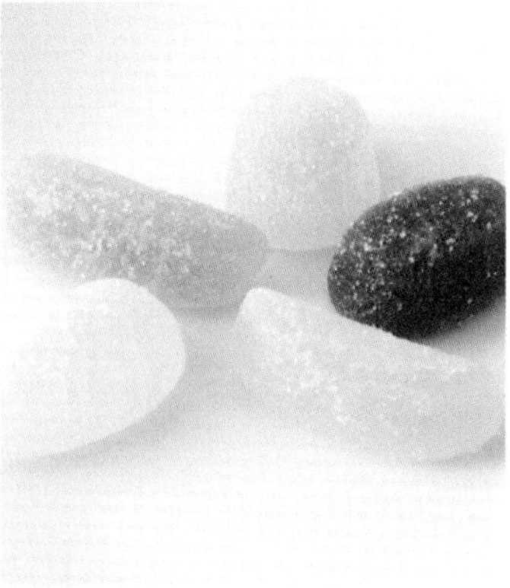

マシュマロ

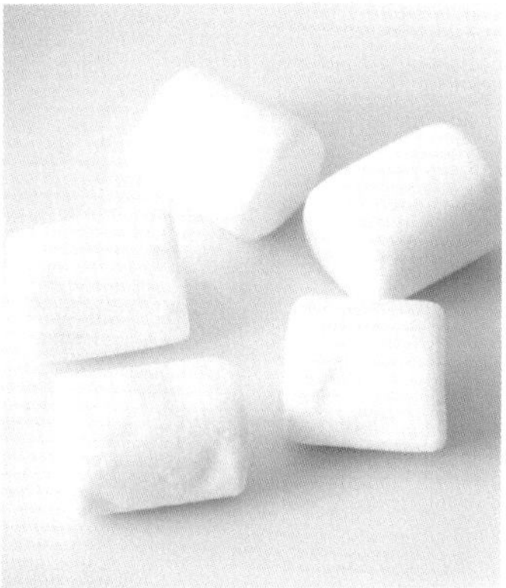

菓子パン

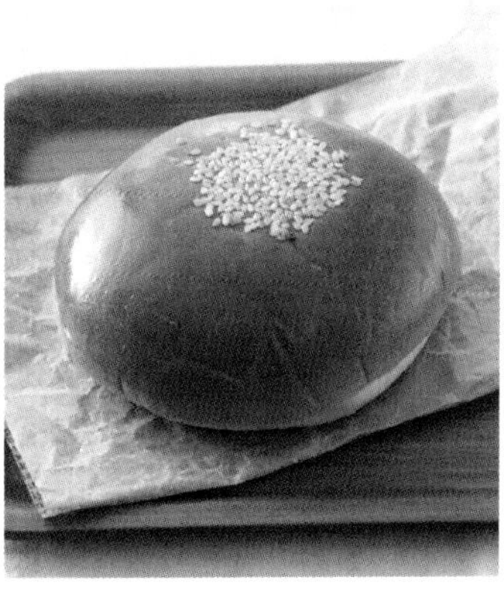

小さなパン

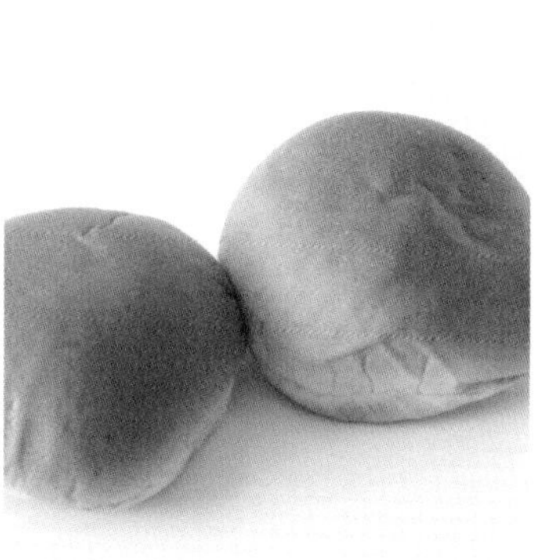

ビスケット

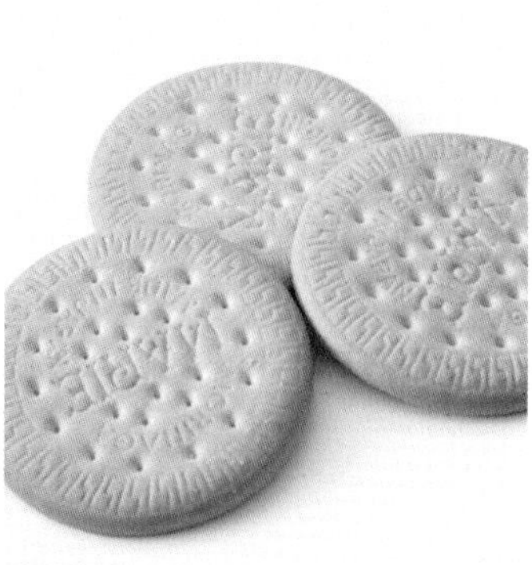

市販品を上手に利用しよう

毎回、すべて一から作ると手間がかかって病後の負担になることもあるでしょう。
市販の缶詰などを活用して、調理の手間をはぶきながら、しっかりと栄養を摂りましょう。

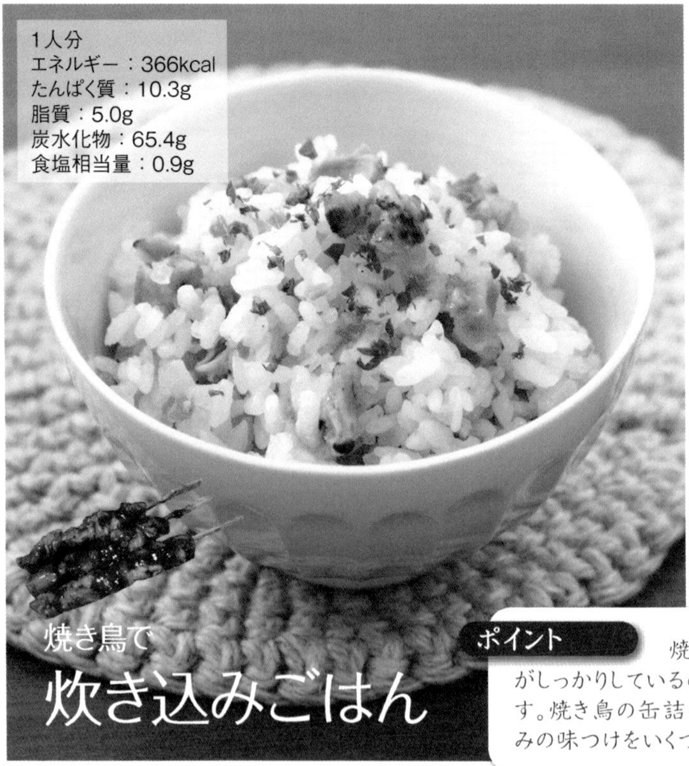

1人分
エネルギー：366kcal
たんぱく質：10.3g
脂質：5.0g
炭水化物：65.4g
食塩相当量：0.9g

焼き鳥で 炊き込みごはん

材料（米2合分・4人分）
米……………………………2合（320g）
焼き鳥（もも肉）…………………3串
にんじん………………中⅕本（40g）
玉ねぎ…………………中¼個（50g）
塩…………………………………小さじ⅓
酒…………………………………大さじ1
こしょう…………………………………少々
パセリのみじん切り…………小さじ1

作り方
❶米はといで、ざるに上げる。焼き鳥はくしからはずして、こまかく切る。にんじんと玉ねぎはみじん切りにする。
❷米を炊飯器に入れ、水を普通の目盛まで加える。具をすべて入れ、塩、酒を加え、普通に炊く。
❸炊き上がったら全体をざっくりとまぜ、こしょうを振り味をととのえる。器に盛ってパセリを散らす。

ポイント　焼き鳥をフードプロセッサーで砕けば、味がしっかりしているので、そのまま鶏そぼろとして食べられます。焼き鳥の缶詰は味のバリエーションがあるので、お好みの味つけをいくつか常備しておくと便利です。

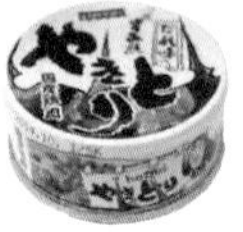

焼き鳥缶で酢の物

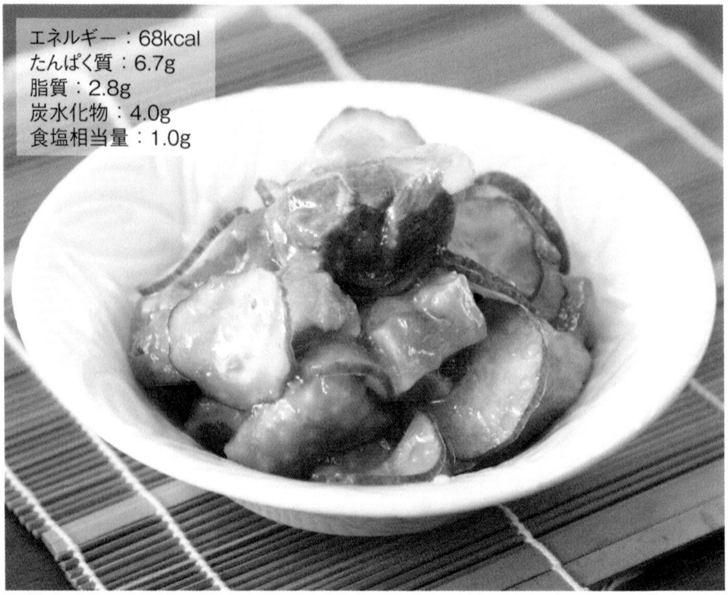

エネルギー：68kcal
たんぱく質：6.7g
脂質：2.8g
炭水化物：4.0g
食塩相当量：1.0g

材料（1人分）
焼き鳥（缶詰）……………………½缶
きゅうり……………………⅓本（30g）
Ⓐ 酢……………………………大さじ½
Ⓐ 砂糖…………………………小さじ⅓
Ⓐ 塩……………………………………少々

作り方
❶きゅうりは薄い小口切りにし、塩少々（分量外）を振ってもみ、水けをきる。
❷焼き鳥缶を開け、Ⓐとまぜ合わせる。
❸❶と❷をまぜ合わせる。

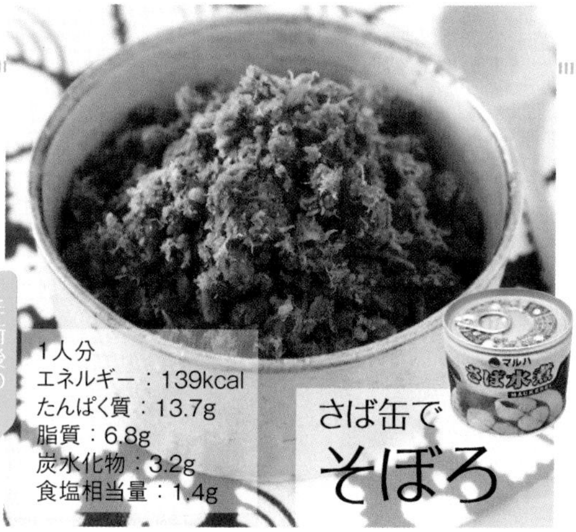

さば缶で そぼろ

1人分
エネルギー：139kcal
たんぱく質：13.7g
脂質：6.8g
炭水化物：3.2g
食塩相当量：1.4g

材料（3人分）

さば水煮（缶詰）…1缶（190g）
しょうが……………………1かけ
Ⓐ砂糖…………………小さじ2
Ⓐ酒……………………大さじ1
Ⓐしょうゆ…………大さじ1

作り方

❶さば缶は汁けをきる。しょうがはすりおろす。
❷フライパンに❶を入れ、ほぐしながら炒める。
❸水分がよくとんだら、まぜたⒶを加える。かきまぜながら、フレークになるまで炒める。
＊ごはんやおかゆにかけてもおいしいです。

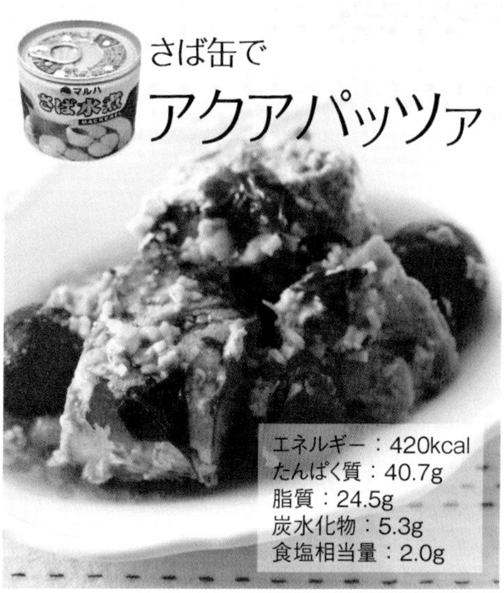

さば缶で アクアパッツァ

エネルギー：420kcal
たんぱく質：40.7g
脂質：24.5g
炭水化物：5.3g
食塩相当量：2.0g

材料（1人分）

さば水煮（缶詰）…1缶（190g）
にんにく…………………1かけ
ミニトマト………………3個
オリーブ油…………小さじ1
水…………………………適量
塩…………………………適宜
バジルの葉……………適量
こしょう………………適量

作り方

❶にんにくはみじん切りにし、ミニトマトはヘタをとり湯むきする。さば缶は身と汁に分けておく。
❷フライパンにオリーブ油、にんにくを入れて熱し、香りがしてきたら❶のさば缶の身とミニトマトを入れて焼く。
❸さば缶の汁に水を足して150mℓになるようにして❷に加える。塩を加えて強火にし、汁を煮詰める。
❹さばをとり出し器に盛る。汁を半分程度になるまで煮詰めたら、バジルをちぎって入れ、さばの上にかけ、こしょうを振る。
＊バジルがないときはパセリや青じそ、ねぎなどの香味野菜で。

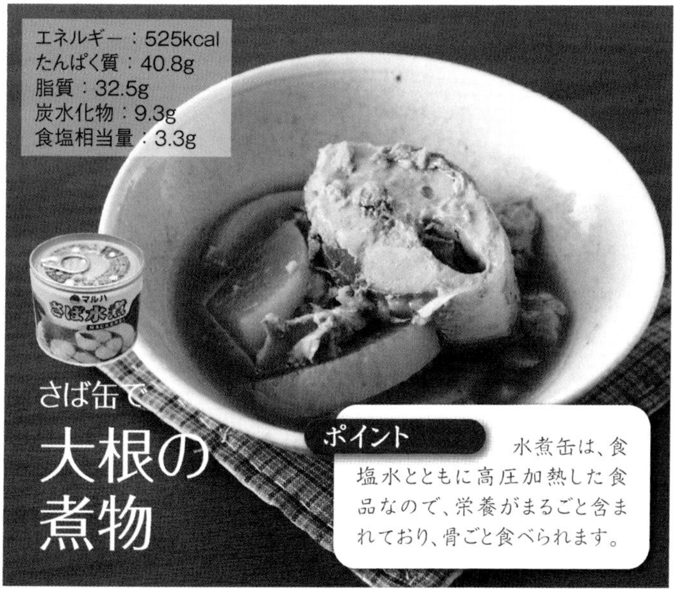

さば缶で 大根の煮物

エネルギー：525kcal
たんぱく質：40.8g
脂質：32.5g
炭水化物：9.3g
食塩相当量：3.3g

ポイント 水煮缶は、食塩水とともに高圧加熱した食品なので、栄養がまるごと含まれており、骨ごと食べられます。

材料（1人分）

さば水煮（缶詰）………………1缶（190g）
大根……………………………………100g
ごま油…………………………………大さじ1
水…………………………………………1カップ
Ⓐ鶏ガラスープのもと…………小さじ½
Ⓐしょうゆ……………………………小さじ1
Ⓐ酒……………………………………大さじ1
Ⓐ砂糖…………………………………小さじ1

作り方

❶大根は厚さ1㎝のいちょう切りにする。フライパンにごま油を熱し、大根を炒める。
❷油が回ったら分量の水とⒶを加える。煮立ったらさば缶を汁ごと加える。落としぶたをし中火で10分煮込む。

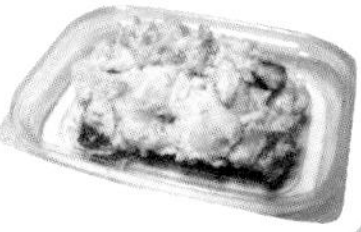

ポテサラでグラタン

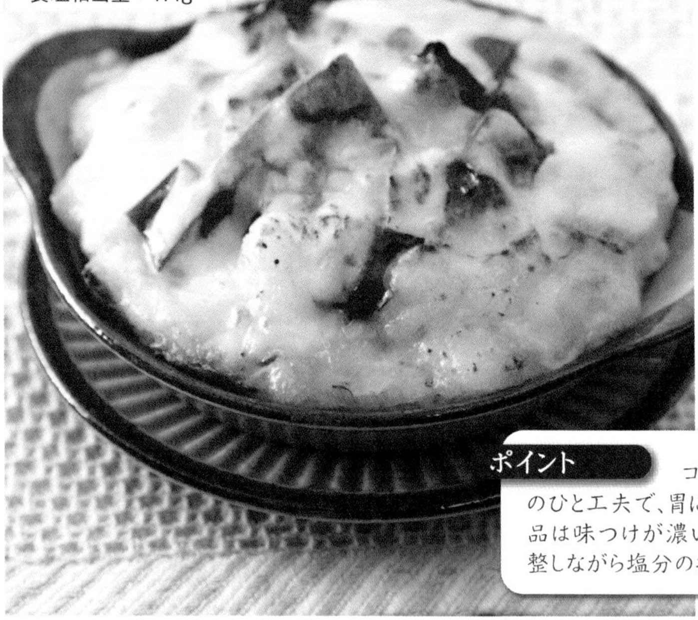

エネルギー：269kcal
たんぱく質：9.4g
脂質：15.9g
炭水化物：22.4g
食塩相当量：1.4g

材料（1人分）

ポテトサラダ（市販品）………150g
牛乳…………………………大さじ2
トマト…30g（ミニトマト3個でもよい）
とけるチーズ……………………20g

作り方

❶ポテトサラダに牛乳をまぜる。
❷バター少々（分量外）を耐熱皿に薄くぬり、❶を入れる。皮を湯むきしたトマトを切ってのせ、チーズをかける。
❸250℃のオーブンで10分焼く。

ポイント　コンビニやスーパーなどのお惣菜もほんのひと工夫で、胃にやさしいメニューに早変わり！　市販品は味つけが濃いものが多いので、だしなどで味を調整しながら塩分の摂り過ぎに注意するようにしましょう。

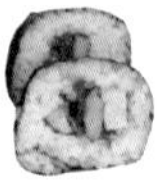

のり巻きで雑炊

材料（1人分）

だし…………………………1カップ
のり巻き（太巻き）………………2個
しょうゆ……………………小さじ½

作り方

❶だしを煮立て、のり巻きを入れ、ほぐす。
❷しょうゆを加え一煮立ちさせる。
＊サラダ巻きなら、粉チーズを振るとおいしいです。

エネルギー：194kcal
たんぱく質：7.9g
脂質：3.6g
炭水化物：32.5g
食塩相当量：1.2g

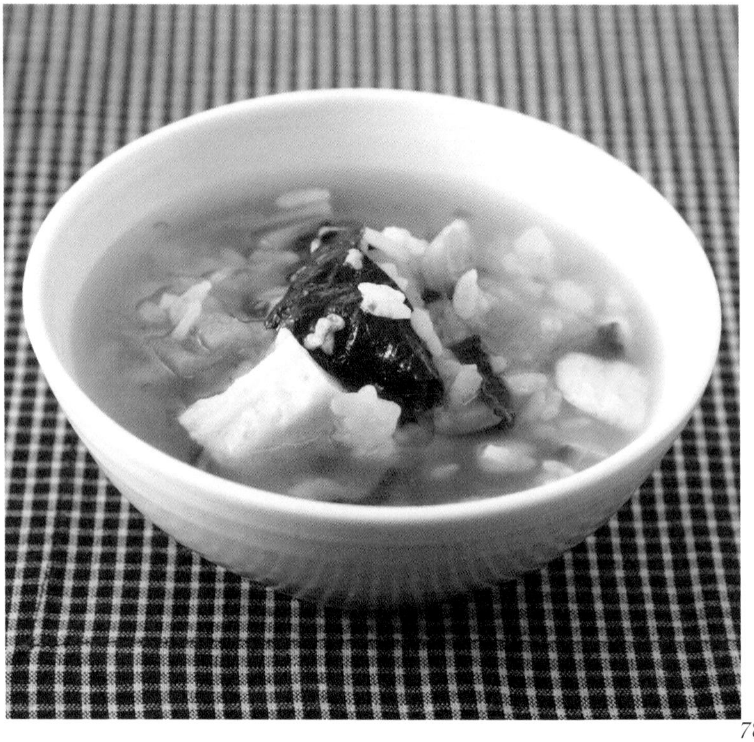

外食のポイント

回復期に入れば、仕事のつき合いがあったり、たまには気分転換で外食したりすることもあります。外食は、1人分の量が多く、使われている材料がわからないこともあるので、注意が必要です。また、くれぐれもゆっくりとマイペースで食べるように心がけて。メニューもたんぱく質が多く、食べやすいものを選んでください。

和風レストラン　和風料理は低脂肪で消化がよいものがおすすめ

- 魚を使った料理は白身魚を選び、できるだけ油を使っていない煮魚や焼き魚などが安心です。
- なま物は鮮度が心配です。信頼できる店を選び、いか、たこ、えび、貝類は消化がよくないので避けます。
- 揚げ物は残します。丼物では親子丼がおすすめですが、その場合も鶏肉の皮は残します。
- うどんはよく噛んで食べれば安心ですが、塩分を摂り過ぎないようにつゆは残します。また、具材に消化の悪いものが入っていることもあるので、うっかり食べてしまわないように注意します。
- つけ合わせのおひたしは、葉の部分をよく噛んで食べます。

洋風レストラン　洋風料理は少量でエネルギーが確保できますが、油の摂り過ぎには注意

- ドリアやグラタンは、消化がよくたんぱく質も摂れるので、ゆっくりよく噛んで食べればだいじょうぶです。
- リゾットは消化がよいですが、きのこ類など消化の悪い食材が入っている場合があるので、よく噛むことを忘れずに。
- ミックスサンドイッチは食べやすいので無難。牛乳と一緒に摂ればたんぱく質も補えます。
- イタリアンでは、ショートパスタが消化もよく早食い防止になるのでおすすめ。できるだけ油が控えめなものを。
- ハンバーグは使われている材料がはっきりしないので、控えたほうが安心。
- カレーライスは早食いしやすい一品。消化不良の原因になるので控えたほうがよいでしょう。

中国風レストラン　数人で出かけて料理をとり分ければ、食べ過ぎも防げる

- とうふは消化がよいのでおすすめですが、麻婆どうふは味つけが辛すぎるものがあり、胃に負担がかかるので注意が必要です。
- えびのマヨネーズ炒めやかに玉などの定食は、スープもついてバランスがとりやすいメニューです。無理に完食しないように注意。
- ラーメンは消化が悪い上、噛んで食べるのが難しいので、当分は避けたほうがよいメニュー。
- ギョウザのような材料がはっきりしないものは避けたほうが無難。

ファミリーレストラン・居酒屋　和食も洋食も中華も、気分に応じて選べるのでおすすめ

- 上記のポイントにならって、食べたいものを選んで、ゆっくりと食べます。
- デザート類は、生クリームが多すぎるものは脂肪分の摂り過ぎになるので注意。
- サラダバーの生野菜は、少量をよく噛んで食べます。
- 鮮度が安心であれば、回転ずしも自分のペースで好きなものが食べられるので、試してみるのもいいでしょう。

カフェ・ファストフード・甘味処　外出時の間食におすすめ

- 甘みのある飲み物やクッキーなどは、気分転換にも最適。ただし、脂肪分が多すぎるものは控えましょう。
- ファストフードのハンバーガーなどは油が多いので、控えたほうがいいでしょう。

補給が必要な栄養素が入ったメニュー

手術後の体は、胃酸の分泌が少なくなるため、手術前と違って、必要な栄養素を体内に吸収できにくくなります。不足しがちな栄養素や、体力回復に必要な栄養素は、意識して毎日の食事の中で摂るようにしましょう。

歯や骨、体の生理機能を調整する カルシウム

胃の手術後はカルシウムの吸収が減少します。牛乳、ヨーグルト、チーズ、小魚、大豆製品、緑黄色野菜など、カルシウムを多く含んでいる食品を摂るようにしましょう。

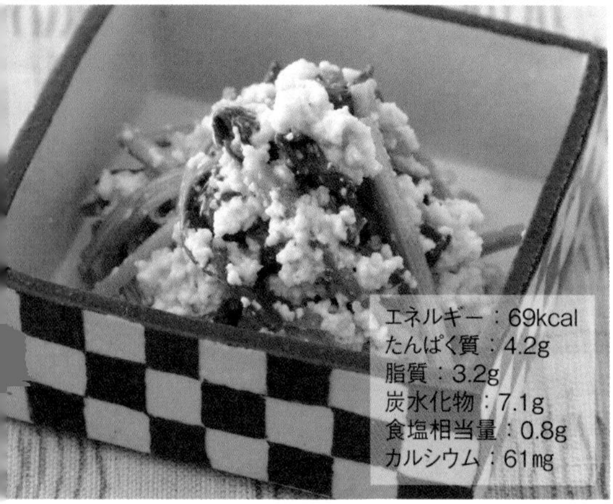
エネルギー：69kcal
たんぱく質：4.2g
脂質：3.2g
炭水化物：7.1g
食塩相当量：0.8g
カルシウム：61mg

副菜 ほうれんそうとにんじんの白あえ

材料（1人分）

ほうれんそう……3株（60g）
にんじん…………………10g
木綿どうふ………………30g
Ⓐ すり白ごま………小さじ1
　 しょうゆ…………小さじ½
　 砂糖……………小さじ1
　 塩……………………少々

作り方

❶ほうれんそうは熱湯でゆで、水にとって冷まし、3㎝の長さに切る。
❷にんじんはせん切りにし、ゆでる。
❸とうふは耐熱皿にのせ、電子レンジで1分加熱し水けをきる。あら熱がとれたらすり鉢に入れて、Ⓐを加えてすりまぜ、❶❷を加えあえる。

主菜 鮭とほうれんそうのグラタン

材料（1人分）

鮭水煮（缶詰）……½缶（50g）
ほうれんそう………2株（40g）
玉ねぎ……………………30g
マカロニ（乾燥）…………20g
バター…………小さじ1（4g）
白ワイン……………大さじ1
塩・こしょう……………各少々
ピザ用チーズ……………30g
<ホワイトソース>
バター……………………10g
小麦粉……………………10g
牛乳…………………¾カップ

作り方

❶鮭缶は水けをきる。玉ねぎは5㎜厚さの薄切りにする。ほうれんそうはゆでて3㎝の長さに切る。
❷マカロニはゆでて、ざるに上げてしっかりと水けをきっておく。
❸フライパンにバターを熱し、中火で玉ねぎを炒め、透き通ってきたら鮭缶、ほうれんそうを加えて炒める。白ワインを加えてアルコール分がとんだら、塩・こしょうを振って火を止める。ボウルにあけ、❷を加えてまぜる。
❹ホワイトソースを作る。耐熱容器に材料をすべて入れ、適当にまぜ、ふたをせずに電子レンジで3分加熱する。一度とり出してまぜ、さらに3分加熱する。
❺❸に❹を加えてあえる。
❻バター少々（分量外）をぬった耐熱皿に❺を入れてチーズを散らし、オーブントースターで焼き色がつくまで7～8分焼く。

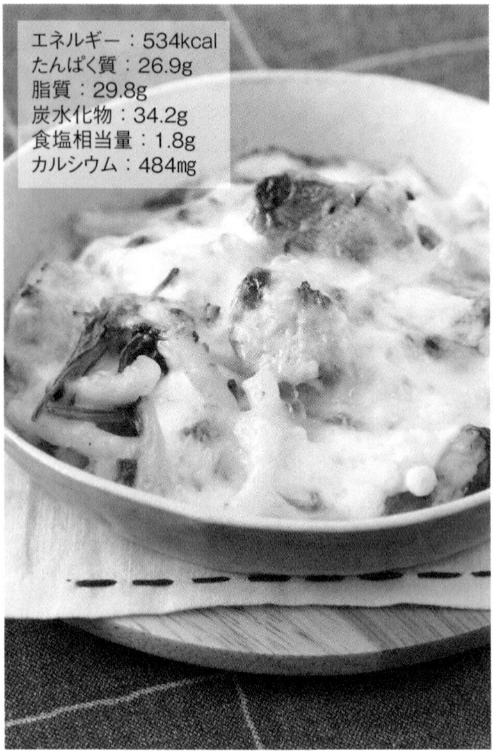
エネルギー：534kcal
たんぱく質：26.9g
脂質：29.8g
炭水化物：34.2g
食塩相当量：1.8g
カルシウム：484mg

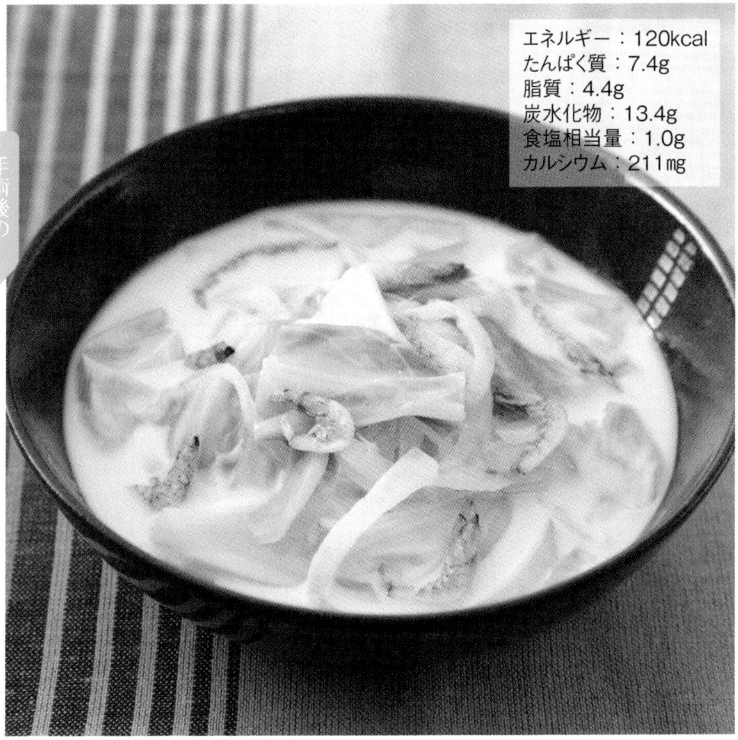

エネルギー：120kcal
たんぱく質：7.4g
脂質：4.4g
炭水化物：13.4g
食塩相当量：1.0g
カルシウム：211mg

汁物 キャベツとさくらえびのミルク煮

材料（1人分）

キャベツ……………………………50g
玉ねぎ…………………中¼個（50g）
さくらえび（乾燥）………大さじ1（3g）
だし………………………………½カップ
牛乳………………………………½カップ
みそ………………………………小さじ1

作り方

❶キャベツはざく切りにする。玉ねぎは繊維に直角に薄切りにする。
❷なべにだしと❶を入れ中火で煮る。やわらかくなってきたら弱火にし、さくらえび、牛乳を加える。このとき、煮立てすぎないように気をつける。
❸みそを汁でときながら加え、2～3分弱火で煮る。

副菜 クレソンのカッテージチーズサラダ

材料（1人分）

クレソン……………………………80g
カッテージチーズ…………………20g
ちりめんじゃこ………………大さじ½
しょうゆ………………………小さじ½

作り方

❶クレソンはゆでて、冷水にとり水けをしぼる。2～3cmの長さに切る。
❷ちりめんじゃこは弱火でいる。
❸❶❷とカッテージチーズをまぜ、しょうゆであえる。

エネルギー：39kcal
たんぱく質：5.3g
脂質：1.0g
炭水化物：2.7g
食塩相当量：0.8g
カルシウム：106mg

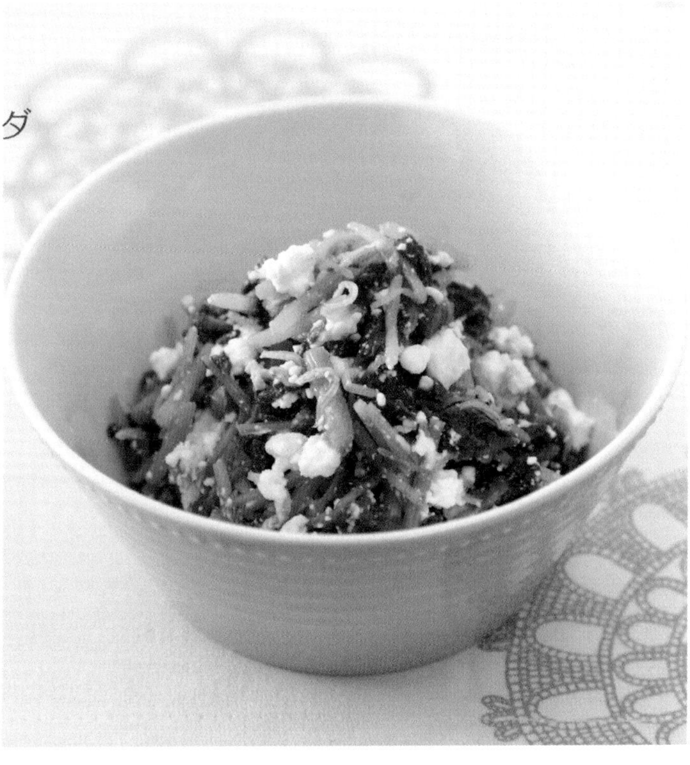

カルシウム不足を補うために
ビタミンD

胃を切った後はカルシウムの吸収が減少します。カルシウムの吸収には、成長期の子どもだけでなく、生涯を通じて健康維持と病気予防に欠かせないビタミンDが必要です。ビタミンDは、食事に含まれる成分をもとにして、日光によって皮膚でつくられるので、ビタミンDを含む食品を摂った上で、適度に日光浴も楽しむようにしましょう。

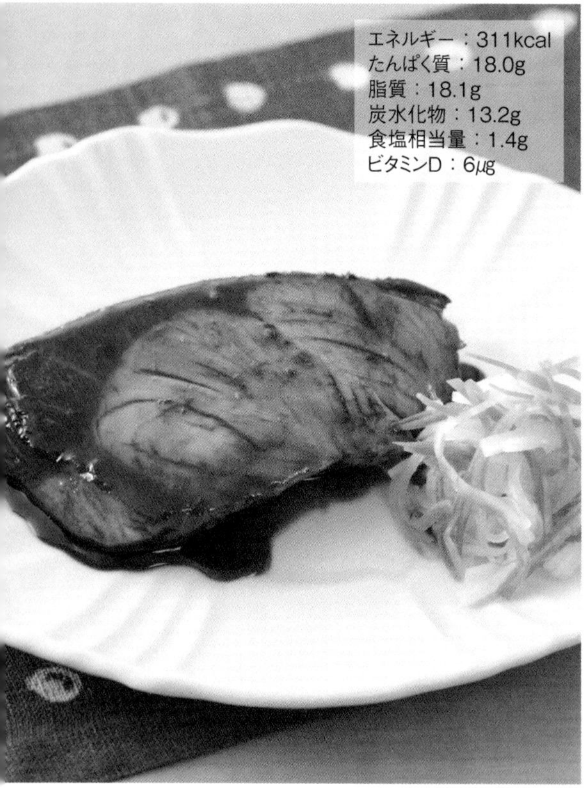

エネルギー：311kcal
たんぱく質：18.0g
脂質：18.1g
炭水化物：13.2g
食塩相当量：1.4g
ビタミンD：6μg

主菜 ぶりの照り焼き

材料（1人分）

ぶり……………1切れ（80g）
🅐
- 砂糖……………大さじ½
- しょうゆ…………大さじ½
- 酒………………大さじ½
- みりん……………小さじ1

サラダ油……………小さじ1
<つけ合わせのなます>
大根……………………30g
にんじん…………………5g
🅑
- 酢………………大さじ½
- 砂糖……………小さじ½

作り方

❶🅐をまぜ、ぶりを10分ほどつける。
❷なますを作る。大根とにんじんは薄い輪切りにしてからせん切りにし、塩少々（分量外）を振り、水けをしぼり🅑であえる。
❸フライパンに油を熱し、❶のぶりを焼く。両面を焼いたら一度とり出す。
❹フライパンの油をふき、❶のたれを入れて煮詰める。
❺❸のぶりを❹に戻し入れ、たれをからめる。器に盛り、❷を添える。

主菜 かじきのトマト煮

材料（1人分）

かじき………1切れ（80g）
塩・こしょう………各少々
小麦粉…………小さじ2
玉ねぎ………………30g
にんにく……………¼かけ
トマト水煮缶…¼缶（100g）
オリーブ油………小さじ1
固形スープのもと…½個
水…………………80mℓ
バジルの葉…………1枚

作り方

❶玉ねぎ、にんにくはみじん切りにする。トマトの水煮は種を除く。
❷かじきは食べやすく4等分に切る。塩・こしょうを振り、小麦粉をまぶす。
❸フライパンにオリーブ油の半量を熱し、❷を入れ、両面に焼き色がつくまで焼いてとり出す。
❹❸のフライパンに残りのオリーブ油を熱し、にんにくを入れ、香りが出てきたら玉ねぎを加えて炒める。玉ねぎに火が通ったらトマトの水煮、固形スープのもと、分量の水を入れ、❸のかじきを戻し5分煮る。
❺器に盛りバジルの葉をのせる。

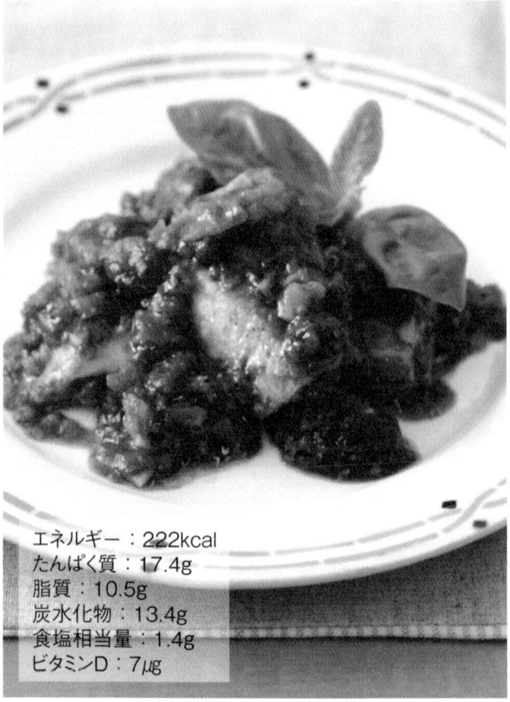

エネルギー：222kcal
たんぱく質：17.4g
脂質：10.5g
炭水化物：13.4g
食塩相当量：1.4g
ビタミンD：7μg

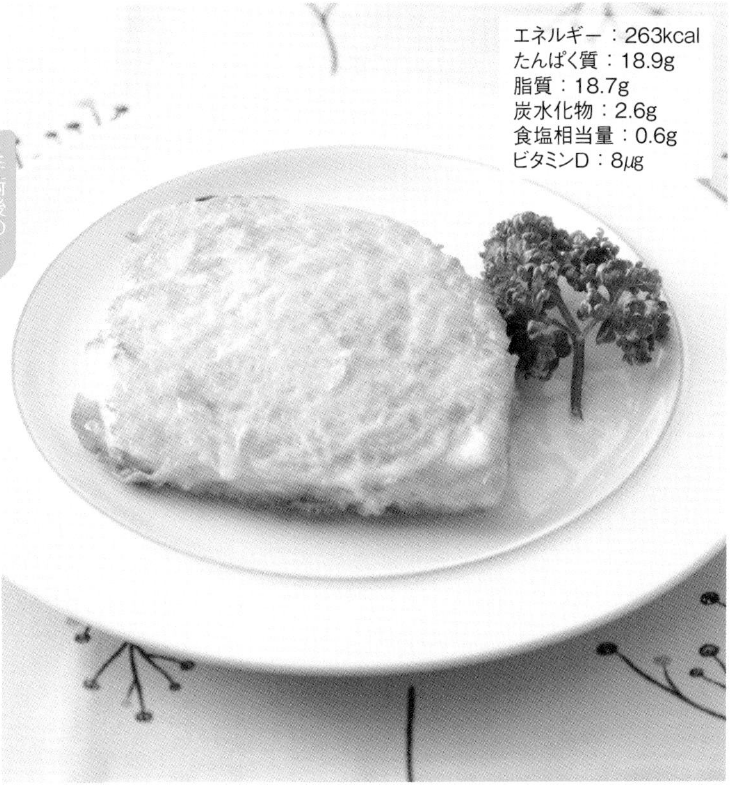
エネルギー：263kcal
たんぱく質：18.9g
脂質：18.7g
炭水化物：2.6g
食塩相当量：0.6g
ビタミンD：8μg

主菜　かじきの黄金焼き

材料(1人分)

かじき……………………1切れ(80g)
塩・こしょう……………………各少々
小麦粉……………………………適量
卵…………………………………½個
マヨネーズ……………………小さじ2
サラダ油………………………小さじ1
パセリ……………………………1g

作り方

❶かじきは塩・こしょうを振り、下味をつけ小麦粉をまぶす。
❷卵とマヨネーズをまぜ合わせ、❶につける。
❸フライパンに油を熱し、中火で❷を両面焼く。
❹器に盛ってパセリを添える。

主菜　いわしの梅煮

材料(1人分)

いわし…小2尾(頭と内臓を除いた正味量140g)
梅干し……………………………………小1個
Ⓐ しょうがの薄切り……………………2〜3枚
Ⓐ 水………………………………………¼カップ
Ⓐ 酒………………………………………大さじ1
Ⓐ 砂糖……………………………………小さじ⅓
Ⓑ みりん…………………………………大さじ½
Ⓑ しょうゆ………………………………大さじ½

作り方

❶いわしは頭、うろこ、内臓を除き、水で洗って水けをペーパータオルでふきとる。
❷なべにⒶを煮立て、❶を入れる。煮汁がいわしがつかるくらいになるように、汁が足りなくなったら水を足して入れる。
❸梅干しを加え、中火で15分煮る。
❹なべの煮汁が1㎝くらいに煮詰まったら、Ⓑを加えさらに煮る。煮汁がなくなるくらいまで煮る。

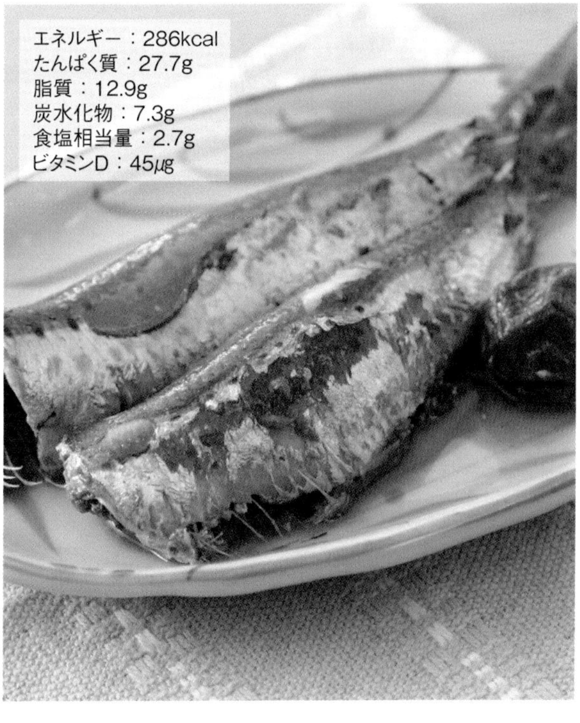
エネルギー：286kcal
たんぱく質：27.7g
脂質：12.9g
炭水化物：7.3g
食塩相当量：2.7g
ビタミンD：45μg

貧血予防に

鉄

胃を切ったことで胃酸の分泌が少なくなるので、鉄の吸収が悪くなって鉄欠乏性貧血を起こすことがあります。鉄分を多く含む食品を食べるようにしましょう。ビタミンCには、鉄分の吸収を助ける働きがあるので、一緒に摂ることがおすすめです。

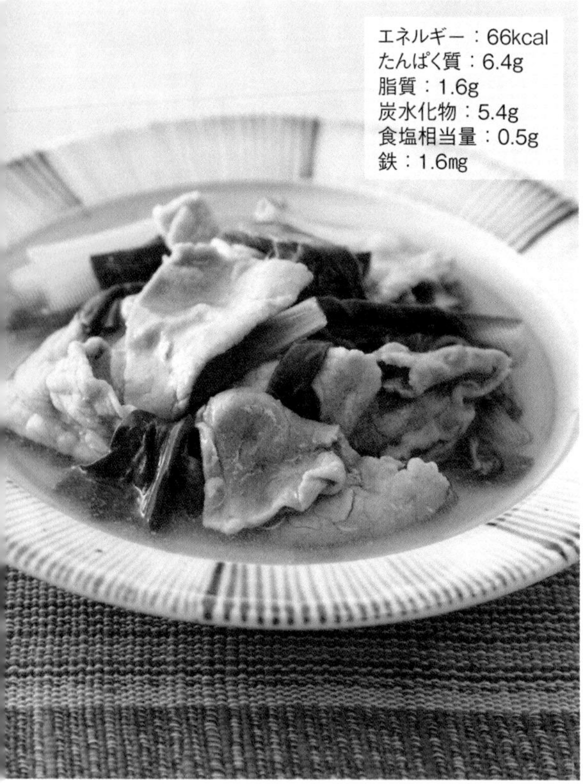

エネルギー：66kcal
たんぱく質：6.4g
脂質：1.6g
炭水化物：5.4g
食塩相当量：0.5g
鉄：1.6㎎

主菜 小松菜と豚肉のさっと煮

材料（1人分）

小松菜………2.5株（50g）
豚もも薄切り肉………25g
Ⓐ
- みりん…………小さじ½
- しょうゆ…………小さじ½
- 酒…………………小さじ½
- 水…………………½カップ

Ⓑ
- かたくり粉………小さじ1
- 水………………小さじ2

作り方

❶小松菜は3～4㎝長さの食べやすい大きさに切る。豚肉は3㎝の長さに切る。Ⓑはまぜておく。
❷なべにⒶを煮立て、豚肉をほぐしながら入れる。
❸肉の色が変わったら、小松菜を加えて煮る。
❹火をいったん止めて、まぜ合わせたⒷを加え、まぜてとろみをつける。

副菜 かつおのしぐれ煮

材料（2～3人分）

かつお………………100g
しょうが……………1かけ
Ⓐ
- しょうゆ………大さじ1
- 酒………………大さじ1
- みりん…………小さじ1
- 砂糖……………小さじ1
- 水……………½カップ

木の芽………………2枚

作り方

❶かつおは2㎝角くらいに切る。しょうがは薄切りにする。
❷なべにⒶとしょうがを入れて煮立て、煮立ったらかつおを入れる。落としぶたをして10分煮る。ときどき上下を返す。
❸煮汁が少なくなるまで煮詰める。器に盛り、木の芽を飾る。

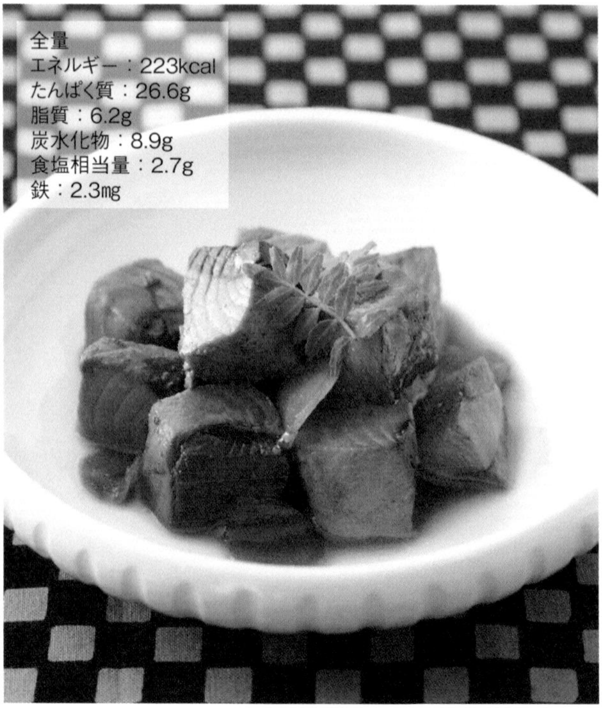

全量
エネルギー：223kcal
たんぱく質：26.6g
脂質：6.2g
炭水化物：8.9g
食塩相当量：2.7g
鉄：2.3㎎

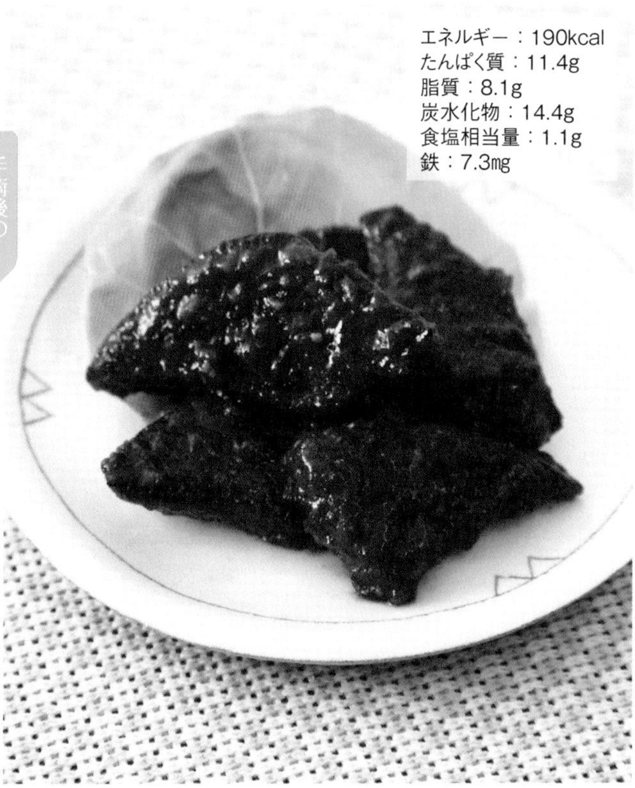

エネルギー：190kcal
たんぱく質：11.4g
脂質：8.1g
炭水化物：14.4g
食塩相当量：1.1g
鉄：7.3mg

主菜 レバーかりん焼き

材料(1人分)

豚レバー………50g
酒……………小さじ1
しょうが………⅓かけ
かたくり粉…大さじ1
サラダ油……大さじ½
Ⓐ
- みそ………小さじ1
- 砂糖………小さじ1
- 酒…………小さじ½
- しょうゆ…小さじ⅓

サラダ菜…………2枚

作り方

❶レバーは食べやすい大きさにそぎ切りにし、流水に15分さらす。水けをきって、酒とすりおろしたしょうがにつける。
❷❶の水けをふき、かたくり粉をまぶし、強火で熱したフライパンに油を引いてかりっと焼く。一度とり出してペーパータオルでフライパンの油をふきとり、Ⓐをまぜて加え、レバーを戻してからめる。
❸皿にサラダ菜を敷いて、❷をのせる。

副菜 レバーしょうが煮

材料(2～3人分)

鶏レバー………100g
しょうが………1かけ
Ⓐ
- しょうゆ…大さじ1
- 砂糖………大さじ1
- 酒…………大さじ1
- みりん……小さじ1
- だし………½カップ

作り方

❶レバーは牛乳適量(分量外)につけてくさみをとり、流水ですすぐ。しょうがは薄切りにする。
❷なべに湯を沸かしレバーを入れ、さっと火を通す。
❸❷をざるに上げ、水で洗い白い脂肪の部分や血のかたまりなどをとり除き、一口大に切る。
❹なべにしょうがとⒶを入れて煮立て、❸を入れる。アクをとり、落としぶたをして中火で5分煮る。
＊常備菜にして、少しずつ食べるのもおすすめです。

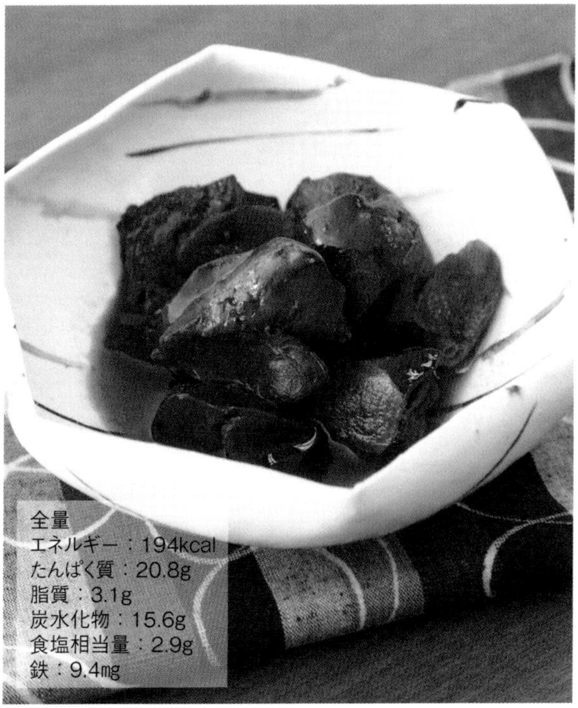

全量
エネルギー：194kcal
たんぱく質：20.8g
脂質：3.1g
炭水化物：15.6g
食塩相当量：2.9g
鉄：9.4mg

貧血予防に

ビタミンB_{12}

赤血球をつくるために不可欠なビタミンB_{12}。胃が小さく(なく)なったことで、ビタミンB_{12}が吸収されずに欠乏症になると貧血症状が出てきます。意識して摂ってほしい栄養素です。

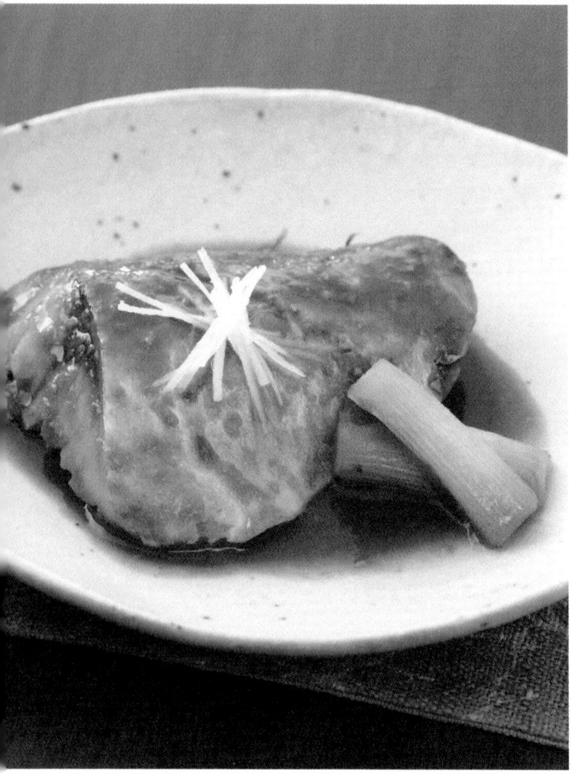

主菜 さばのみそ煮

材料(1人分)

さば………1切れ(80g)
ねぎ………¼本(25g)
しょうが…………1かけ
Ⓐ
- 水…………½カップ
- 砂糖…………大さじ½
- 酒……………大さじ½
- みりん………大さじ⅔
- しょうゆ……小さじ1

みそ……………小さじ2

エネルギー：291kcal
たんぱく質：18.9g
脂質：14.2g
炭水化物：16.2g
食塩相当量：2.6g
ビタミンB_{12}：10.3μg
(ビタミンD：4μg)

作り方

❶さばは皮に切り目を入れる。ねぎは4㎝の長さに切る。
❷なべにⒶを入れ煮立て、❶を入れて3分くらい煮る。
❸みそを煮汁でといてから❷に加え、10〜15分くらい、煮汁が少なくなるまで煮る。途中で2〜3回煮汁をさばにかける。
❹しょうが汁を加えまぜて皿に盛り、せん切りのしょうがを飾る。

副菜 レバーペースト

材料(4人分)

鶏レバー…………300g
玉ねぎ……………30g
Ⓐ
- 塩…………小さじ½
- こしょう…………少々
- 粒マスタード…大さじ1

1人分
エネルギー：103kcal
たんぱく質：14.8g
脂質：3.3g
炭水化物：2.7g
食塩相当量：1.1g
ビタミンB_{12}：33.3μg
(ビタミンD：0.2μg)

作り方

❶玉ねぎはみじん切りにし、電子レンジで1分加熱する。レバーは適当な大きさに切り、白い脂肪の部分、血のかたまりをとり除き、よく洗って流水に15分ほどさらして血抜きし、水けをきっておく。
❷なべに湯を沸かしレバーを入れ、ふたをして30秒煮る。火からおろして15分そのままおく。
❸レバーをざるに引き上げ、ゆで汁大さじ1とⒶとともにフードプロセッサーにかける。(プロセッサーがない場合は包丁で刻んだり、フォークの背などでつぶしてもよい)。❶の玉ねぎを加えまぜる。
❹クラッカーにつけて食べる。

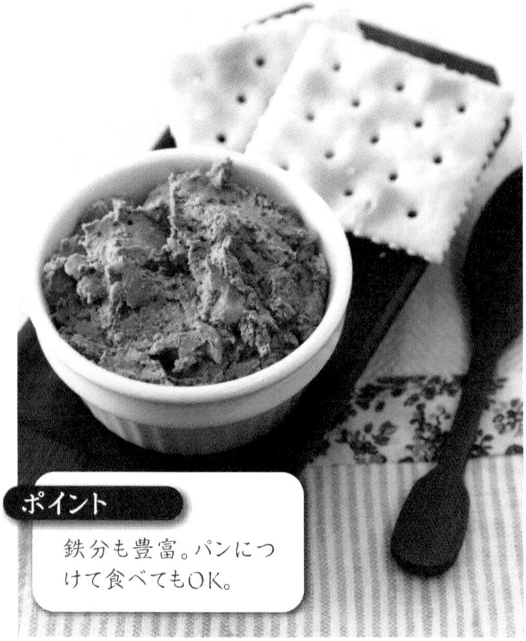

ポイント

鉄分も豊富。パンにつけて食べてもOK。

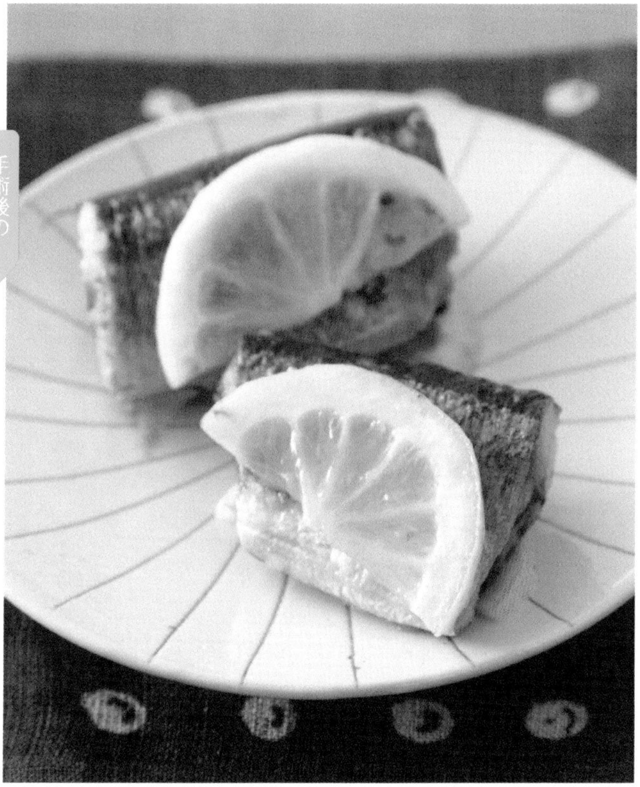

主菜 さんまのレモン風味焼き

材料(1人分)

さんま……………………………½尾(正味量50g)
塩………………………………………………少々
酒……………………………………………小さじ1
小麦粉………………………………………小さじ1
サラダ油……………………………………小さじ1
レモン………………………………………………¼個

作り方

❶さんまは頭、内臓をとり除き、1尾を4等分に切る。塩と酒を振って、5分ほどなじませる。
❷❶の水けをふきとり、薄く小麦粉をつける。
❸フライパンに油を熱し、中火で❷の両面を焼く。焼き色がついてきたら薄切りにしたレモンでさんまの上下をそれぞれはさみ、弱火にしてさらに5分焼く。

エネルギー：226kcal
たんぱく質：9.5g
脂質：17.0g
炭水化物：5.7g
食塩相当量：0.7g
ビタミンB_{12}：8.1μg
(ビタミンD：8μg)

主菜 鮭のアルミホイル焼き

材料(1人分)

生鮭……1切れ(70g)
Ⓐ塩……………少々
Ⓐこしょう………少々
Ⓐ白ワイン…小さじ1
玉ねぎ…中¼個(50g)
バター…小さじ1(4g)
白ワイン……小さじ1
レモン……………⅛個

作り方

❶鮭にⒶを振り、下味をつけて、10分ほどおく。
❷玉ねぎは薄切りにする。バターは小さく切っておく。
❸アルミホイルを広げて、❶と❷の玉ねぎをおく。その上にバターをのせ、ワインをかけてアルミホイルの口を閉じる。
❹グリルで20分焼く。皿に盛り、くし形に切ったレモンを添える。

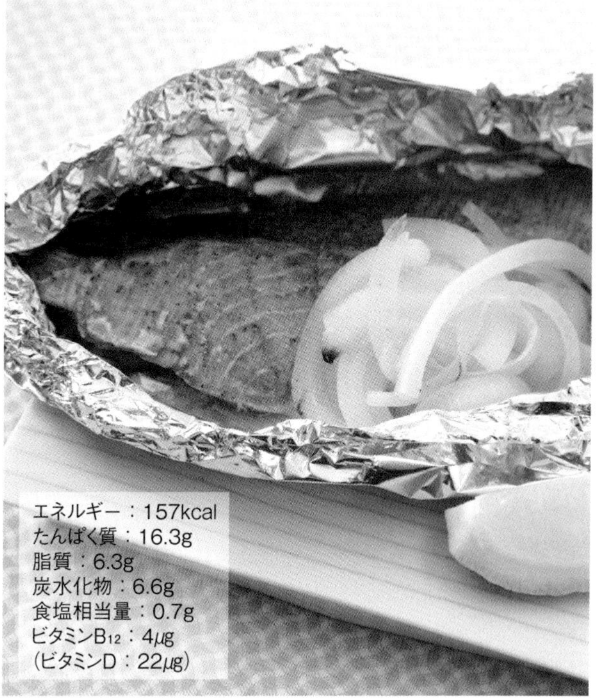

エネルギー：157kcal
たんぱく質：16.3g
脂質：6.3g
炭水化物：6.6g
食塩相当量：0.7g
ビタミンB_{12}：4μg
(ビタミンD：22μg)

傷口を治す

亜鉛

亜鉛は、体内でさまざまな働きをする栄養素として必要な必須ミネラルの一種です。普通の食事では不足の心配はないのですが、胃の手術後は、体内への亜鉛の吸収能力が落ちているので、できるだけ補うようにしましょう。

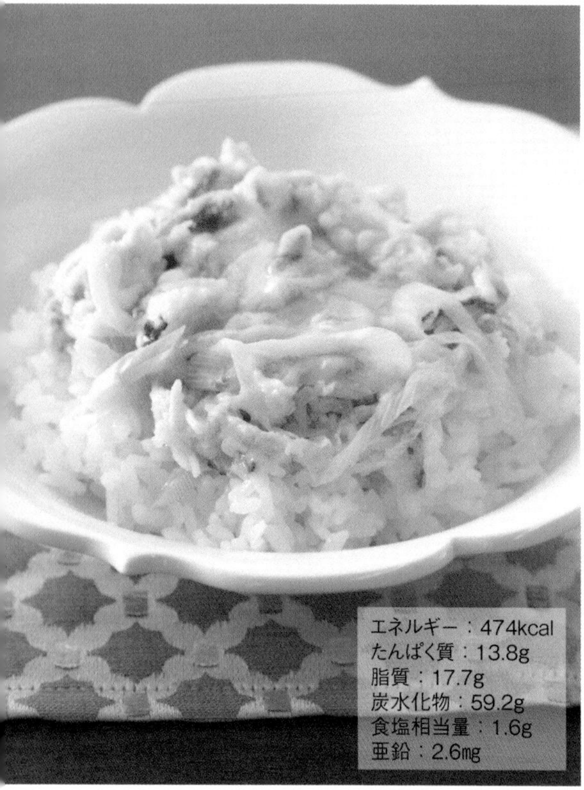

エネルギー：474kcal
たんぱく質：13.8g
脂質：17.7g
炭水化物：59.2g
食塩相当量：1.6g
亜鉛：2.6mg

主食 天津丼

材料（1人分）

卵……………………………1個
かに（缶詰）…………………20g
ねぎ…………………⅓本（30g）
ごま油………………大さじ1
Ⓐ
- 塩…………………………少々
- 鶏ガラスープのもと…小さじ⅓
- 酒……………………大さじ½
- しょうが汁…………小さじ½

ごはん……………………150g

作り方

❶かにはほぐす。ねぎは斜め薄切りにする。卵は割ってほぐしておく。
❷フライパンにごま油を熱し、ねぎ、かにを炒める。Ⓐを加えて調味する。
❸といた卵を加えて全体をざっくりまぜ、半熟で火を止める。
❹器に盛ったごはんの上に❸をかける。

主菜 すき焼き風煮

材料（1人分）

牛肩薄切り肉………40g
木綿どうふ…………40g
ねぎ…………………10g
しゅんぎく（葉先）……20g
Ⓐ
- しょうゆ………大さじ½
- みりん…………大さじ½
- 砂糖……………小さじ1
- だし……………¾カップ

作り方

❶牛肉は食べやすい大きさに切る。とうふは一口大に切る。ねぎは斜め切り、しゅんぎくは食べやすい大きさに切る。
❷なべにⒶを煮立て、❶の材料を入れて全体に火が通るまで煮る。

エネルギー：194kcal
たんぱく質：11.5g
脂質：10.7g
炭水化物：10.6g
食塩相当量：1.6g
亜鉛：2.4mg

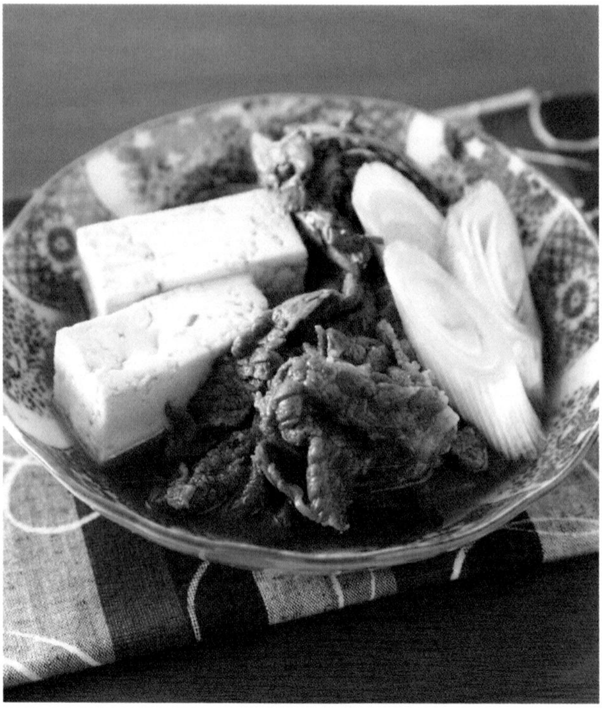

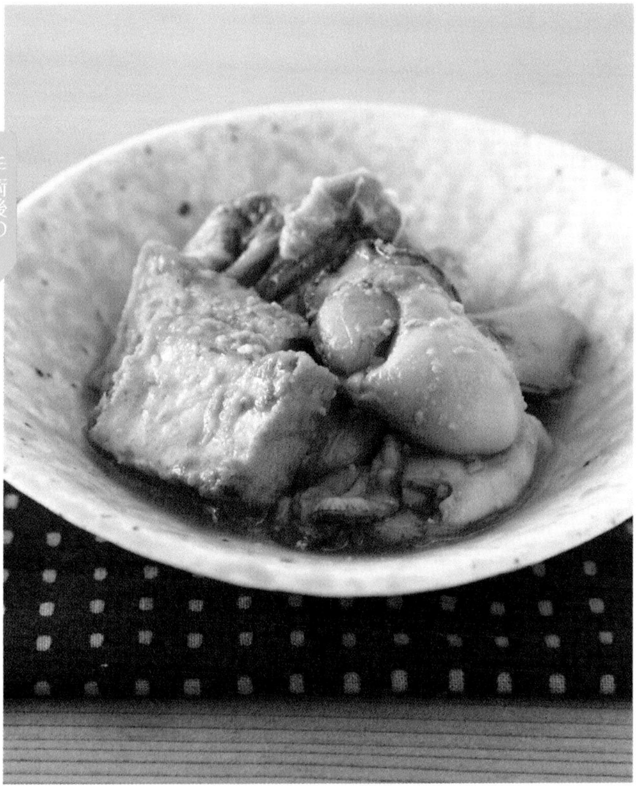

主菜 カキのみそ煮

材料（1人分）

カキ（生食用）……………………中5個（100g）
白菜……………………………………1枚（70g）
厚揚げ……………………………………………20g
水…………………………………………½カップ
みそ………………………………………大さじ½
みりん……………………………………小さじ1

作り方

❶カキは薄い塩水（分量外）でていねいに洗う。
❷白菜は食べやすい大きさに切る。厚揚げは熱湯をかけて油抜きし、食べやすい大きさに切る。
❸なべに白菜を並べ、その上にカキ、厚揚げをのせ、水を加えて中火にかけてふたをする。
❹白菜に火が通ってきたら、みそをとき入れ、みりんを加え、軽く煮る。

エネルギー：142kcal
たんぱく質：10.7g
脂質：5.1g
炭水化物：11.9g
食塩相当量：2.3g
亜鉛：15.0mg

主菜 カキのバター炒め

材料（1人分）

カキ（生食用）……………………中5個（100g）
かたくり粉……………………………大さじ1
チンゲンサイ…………………………½株（50g）
バター…………………………小さじ2（8g）
しょうゆ…………………………………小さじ½
塩・こしょう…………………………………各少々

作り方

❶カキは薄い塩水（分量外）でていねいに洗い、ペーパータオルで水けをよくふきとり、かたくり粉を両面にまぶす。
❷チンゲンサイは3cmの長さに切る。
❸フライパンにバターを熱し、❶の両面をこんがり焼く。しょうゆを振り、塩・こしょうをする。
❹❸をとり出し、そのまま油を引かずに❷を軽く炒める。

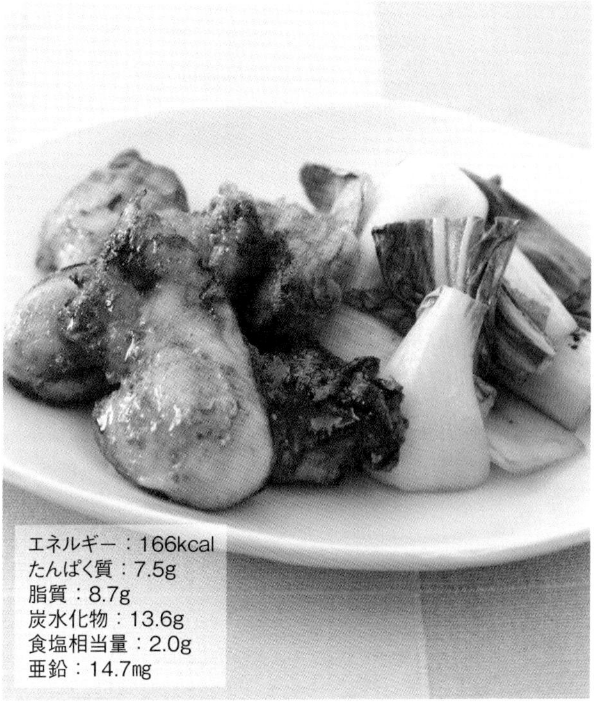

エネルギー：166kcal
たんぱく質：7.5g
脂質：8.7g
炭水化物：13.6g
食塩相当量：2.0g
亜鉛：14.7mg

抗がん剤・放射線治療中の症状別メニュー

手術の効果を高める目的で、手術の前後に抗がん剤を使う化学療法や、放射線治療を行う場合があります。倦怠感、下痢、吐き気などの副作用が現れることがあり、食欲が落ちてしまいがちですが、もともと持っている免疫力をアップさせるためにも、食事は大変重要です。食物をしっかり摂れるように、調理を工夫して体力の低下を防いでください。

食欲がない

副作用でどうしても食べられないときは、無理せず、水分を十分に摂るようにしましょう。食事は、食べられるものを少しずつでいいので、回数を増やして食べます。「食べられそう」と思ったときに、すぐに食べられるように、軽食や果物などを常備しておきましょう。

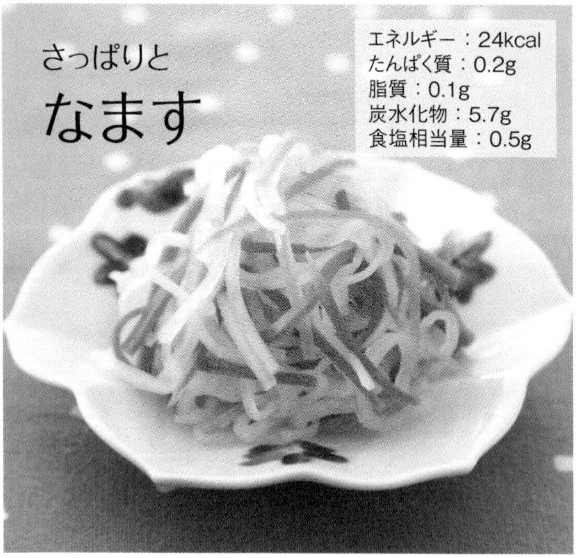

さっぱりと
なます
エネルギー：24kcal
たんぱく質：0.2g
脂質：0.1g
炭水化物：5.7g
食塩相当量：0.5g

材料(1人分)

大根……40g
にんじん……10g
塩……少々
Ⓐ
- 酢……大さじ½
- 砂糖……小さじ1
- 塩……少々

作り方

❶大根、にんじんはせん切りにする。塩を振り、しんなりしたら水洗いしてしぼる。
❷Ⓐで合わせ酢を作り、❶にかけてあえる。

食べやすいミニのり巻

材料(1人分)

かんぴょう(乾燥)…5g
Ⓐ
- しょうゆ…小さじ⅓
- 砂糖………小さじ1
- だし………½カップ

きゅうり…⅓本(30g)
ごはん…………80g
Ⓑ
- 酢………小さじ½
- 塩…………少々
- 砂糖……小さじ⅓

焼きのり…全型1枚

作り方

❶かんぴょうは水でもどし、Ⓐで煮含める。きゅうりはせん切りにする。
❷あたたかいごはんに、合わせたⒷを加えてさっくりとまぜ、冷ます。
❸ラップフィルムにのりを敷き、❷を平らにのせる。❶をのせて巻き、一口大に切る。

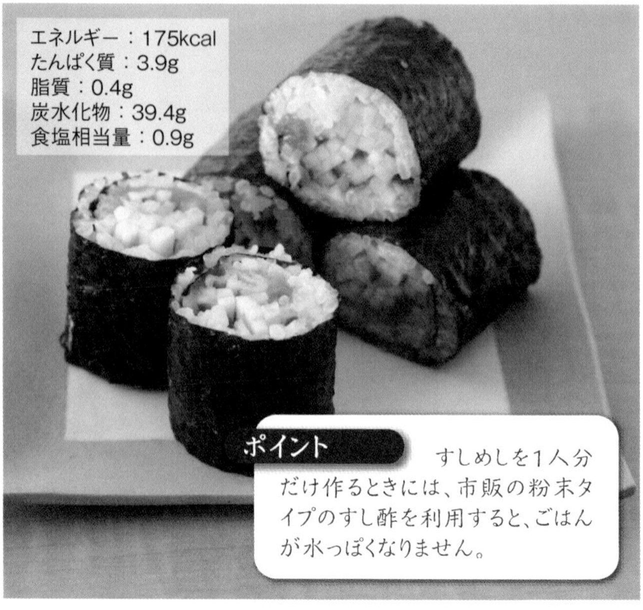

エネルギー：175kcal
たんぱく質：3.9g
脂質：0.4g
炭水化物：39.4g
食塩相当量：0.9g

ポイント すしめしを1人分だけ作るときには、市販の粉末タイプのすし酢を利用すると、ごはんが水っぽくなりません。

さらさらと食べやすく、梅のクエン酸で食欲増進

冷たい梅茶漬け

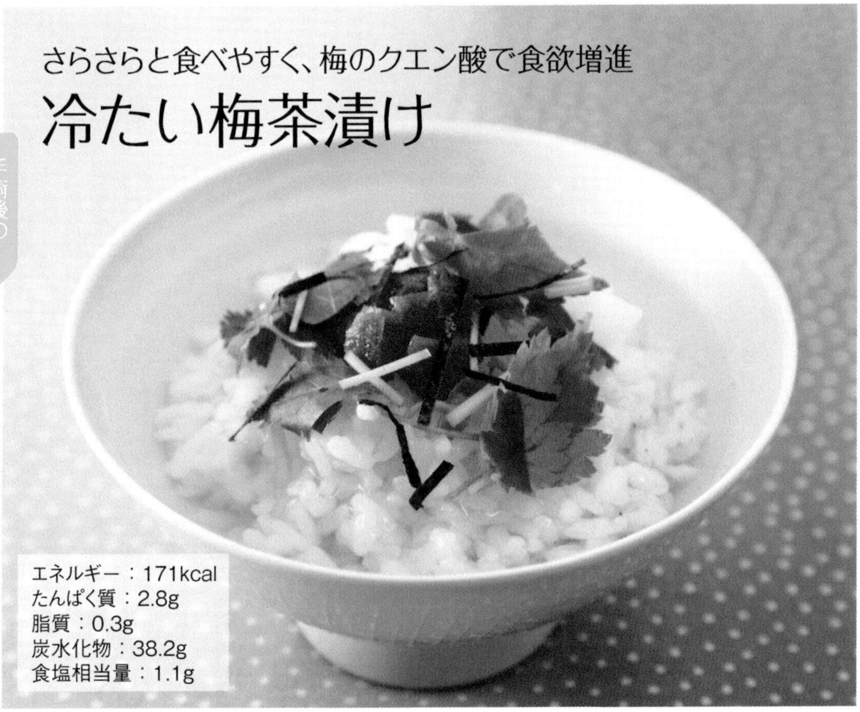

エネルギー：171kcal
たんぱく質：2.8g
脂質：0.3g
炭水化物：38.2g
食塩相当量：1.1g

材料（1人分）
ごはん……………100g
三つ葉……………少々
梅干し……………½個
冷たい番茶……1カップ
刻みのり…………少々

作り方
❶ごはんを水で軽く洗い、水けをきっておく。
❷茶わんに❶を入れ、1cmの長さに切った三つ葉、あらく刻んだ梅干しをのせる。
❸❷に冷たい番茶を注ぐ。
❹最後に刻みのりをのせる。

どんなときにも口に入りやすい

果物の盛り合わせ

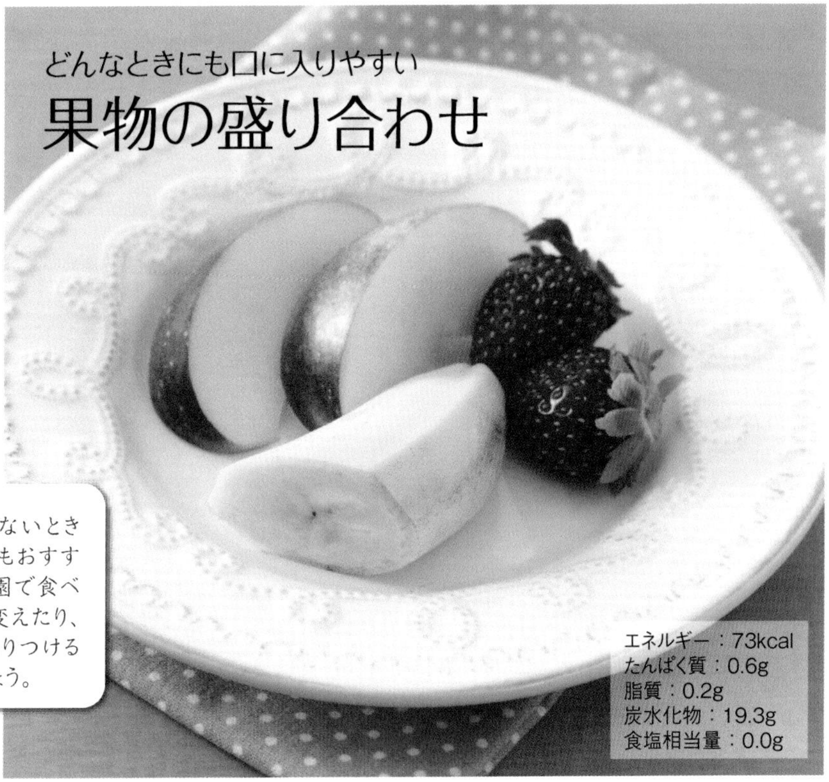

材料（1人分）
＊旬のもので食べやすいものであれば何でも。気になる人は皮をむいても。
（例）
いちご………2粒（20g）
りんご……¼個（80g）
バナナ……⅓本（30g）

ポイント 食欲がないときは、気分転換をすることもおすすめ。ベランダや近くの公園で食べたり、テーブルクロスを変えたり、お気に入りの食器に盛りつけるなどの工夫をしてみましょう。

エネルギー：73kcal
たんぱく質：0.6g
脂質：0.2g
炭水化物：19.3g
食塩相当量：0.0g

治療によって消化管粘膜が損傷を受け、下痢になることがあります。室温程度の水分の補給と低脂肪でたんぱく質が豊富な食品を摂って、脱水症状や体重の減少に気をつけましょう。

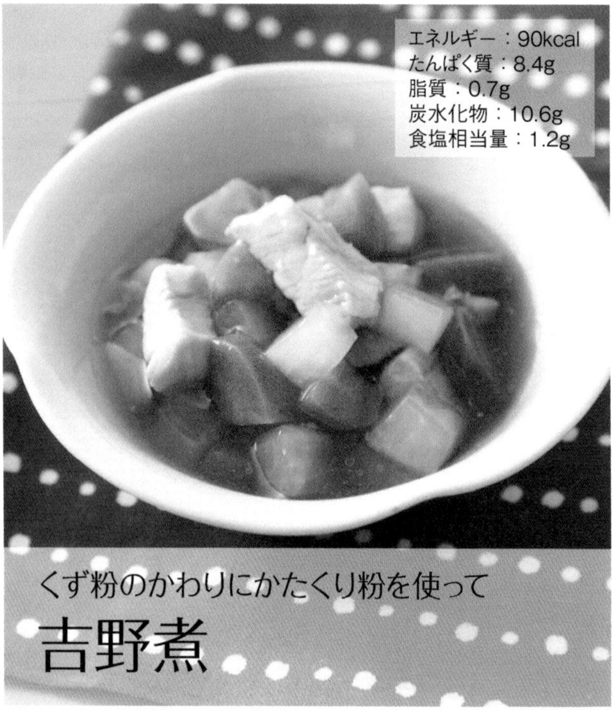

エネルギー：90kcal
たんぱく質：8.4g
脂質：0.7g
炭水化物：10.6g
食塩相当量：1.2g

くず粉のかわりにかたくり粉を使って

吉野煮

材料（1人分）

鶏胸肉（ささ身でも可）……………………30g
にんじん……………………………………20g
大根…………………………………………60g
Ⓐ
だし…………………………………1カップ
みりん………………………………小さじ1
酒……………………………………小さじ1
薄口しょうゆ………………………小さじ1
Ⓑ
かたくり粉…………………………小さじ1
水……………………………………大さじ1

作り方

❶鶏肉、大根は1㎝の角切りにする。にんじんは厚めのいちょう切りにする。
❷Ⓐを煮立て、❶を入れて煮る。
❸やわらかくなったら、まぜ合わせたⒷでとろみをつける。

おなかにやさしい

野菜スープ卵落とし

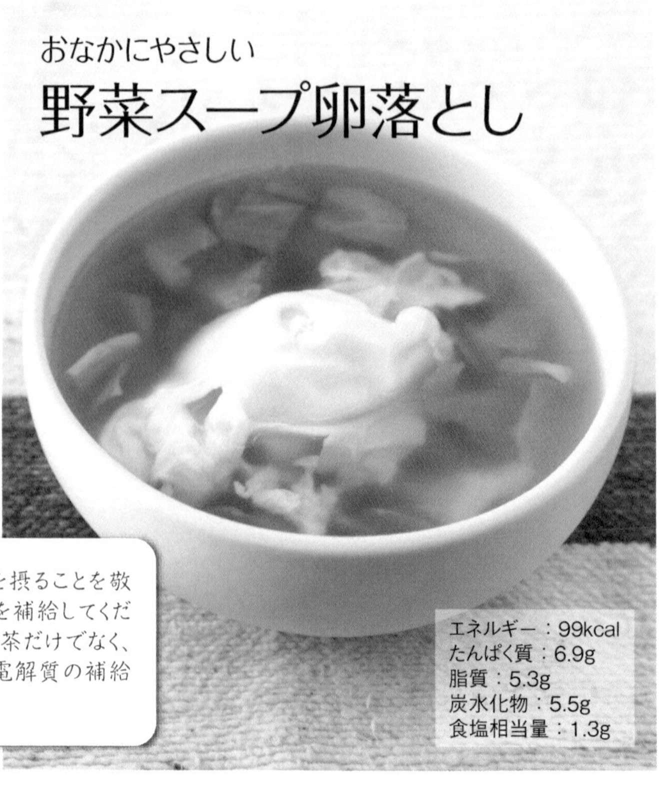

エネルギー：99kcal
たんぱく質：6.9g
脂質：5.3g
炭水化物：5.5g
食塩相当量：1.3g

材料（1人分）

玉ねぎ………………………………20g
にんじん……………………………20g
キャベツ……………………………20g
水……………………………¾カップ
固形スープのもと…………………½個
卵……………………………………1個
塩・こしょう…………………各少々

作り方

❶玉ねぎ、にんじん、キャベツは1㎝角に切る。
❷なべに分量の水を入れ、❶をやわらかくなるまで煮る。固形スープのもとを加え、卵を割ってそのままなべに落とし、火を通す。
❸塩・こしょうで味をととのえる。

ポイント

下痢をしているときは、水分を摂ることを敬遠しがちですが、下痢をしているときこそ水分を補給してください。適温は室温から人肌ぐらいで、白湯やお茶だけでなく、市販のイオン飲料を薄めて飲むと、失われた電解質の補給に効果的です。

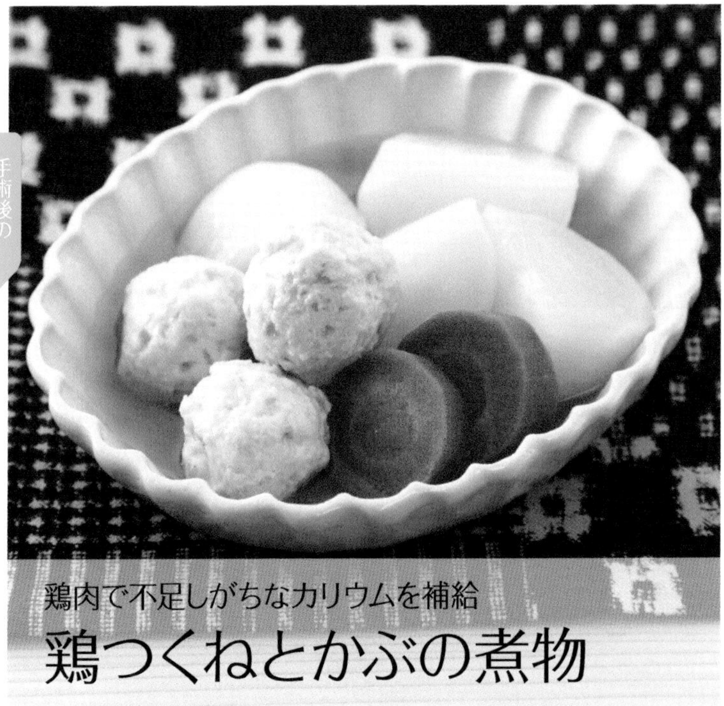

鶏肉で不足しがちなカリウムを補給

鶏つくねとかぶの煮物

材料（1人分）

かぶ……………………………中1個（80g）
にんじん……………………………⅙本（30g）
鶏つくね（基本の鶏の肉だんご・
　26ページ参照）……………………3個
だし………………………………………1カップ
Ⓐ┌みりん…………………………小さじ1
　│酒…………………………………小さじ1
　└薄口しょうゆ………………………小さじ1

作り方

❶かぶは皮をむき、縦¼のくし形に切る。にんじんは1cm厚さの輪切りにする。
❷なべにだし、❶を入れてやわらかくなるまで煮る。鶏つくねを加えてさらに煮る。
❸Ⓐを加え、弱火で軽く煮る。

エネルギー：178kcal
たんぱく質：11.6g
脂質：6.7g
炭水化物：14.2g
食塩相当量：1.5g

材料（1人分）

はんぺん……………………1枚（60g）
だし………………………………½カップ
Ⓐ┌しょうゆ………………………小さじ1
　└みりん…………………………大さじ½

作り方

❶はんぺんは半分に切る。
❷なべにだしを煮立たせⒶを加え、❶を入れ中火で煮る。
❸途中ではんぺんを裏返し味をしみ込ませる。煮汁が半分くらいになったところで火を止める。
❹器に盛って煮汁をかける。

ポイント　食欲が出てきたら、まずエネルギー源になるおかゆやうどんなどの主食を摂ってください。次に、傷ついた粘膜を修復するたんぱく質豊富な食品で、胃腸に負担をかける脂肪が少ない、卵、とうふ、はんぺん、白身魚がおすすめです。

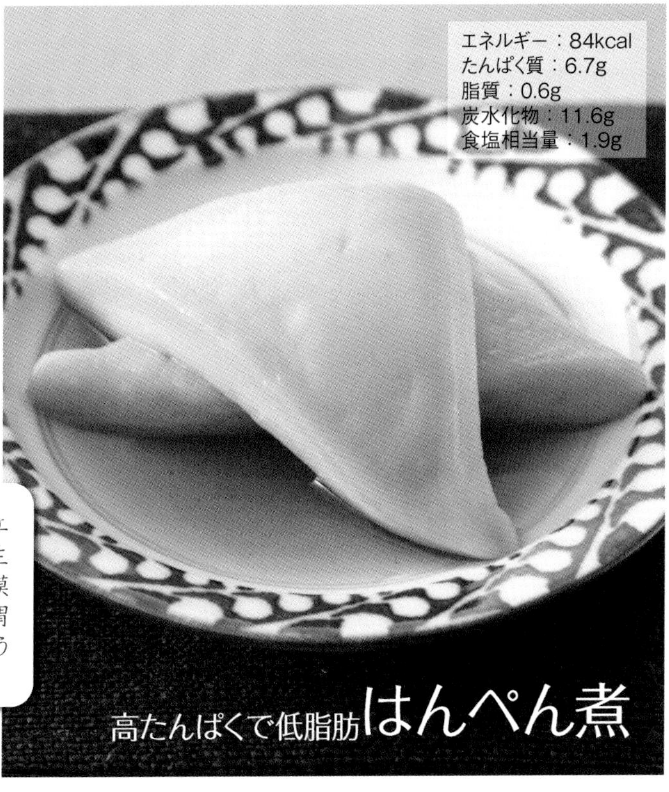

エネルギー：84kcal
たんぱく質：6.7g
脂質：0.6g
炭水化物：11.6g
食塩相当量：1.9g

高たんぱくで低脂肪

はんぺん煮

便秘

治療の影響で内容物が通りにくくなったり、腸の運動が弱くなって便秘になることがあります。食物繊維を多く含んだ食品を摂り、水分補給を心がけましょう。

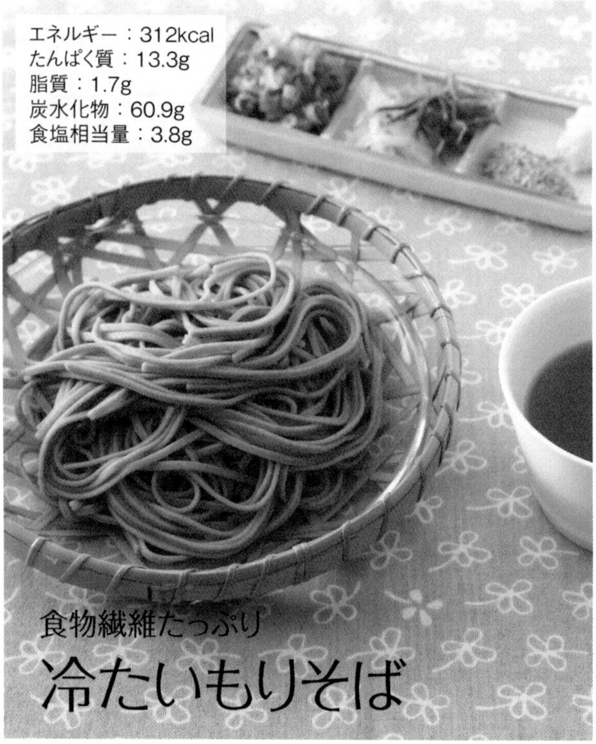

エネルギー：312kcal
たんぱく質：13.3g
脂質：1.7g
炭水化物：60.9g
食塩相当量：3.8g

食物繊維たっぷり

冷たいもりそば

材料（1人分）

そば（乾めん）…80g

<つけ汁>

めんつゆ（3倍濃縮タイプ）…大さじ2
水……………大さじ4

<薬味>

万能ねぎ………10g
しょうが…………5g
みょうが…………5g
青じそ…………1枚
いり白ごま……少々

作り方

❶つけ汁の材料を合わせる。
❷薬味のねぎは小口切り、しょうがはすりおろす。みょうがは斜め薄切りにし、青じそはせん切りにする。
❸そばをやわらかめにゆで、冷水にとって水けをきる。器に盛り、つけ汁と薬味を添える。

※そばは、体調により気をつけたい食物です。やわらかめにゆで、ゆっくりよく噛んで。短く折ってゆでる工夫もおすすめ。

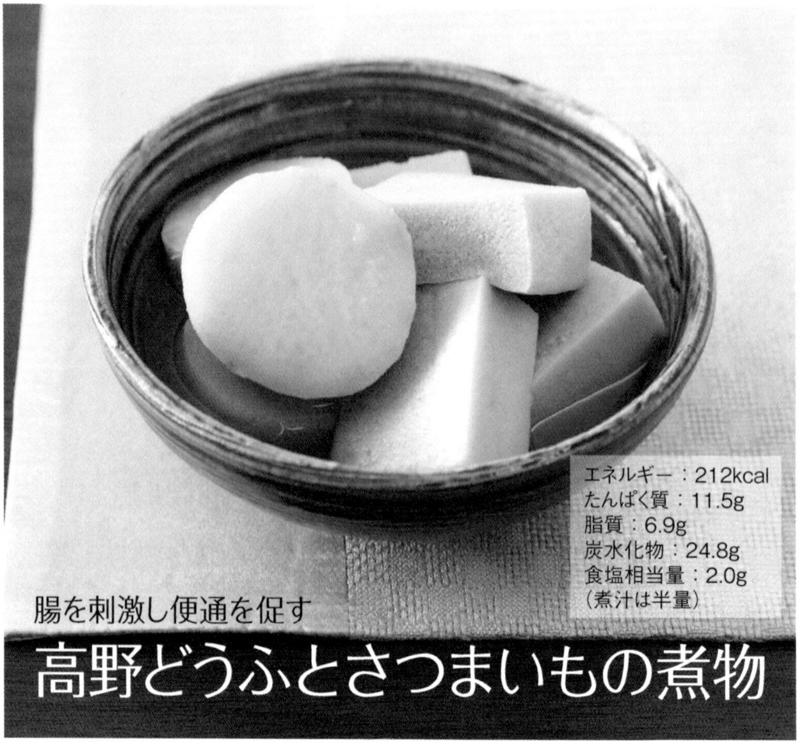

エネルギー：212kcal
たんぱく質：11.5g
脂質：6.9g
炭水化物：24.8g
食塩相当量：2.0g
（煮汁は半量）

腸を刺激し便通を促す

高野どうふとさつまいもの煮物

材料（1人分）

高野どうふ（乾燥）…1枚（20g）
さつまいも………………50g

Ⓐ
- だし………………1½カップ
- 砂糖………………大さじ1
- みりん………………小さじ2
- 薄口しょうゆ………小さじ2
- 塩…………………小さじ¼

作り方

❶高野どうふは水につけてもどし、食べやすい大きさに切り、しぼって水けをきる。さつまいもは皮をむき1㎝厚さの輪切りにし、水にさらす。
❷Ⓐをなべに入れて煮立たせ、❶を入れ中火で15分煮る。
❸15分経ったら火を止め約10分ほど蒸らし、味をしみ込ませる。

※さつまいもは、体調により気をつけたい食物です。やわらかくなるように長めに煮ると◎。

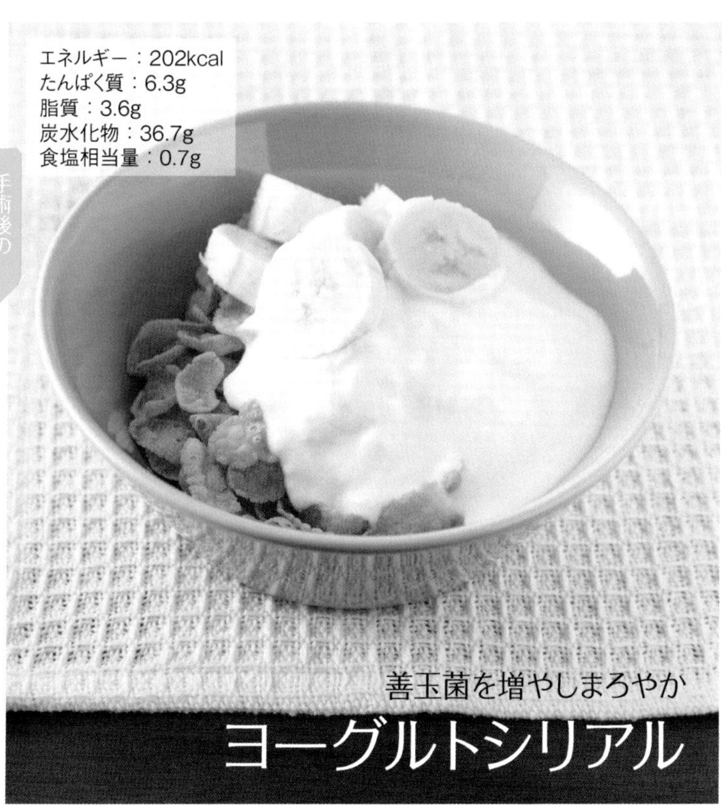

エネルギー：202kcal
たんぱく質：6.3g
脂質：3.6g
炭水化物：36.7g
食塩相当量：0.7g

善玉菌を増やしまろやか
ヨーグルトシリアル

材料(1人分)
コーンフレーク(市販品)…………30g
プレーンヨーグルト(市販品)……100g
バナナ………………………⅓本(30g)

作り方
❶バナナは皮をむいて輪切りにする。
❷器にコーンフレークを入れ、ヨーグルトをかける。その上にバナナをのせる。

ポイント
ヨーグルトは、生菌を含む発酵食品で、オリゴ糖も含んでいます。カルシウムも豊富で、たんぱく質が吸収されやすい特徴もあります。ドレッシングのかわりに、ヨーグルトをかけて冷蔵庫で冷やして食べると、酸味がまろやかになっておすすめ。

シンプルメニュー
生野菜サラダ

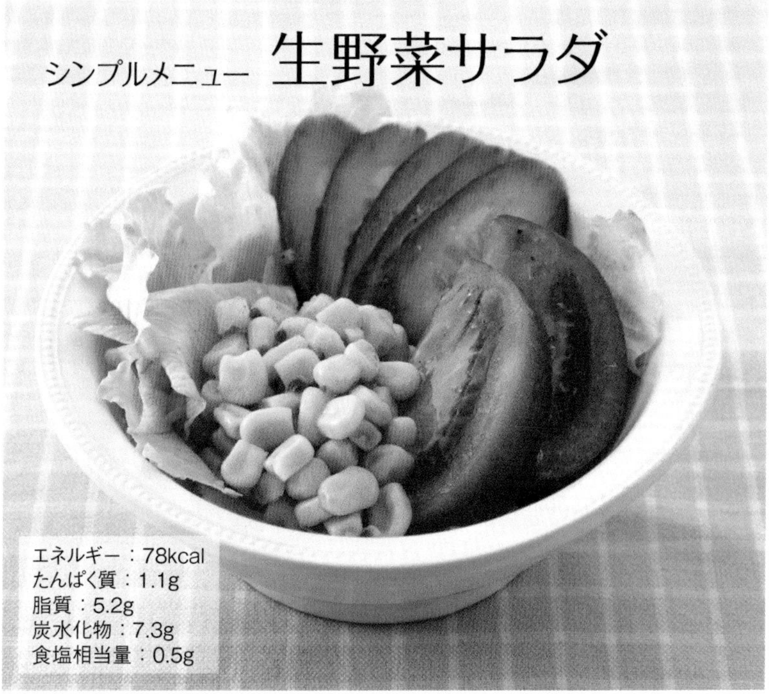

エネルギー：78kcal
たんぱく質：1.1g
脂質：5.2g
炭水化物：7.3g
食塩相当量：0.5g

材料(1人分)
レタス……………………20g
きゅうり…………………20g
トマト……………………40g
コーン(缶詰)……………20g
ドレッシング(市販品)…大さじ1

作り方
❶レタスは食べやすい大きさにちぎる。
❷きゅうりは斜め薄切り、トマトはくし形に切る。
❸器に❶❷を盛りつけて、コーンをのせ、ドレッシングをかける。

※とうもろこしは、体調により気をつけたい食物です。消化が悪いので少量から始めます。きゅうりとトマトの皮が気になるときは皮をむくとよいでしょう。

胸焼け

治療の影響やストレスなどが原因で、胃の粘膜が傷つき、胃の収縮や機能の低下で胸やけなどが起こりやすくなります。消化がよく、たんぱく質が豊富な食品をこまめに摂るようにしましょう。

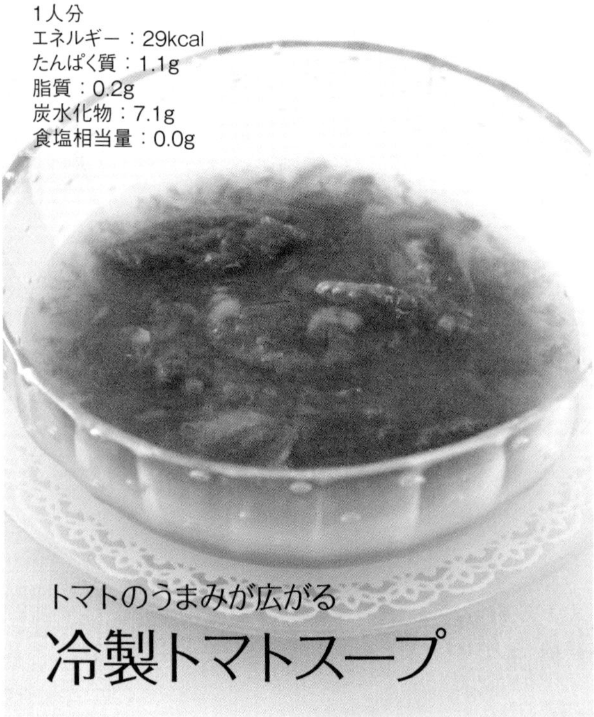

1人分
エネルギー：29kcal
たんぱく質：1.1g
脂質：0.2g
炭水化物：7.1g
食塩相当量：0.0g

トマトのうまみが広がる

冷製トマトスープ

材料（4人分）

トマト……………………………中3個（600g）

作り方

❶トマトはヘタをとり、くし形に切る。
❷圧力なべに❶を入れ、ふたをして強火にかける。圧力がかかったら、弱火で5分加熱する。火を止め圧力が抜けるまで放置する。
❸汁ごと冷蔵庫でよく冷やす。皮がむけるので、皮の部分はとり除く。
※圧力なべがない場合は、なべで弱火で20〜30分煮る。

ポイント

炭水化物を主成分とする穀物は、胃への負担が最も少なく安心です。具に卵や野菜をプラスすると、栄養バランスもよくなり、胃の回復を助けます。

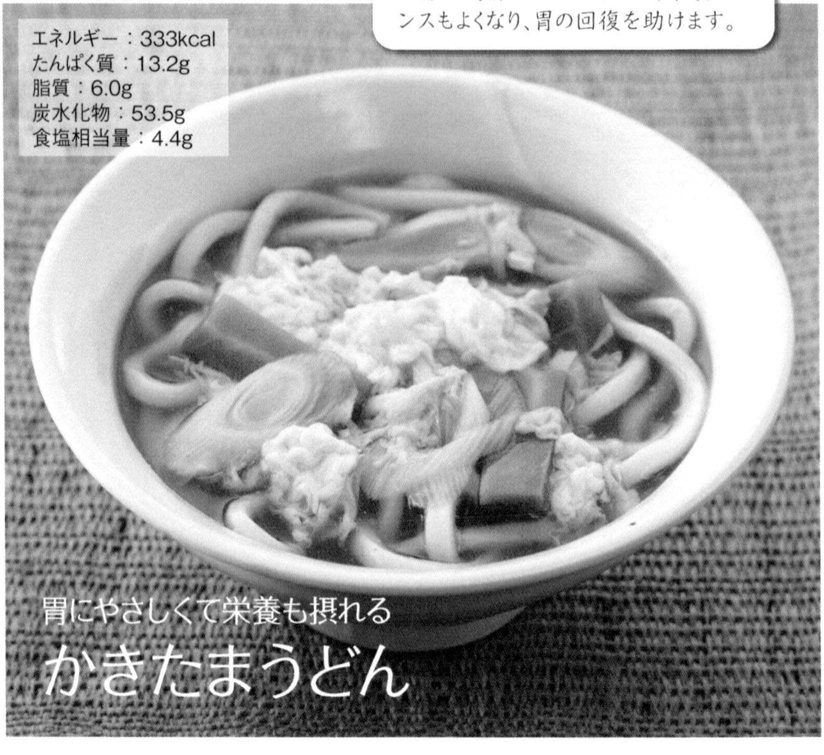

エネルギー：333kcal
たんぱく質：13.2g
脂質：6.0g
炭水化物：53.5g
食塩相当量：4.4g

胃にやさしくて栄養も摂れる

かきたまうどん

材料（1人分）

ゆでうどん……1玉（200g）
Ⓐ めんつゆ（3倍濃縮タイプ）………………大さじ2
Ⓐ 水…………………250mℓ
にんじん………………10g
ねぎ……………………10g
卵………………………1個
Ⓑ かたくり粉………小さじ½
Ⓑ 水………………大さじ1

作り方

❶なべにⒶを入れて、短冊切りにしたにんじん、斜め薄切りにしたねぎを入れて煮立たせる。
❷沸騰した湯でうどんをあたため、湯をきり、器に盛る。
❸❶にといた卵を回し入れ、まぜ合わせたⒷでとろみをつけ、卵が固まって浮き上がってきたら火を止め、❷にかける。

市販品にひと手間かけて

卵どうふあんかけ

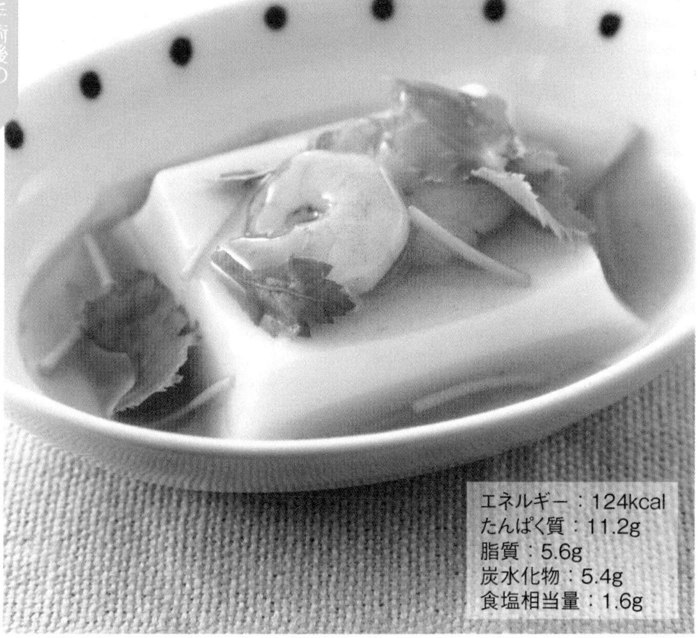

エネルギー：124kcal
たんぱく質：11.2g
脂質：5.6g
炭水化物：5.4g
食塩相当量：1.6g

材料（1人分）

卵どうふ（市販品）……………………1個
むきえび………………………2尾（20g）
だし………………………………¼カップ
Ⓐ酒……………………………小さじ1
Ⓐみりん…………………………小さじ½
Ⓐ薄口しょうゆ…………………小さじ½
Ⓑかたくり粉……………………小さじ½
Ⓑ水………………………………大さじ1
刻み三つ葉…………………………少々

作り方

❶えびは背わたをとり、塩水（分量外）で洗って熱湯でさっとゆでる。
❷なべにだしを入れて中火にかけ、煮立ったら❶とⒶを加える。再び煮立ったら、まぜ合わせたⒷを回し入れ、とろみがついたら火を止める。
❸卵どうふを容器からとり出し、器に盛る。❷のあんをかけ、三つ葉を散らす。

ポイント

胃にやさしい調理法は、「煮る、蒸す、ゆでる」です。味が濃くなると、塩分が胃の粘膜を刺激するので、薄味を心がけましょう。

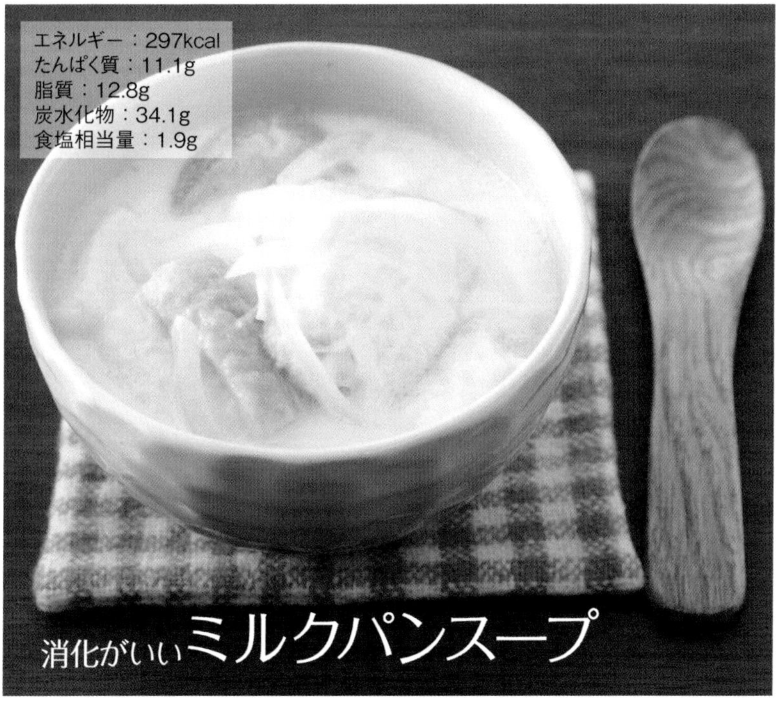

エネルギー：297kcal
たんぱく質：11.1g
脂質：12.8g
炭水化物：34.1g
食塩相当量：1.9g

消化がいい

ミルクパンスープ

材料（1人分）

玉ねぎ……………………30g
食パン（8枚切り）………1枚
バター………小さじ1（4g）
水…………………½カップ
固形スープのもと………½個
塩・こしょう…………各少々
牛乳…………………1カップ

作り方

❶玉ねぎは薄切りにする。食パンは食べやすい大きさに切る。
❷なべにバターをとかして玉ねぎを中火で炒める。水、固形スープのもと、塩・こしょうを入れて煮る。
❸最後に、牛乳を加えて煮立ったところでパンを入れる。

吐き気・嘔吐

吐き気や嘔吐は食欲不振を招き、体力を消耗させます。おさまるまで、一時的に栄養のバランスは気にしないで、食べられるものを見つけて口にしてください。

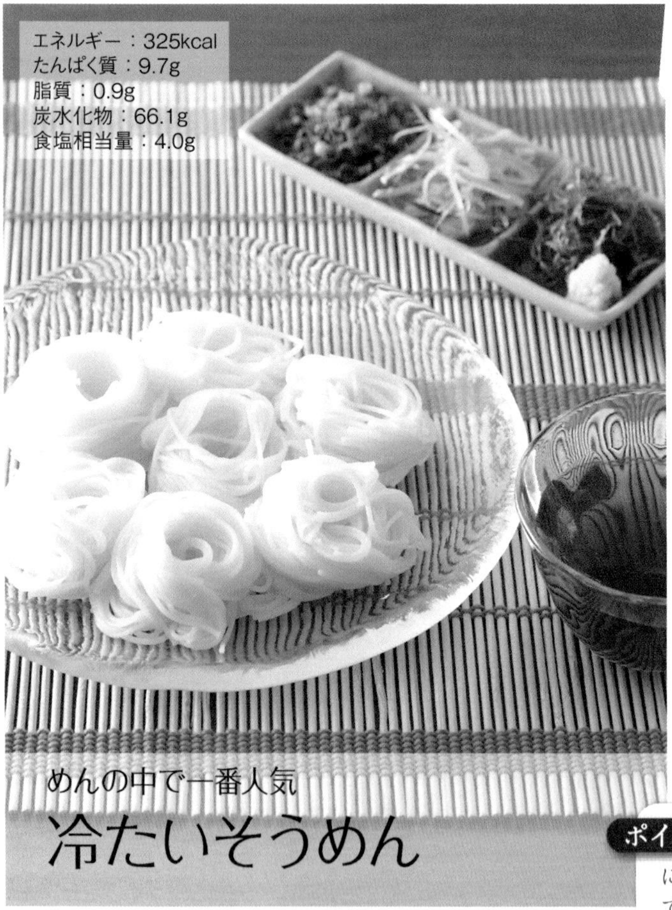

エネルギー：325kcal
たんぱく質：9.7g
脂質：0.9g
炭水化物：66.1g
食塩相当量：4.0g

めんの中で一番人気

冷たいそうめん

材料（1人分）

そうめん（乾めん）……………………80g

<つけ汁>

めんつゆ（3倍濃縮タイプ）………大さじ2
水…………………………………大さじ4

<薬味>

万能ねぎ…………………………………5g
しょうが…………………………………5g
みょうが…………………………………5g
青じそ…………………………………1枚

作り方

❶つけ汁の材料を合わせる。
❷薬味のねぎは小口切りにし、しょうがはすりおろす。みょうがは斜め薄切りにし、青じそはせん切りにする。
❸そうめんをゆで、冷水にとって水けをきる。器に盛り、つけ汁と薬味を添える。

ポイント

においから吐き気をもよおすことも多いようです。炊きたてのごはん、魚料理、煮物などは控えたほうがよいでしょう。

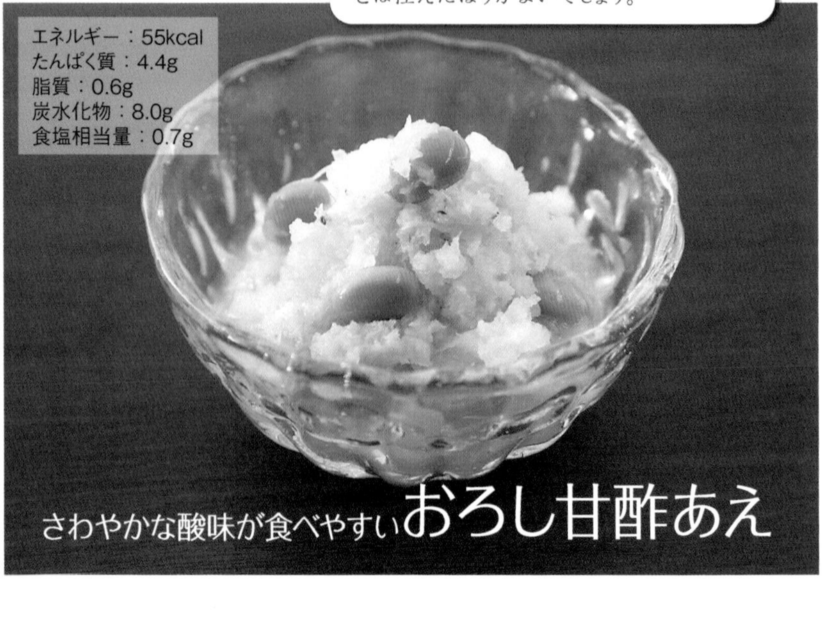

エネルギー：55kcal
たんぱく質：4.4g
脂質：0.6g
炭水化物：8.0g
食塩相当量：0.7g

さわやかな酸味が食べやすい

おろし甘酢あえ

材料（1人分）

大根……………………100g
かに（缶詰）……………20g
枝豆（冷凍）……5粒くらい
Ⓐ砂糖……………小さじ1
　酢………………小さじ2
　塩……………………少々
　しょうゆ……………少々

作り方

❶大根はすりおろして水けをきる。かにはほぐす。枝豆は解凍しておく。
❷Ⓐを合わせて❶をあえる。

※枝豆は、体調により気をつけたい食物です。やわらかくゆでるか、刻むと消化されやすくなります。

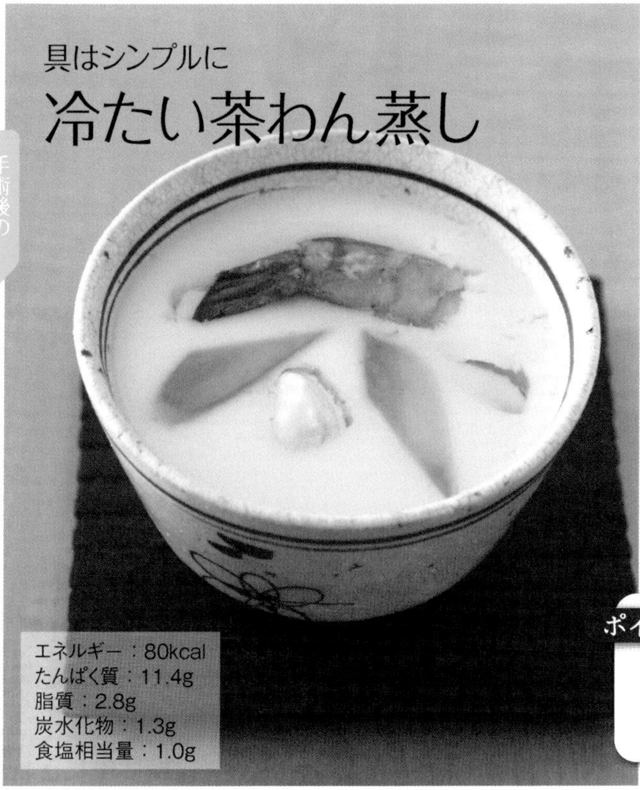

具はシンプルに
冷たい茶わん蒸し

エネルギー：80kcal
たんぱく質：11.4g
脂質：2.8g
炭水化物：1.3g
食塩相当量：1.0g

材料(1人分)
鶏ささ身……………………………⅓本(20g)
無頭えび…………………………小1尾(15g)
絹さや…………………………………………1枚
卵………………………………………………½個
Ⓐ
- だし……………………………………½カップ
- 薄口しょうゆ…………………………小さじ¼
- みりん…………………………………小さじ¼
- 塩……………………………………………少々

作り方
❶ささ身は筋をとり除き、小さく切る。えびは殻と背わたを除き、塩と酒各少々(分量外)を振る。
❷絹さやは筋をとって斜め半分に切る。
❸Ⓐをボウルでまぜ合わせる。卵を割りほぐし、Ⓐにまぜ合わせ、万能こし器でこす。
❹茶わんに❶❷の具を入れて、❸の卵液を注ぐ。
❺蒸気の上がった蒸し器に入れ、中火で1〜2分、弱火にして15分蒸す。冷めたら冷蔵庫に入れて冷やす。

ポイント
茶わん蒸しの具材は、ささ身のかわりに、ひらめやたい、たらなどの白身魚を使ってもおいしいです。

材料(4人分)
レモン汁…1個分(大さじ2)
砂糖………………………40g
水……………………1カップ

作り方
❶材料をすべてまぜ合わせ、砂糖が完全にとけるまでかきまぜる。
❷❶を金属製のボウルまたはバットに入れ、冷凍庫で冷やす。周りが固まり始めたら、30分おきにかきまぜる。

1人分
エネルギー：42kcal
たんぱく質：0.1g
脂質：0.0g
炭水化物：11.2g
食塩相当量：0.0g

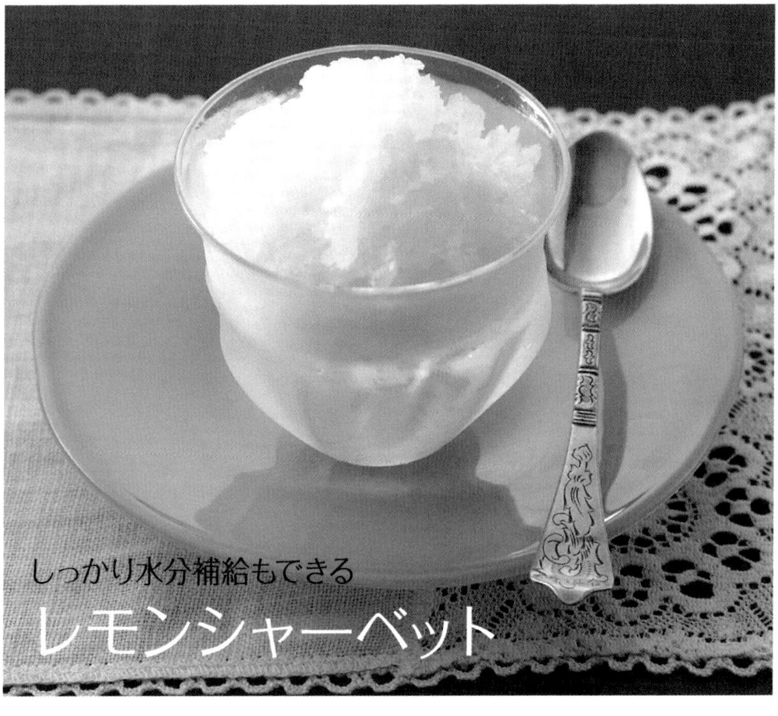

しっかり水分補給もできる
レモンシャーベット

味覚異常

化学療法によって、舌の表面や口内にある「味《み》蕾《らい》」という味のセンサー（受容器）の感度が低下し、甘み、塩み、酸み、苦み、うまみの「5つの基本味」を感じにくくなることがあります。味覚障害かなと感じたら、卵、豚肉、海藻、豆など亜鉛を多く含み、唾液腺を刺激する食品を摂るとよいでしょう。

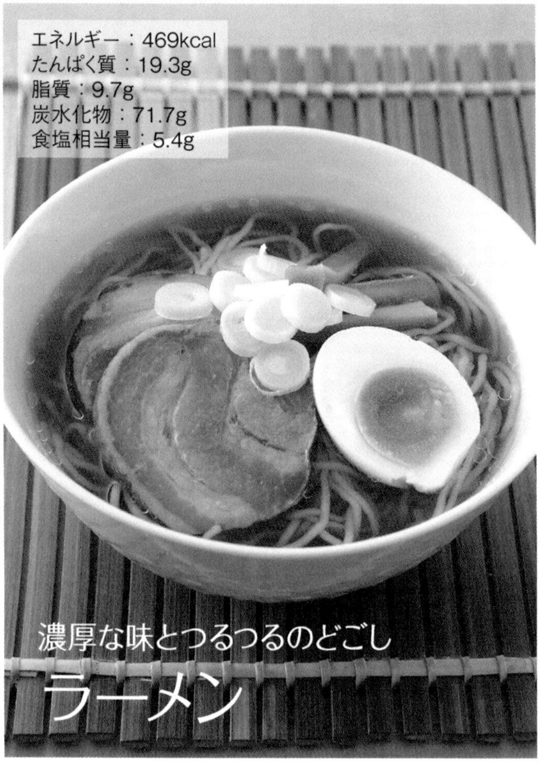

エネルギー：469kcal
たんぱく質：19.3g
脂質：9.7g
炭水化物：71.7g
食塩相当量：5.4g

濃厚な味とつるつるのどごし

ラーメン

材料（1人分）

中華めん（生）…1玉（120g）
ゆで卵……………½個
焼き豚（市販品）…2枚（20g）
ねぎ………………10g
メンマ（市販品）……10g

<スープ>

中華だしのもと…小さじ1
水……………1½カップ
しょうゆ………大さじ1
ごま油…………小さじ1
＊市販のラーメンセット（めん、スープ付）でもよい。

作り方

❶焼き豚は薄くスライスする。ゆで卵は殻をむいて縦半分に切り、ねぎは小口切りにする。
❷なべにスープの材料を入れ煮立てる。
❸めんをゆで、湯をきって器に盛る。❷を注ぎ、❶の具とメンマをのせる。

※ラーメンは、体調により気をつけたい食物です。めんはやわらかめにゆでます。早食いになりやすいので、ゆっくり食べましょう。ラーメンで不快感が出るときは、うどんやそうめんにかえても◎。
※いなりずしは、体調により気をつけたい食物です。1個まるごと食べてしまいがちですが、一口ずつよく噛んで。

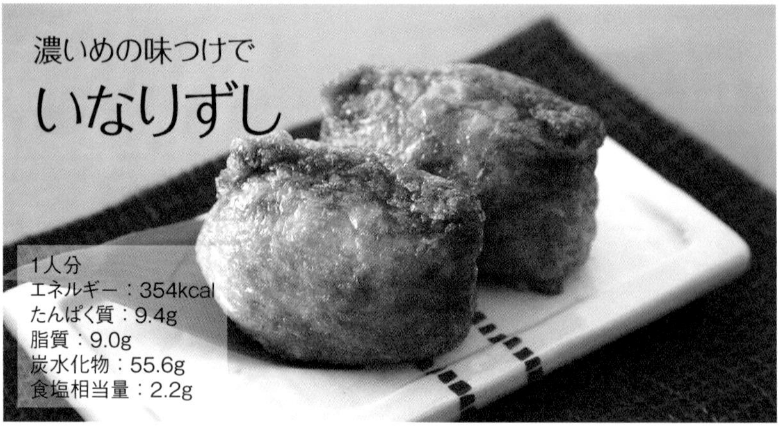

濃いめの味つけで

いなりずし

1人分
エネルギー：354kcal
たんぱく質：9.4g
脂質：9.0g
炭水化物：55.6g
食塩相当量：2.2g

材料（6個分・1人分は2個）

米…………………1合（160g）
Ⓐ 酢…………………大さじ1½
Ⓐ 砂糖…………………大さじ1
Ⓐ 塩……………………小さじ½
いり白ごま……………大さじ1
油揚げ……………………3枚
だし……………………1カップ
みりん…………………大さじ1⅓
砂糖……………………大さじ2
しょうゆ………………大さじ1⅓

作り方

❶すしめしを作る。といだ米を「すし」の目盛りの水かげんで炊く。Ⓐをまぜて合わせ酢を作る。ごはんが炊けたらボウルにあける。
❷合わせ酢を回し入れ、うちわなどであおぎながらしゃもじで切るように手早くまぜる。ごまを加えて全体をまぜる。
❸油揚げは1枚を2等分に切り、破れないように開き袋状にする。熱湯でさっとゆでて油抜きをし、ざるに上げて水けをきっておく。
❹なべにだし、みりん、砂糖と油揚げを入れ、落としぶたをして弱火で5分ほど煮る。しょうゆを加え、汁けがなくなるまでさらに煮る。
❺❷のすしめしを1個50g程度にとり分け、軽くにぎって俵の形にする。
❻❹のあら熱がとれたら、汁けを軽くしぼり、油揚げの袋を開いて、❺を詰める。油揚げの上を折りたたんで形を整える。

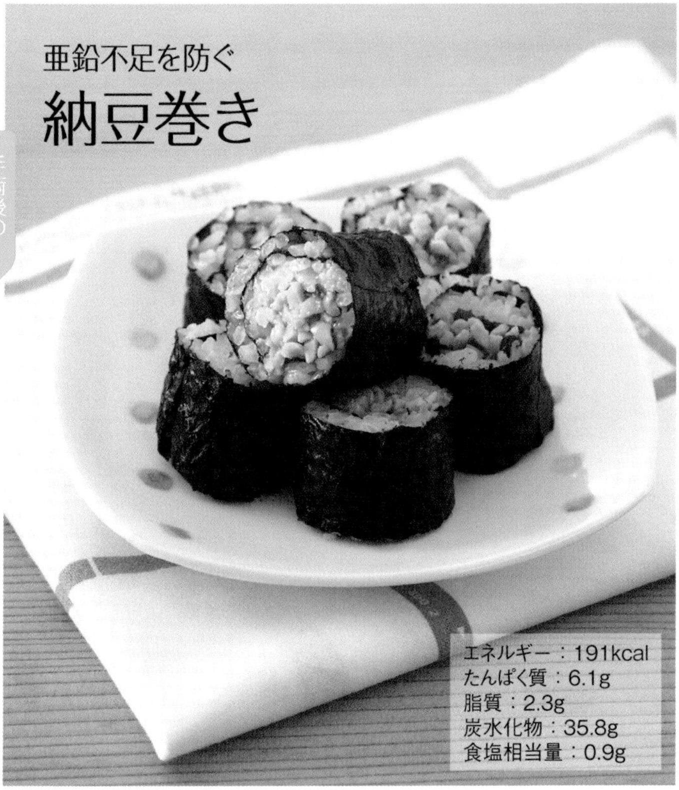

亜鉛不足を防ぐ

納豆巻き

エネルギー：191kcal
たんぱく質：6.1g
脂質：2.3g
炭水化物：35.8g
食塩相当量：0.9g

材料（1人分）

ごはん……………………………………80g
酢……………………………………小さじ1½
砂糖…………………………………小さじ1
塩………………………………………少々
焼きのり…………………………全型1枚
青じそ…………………………………2枚
ひきわり納豆………………………20g
しょうゆ………………………小さじ½

作り方

❶すしめしを作る（100ページ参照）。
❷ラップフィルムにのりを敷き、❶を平らにのせる。青じそ、納豆をのせて巻く。食べやすい大きさに切って皿に盛り、しょうゆを添える。

ポイント

治療の影響で、人によって味の変化もさまざまです。自分の症状に合わせて、味つけを調整しましょう。肉類の味を苦みや金属味と感じて食べられなくなった場合は、別な食べ物でたんぱく質を補給します。

良質のたんぱく質が摂れる

バナナ豆乳

材料（1人分）

バナナ……………………½本（50g）
無調整豆乳………………¾カップ

作り方

❶バナナと豆乳をミキサーにかける。

エネルギー：112kcal
たんぱく質：6.0g
脂質：3.1g
炭水化物：15.9g
食塩相当量：0.0g

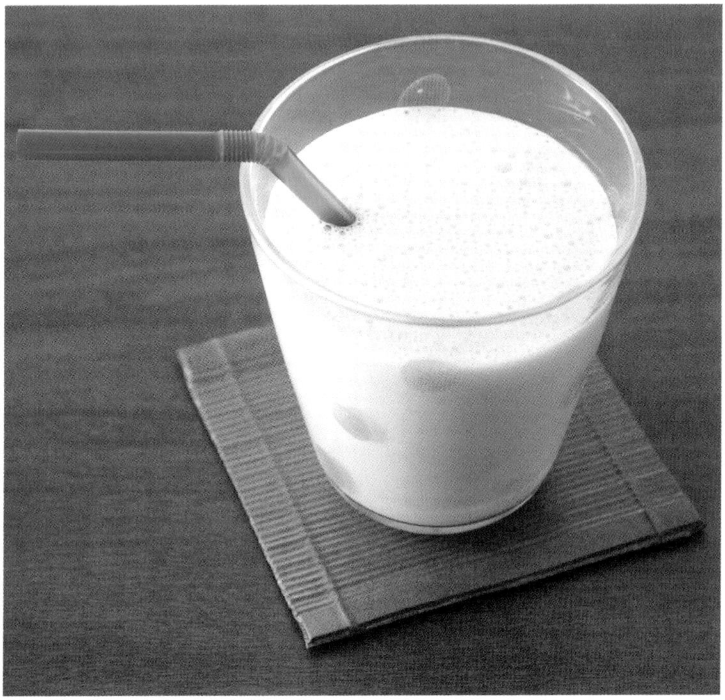

口内炎

口の中の粘膜に炎症が起きて、ヒリヒリして食べたり飲み込んだりすると痛みを感じることがあります。粘膜を傷つけない食べ物を選びましょう。

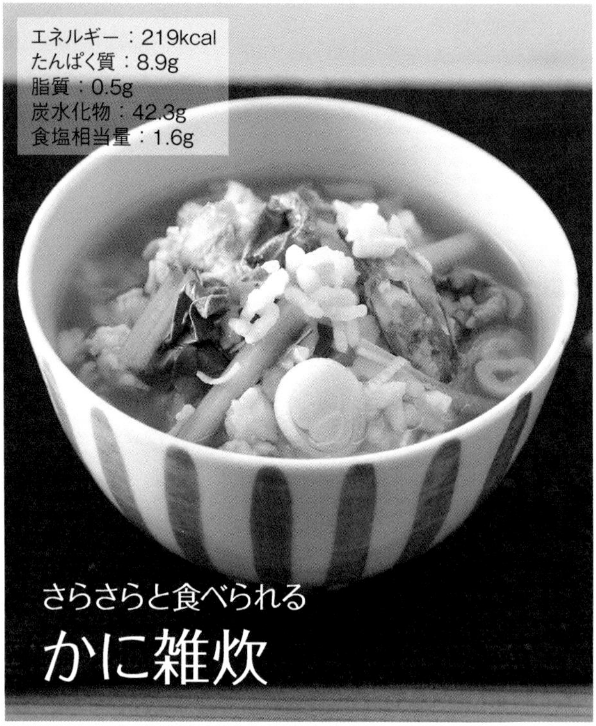

エネルギー：219kcal
たんぱく質：8.9g
脂質：0.5g
炭水化物：42.3g
食塩相当量：1.6g

さらさらと食べられる

かに雑炊

材料（1人分）

ごはん……100g
かに（缶詰）…30g
小松菜…1株（20g）
ねぎ…………10g
だし………1カップ
Ⓐ┌みりん…小さじ1
　└しょうゆ…小さじ1

ポイント

小松菜はアクが少ないので下ゆでしないで手早く調理できます。小松菜のかわりに三つ葉を使うと、さらに時間短縮ができます。

作り方

❶ごはんは軽く水洗いしてぬめりをとる。
❷かには水けをきってほぐす。小松菜は3㎝の長さに切る。ねぎは小口切りにする。
❸なべにだしを煮立て、小松菜を煮る。火が通ったらⒶを入れ、❶、かにを入れ、ねぎを加えて火を止める。

冷たい料理でおいしく栄養補給

とうふのすりながし汁

材料（1人分）

Ⓐ┌みそ……………………………………小さじ1
　│ねり白ごま……………………………小さじ1
　└絹ごしどうふ（水きりしたもの）…………60g
絹ごしどうふ……………………………………40g
みょうが…………………………………………½個
青じそ……………………………………………1枚
だし……………………………………………½カップ

作り方

❶Ⓐをよくすり合わせる。
❷とうふは2㎝角に切り、みょうがは小口切り、青じそはせん切りにする。
❸❶とだしをよくまぜ、❷のとうふを浮かべ、器に盛ってみょうが、青じそを散らす。

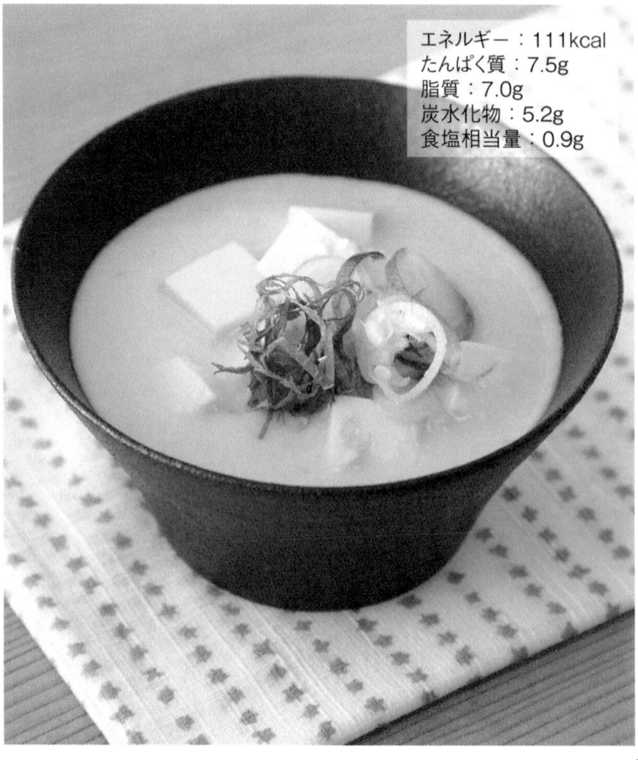

エネルギー：111kcal
たんぱく質：7.5g
脂質：7.0g
炭水化物：5.2g
食塩相当量：0.9g

塩みを控えて薄味で あじのやわらか煮

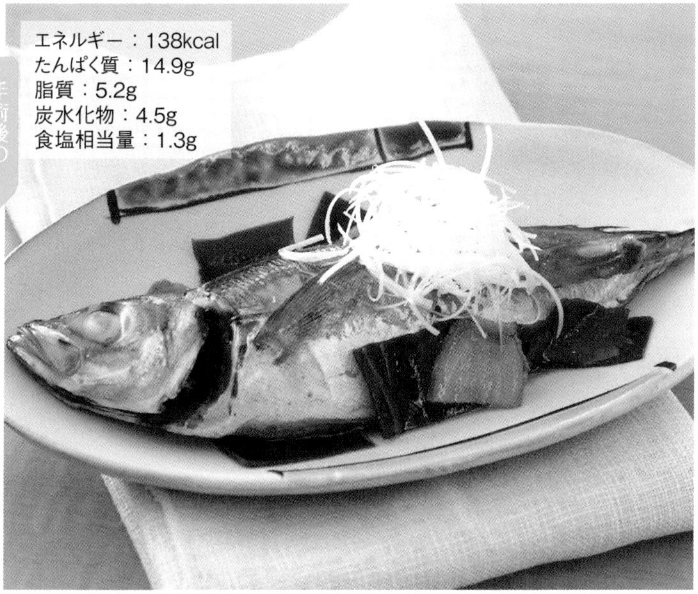

エネルギー：138kcal
たんぱく質：14.9g
脂質：5.2g
炭水化物：4.5g
食塩相当量：1.3g

材料（1人分）
あじ…1尾（120g）
だし………1カップ
酒…………大さじ1
みりん……大さじ½
砂糖………小さじ½
しょうゆ…小さじ2
酢…………小さじ1
しょうが……⅓かけ
こんぶ…………5g
ごま油……小さじ½
しらがねぎ…適量

作り方
❶あじは内臓とえらをとり、ぜいごを除く。
❷圧力なべにだし、酒、みりん、砂糖、しょうゆ、酢を煮立て、あじを入れて全体に煮汁をかける。
❸しょうがは薄切り、こんぶは2㎝角に切り、❷に入れる。ごま油を加えてふたをし、強火で加熱する。
❹圧力がかかったら弱火にし、5分加熱する。
❺5分後、火を止めて15分放置し、圧力が抜けたらでき上がり。器に盛って仕上げにしらがねぎを飾る。

とろみで安心 あんかけうどん

材料（1人分）
ゆでうどん…1玉（200g）
豚薄切り肉……30g
白菜……½枚（30g）
ねぎ……………10g
にんじん………10g
Ⓐ めんつゆ（3倍濃縮タイプ…大さじ2
　 水…………250㎖
サラダ油………少々
Ⓑ かたくり粉…大さじ½
　 水…………大さじ2

エネルギー：377kcal
たんぱく質：12.8g
脂質：9.6g
炭水化物：56.8g
食塩相当量：4.2g

作り方
❶Ⓐをなべに入れ煮立てる。
❷豚肉は一口大に切り、白菜、ねぎも一口大に切る。にんじんは薄いちょう切りにする。
❸フライパンに油を熱し豚肉を炒め、色が変わったら、にんじん、白菜、ねぎを炒める。全体に油が回ったら、❶をお玉2杯分加え、煮る。野菜がやわらかくなったら、まぜ合わせたⒷを回し入れ、とろみをつける。
❹❶のなべにうどんを入れて煮、器に盛る。
❺❸を❹の上にかける。

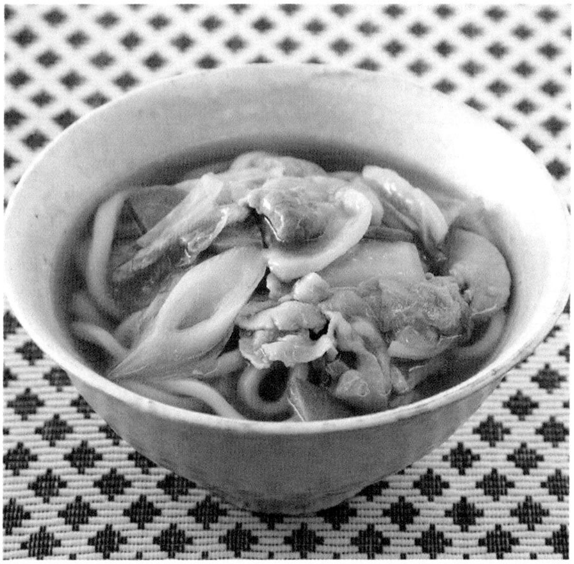

ポイント
パサパサした食品は飲み込みにくく、口の中をさらに傷つける場合もあります。水分の多いもの、やわらかくて口当たりのよいものが食べやすいでしょう。心配なときは、うどんもこまかく刻みます。

においが気になる

嗅覚は、過敏になるか鈍感になって感じないか、両極端に分かれます。特に、ごはんの炊けるにおいや煮物のにおいで吐き気を覚える人が多いので、冷ましたり冷凍にしたりするなどして、においを抑える工夫をしましょう。

とうふ料理のレパートリーを広げて

空也蒸し

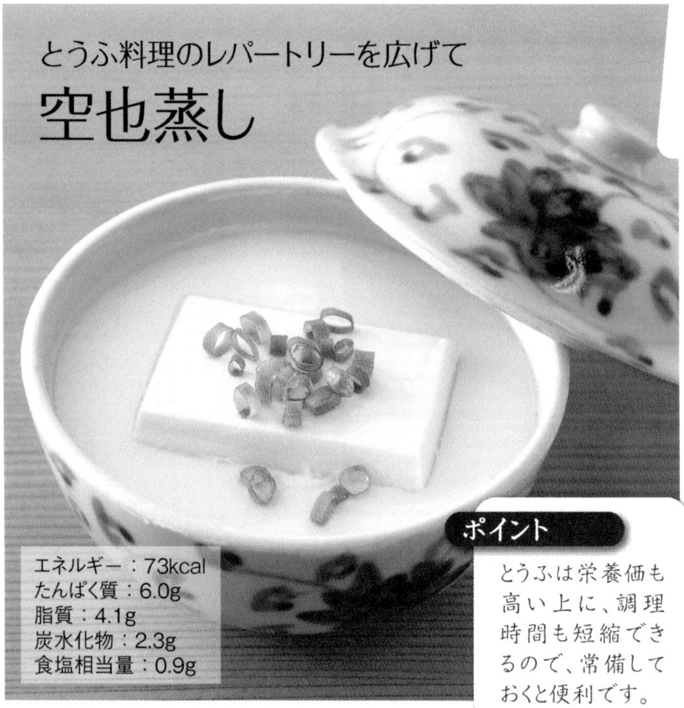

エネルギー：73kcal
たんぱく質：6.0g
脂質：4.1g
炭水化物：2.3g
食塩相当量：0.9g

ポイント

とうふは栄養価も高い上に、調理時間も短縮できるので、常備しておくと便利です。

材料（1人分）

卵……………………………………½個
Ⓐ
- だし……………………………½カップ
- 薄口しょうゆ………………小さじ¼
- みりん…………………………小さじ¼
- 塩…………………………………少々

絹ごしどうふ………………⅙丁（50g）
万能ねぎ…………………………少々

作り方

❶Ⓐをボウルに入れ、まぜ合わせる。卵を割りほぐし、Ⓐとまぜ合わせ、万能こし器でこす。
❷茶わんにとうふを入れて、❶の卵液を注ぐ。
❸蒸気の上がった蒸し器に❷を入れ、中火で1～2分、弱火にして15分蒸す。冷めるまでおいておく。
❹小口切りにしたねぎを上に散らす。

どの症状でも食べやすくたんぱく質も豊富

冷ややっこ薬味3種

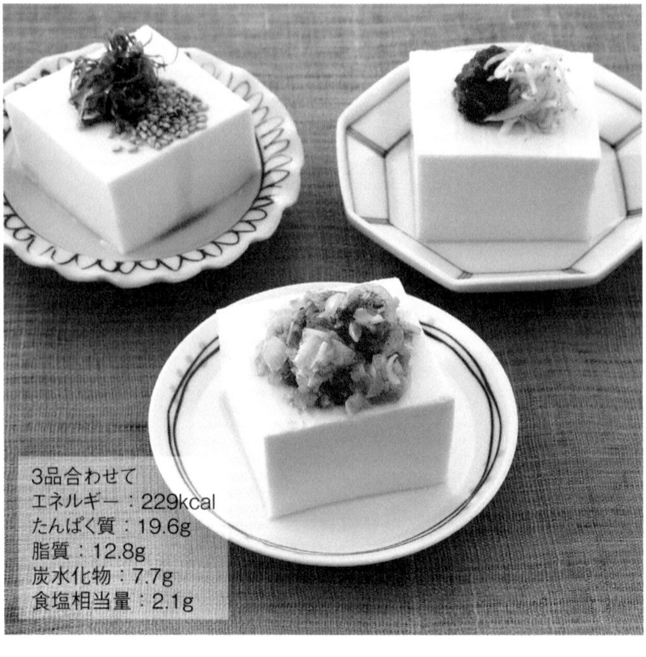

3品合わせて
エネルギー：229kcal
たんぱく質：19.6g
脂質：12.8g
炭水化物：7.7g
食塩相当量：2.1g

材料（各1人分）

絹ごしどうふ…………………1丁（300g）
Ⓐ
- 青じそ……………………………1枚
- いり白ごま…………………小さじ⅓
- ポン酢じょうゆ……………………少々

Ⓑ
- さくらえび…………………大さじ½
- ザーサイ……………………………3g
- ねぎ…………………………………3cm
- ごま油………………………小さじ⅔
- 酢……………………………小さじ⅔

Ⓒ
- 梅干し……………………………½個
- しらす干し…………………小さじ1

作り方

❶とうふは水けをきって3つに切り、それぞれ器に盛る。
❷Ⓐの青じそはこまかくせん切りにする。
❸Ⓑのザーサイ、ねぎはあらいみじん切りにする。フライパンにごま油を熱し、さくらえびを炒め、ねぎ、ザーサイを加えてさらに炒め、酢を入れて火を止める。
❹Ⓒの梅干しは種をとってたたく。
❺Ⓐ、Ⓑ、Ⓒの薬味をそれぞれ❶にのせ、Ⓐにはごまとポン酢じょうゆをかける。

食欲のないときの助っ人メニュー
とろろの冷たいお茶漬け

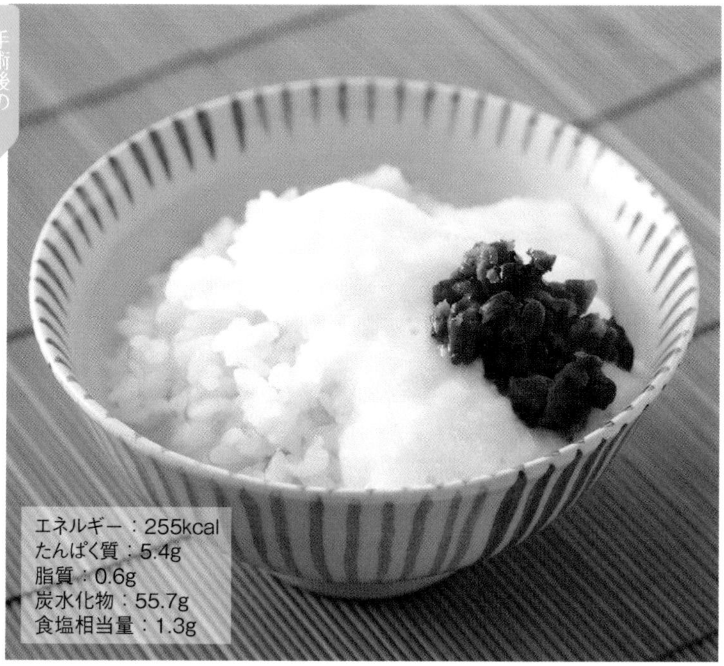
エネルギー：255kcal
たんぱく質：5.4g
脂質：0.6g
炭水化物：55.7g
食塩相当量：1.3g

材料(1人分)
ごはん……………………………120g
長いも……………………………………70g
だし……………………………1カップ
塩……………………………………少々
薄口しょうゆ…………………小さじ¼
しば漬け………………………小さじ1

作り方
❶長いもは皮をむき、すりおろす。
❷なべにだしを煮立て、塩としょうゆを加える。冷めたら冷蔵庫で冷やしておく。
❸ごはんを器に盛り、❶と刻んだしば漬けをのせ、❷のだしを注ぐ。

ポイント
においに敏感になると、自分で調理することがつらいことがあります。周囲に自分の感じ方を伝えて、一緒に対策を考えましょう。

エネルギー補給に最適なデザート
アイスクリーム

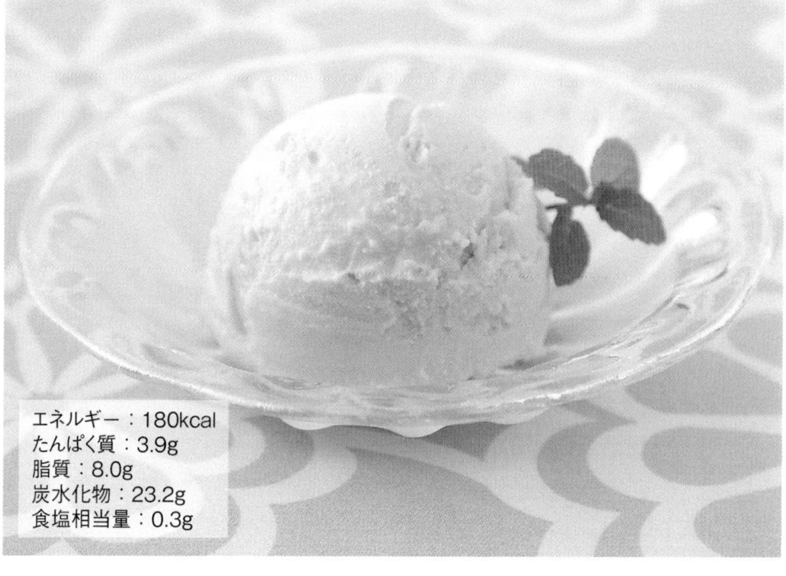
エネルギー：180kcal
たんぱく質：3.9g
脂質：8.0g
炭水化物：23.2g
食塩相当量：0.3g

材料(1人分)
バニラアイスクリーム(市販品)
……………………100g
ミントの葉……………1枚

作り方
❶アイスクリームをデッシャーですくって、皿に盛る。
❷❶にミントの葉を飾る。

Column 栄養補助食品の選び方

手術後、食事が十分に摂れないとき、または体重減少が著しかったり体力の低下を感じたときに活躍してくれるのが栄養補助食品です。噛めないときや、飲み込みが悪いときにやわらかい食品にとろみをつけて飲み込みやすくする製品もあります（21ページ参照）。自分にどのようなタイプの商品が適しているのか、商品や購入先をかかりつけの医師や管理栄養士に相談してください。

食事が摂れない／体重が減少した／体力の低下を感じる

エネルギー補助食品

炭水化物、たんぱく質、脂質、ビタミン、ミネラルをバランスよく配合した栄養飲料です。1㎖あたり1～2kcalあります。

＜栄養強化タイプ＞ビタミン、鉄、銅、セレン、マンガンなどの微量栄養素、食物繊維、n-3系脂肪酸などを強化しています。

＜栄養調整タイプ＞脂質と糖質の配合が調整されていたり、低たんぱく、低リン、低カリウムに調整されているものもあります。

たんぱく質補助食品

鉄、亜鉛、カルシウムなどのミネラル分を付加したものもあります。

＜粉末のもの＞ほかの補助食品にとかして一緒に摂取することができます。

＜ゼリータイプ＞飲み込みが困難な方でも安心のゼリータイプで、甘いデザート風の味やおかずの味などがあります。

野菜・果物が食べられない／ビタミン不足が気になる／ミネラル不足が気になる／貧血・骨粗鬆症が気になる

ビタミン・ミネラル強化食品

ビタミン、鉄、カルシウム、亜鉛、銅、セレンなどのミネラルを強化しています。ドリンクタイプ、ゼリー・プリンタイプがありますが、お菓子タイプ（キャンディ、せんべい、和菓子、クッキー）、ふりかけなどもあります。

液体の飲み物にむせる／飲み込みが困難

水分補給食品

飲み込みの悪い方も安心して飲めるよう、とろみつきタイプ、ゼリータイプ、口腔内の乾燥対策に使用するスプレータイプがあります。高エネルギーまたは低エネルギーの調整タイプや、食物繊維、ビタミン、ミネラルを付加したものもあります。

とろみ調整食品・固形化調整食品

誤嚥《ごえん》（飲み物や食べ物が誤って気管に入ること）を防ぐために、食品や水分にとろみをつけたりゼリー状にする製品。温度に影響を受けずに、冷たいもの・あたたかいものに使用することができ、味を変えずにとろみをつけたり、ゼリー状にできます。

会社名	問い合わせ先	電話番号	受付時間
アボット ジャパン	お客様相談室	0120－964－930	9:00～17:30　土日祝、会社休業日を除く
クリニコ	商品やご購入に関するお問い合わせ	0120－52－0050	9:00～17:30　土日祝、年末年始、5月1日を除く
明治	お客様相談センター	0120－201－369	9:00～17:00　土日祝、年末年始を除く
テルモ	コールセンター	0120－563－255	8:00～19:00(月～金)／9:00～17:00(土)　日祝、年末年始を除く
ニュートリー	お客様相談室	0120－219－038	9:00～17:00　祝、休、年末年始、お盆を除く
ヘルシーフード	通信販売ヘルシーネットワーク	0120－918－950	9:00～17:00

病気を正しく
理解するための
わかりやすい

医学知識編

がん・感染症センター都立駒込病院 外科医長　土田知史
がん・感染症センター都立駒込病院 外科部長　長 晴彦
鎌倉女子大学家政学部管理栄養学科 准教授　落合由美
（元・国立がん研究センター東病院 栄養管理室長）

胃の形・構造・仕組み・働きをまず理解しよう

多くの人がイメージしている胃の位置や働きは、実際の胃とは多少ずれていることが多いようです。まずは胃の基本的な特徴と機能を確認しておきましょう。

多くの役目を担う胃の位置、形、そして構造

胃は食道と十二指腸をつなぐ、釣り針のような形をした袋状の消化器です（図1―1）。胃の主な役目は、食道から流れ込んできた食物を一時的に蓄え、胃酸と十分に混ぜ合わせて食物を殺菌し、どろどろの粥《かゆ》状にしたものを、少しずつ十二指腸に送り出すことです。

食道に続く胃の入り口を噴門《ふんもん》、腸への出口を幽門《ゆうもん》、胃の中心部分を胃体部といいます（図1―2）。

入り口の噴門の重要な機能は、胃液や胃の内容物の食道への逆流防止です。胃がんの手術などで噴門の機能が損なわれると食道への逆流が起こりやすく、逆流性食道炎（128ページ参照）など不快な症状に悩まされることになります。

胃の中心部である胃体部では、胃酸や内因子（110ページ参照）が分泌されます。出口の幽門は、胃の内容物を少しずつ腸に送り出すポンプのような役目を果たします。手術で幽門がなくなると、食べたものが一気に腸に流れ込むため、ダンピング症状（126ページ参照）などが起こりやすくなります。

また、胃以外の消化管は〝内輪外《ないりんがい》縦《じゅう》〟といって内側が輪状筋、外側が縦走筋の2層の筋肉でできていますが、胃にはさらに内側に斜走筋があり、3層の筋肉構造でできています（図1―3）。この構造のおかげで胃はとても伸びがよく、空腹のときはぺしゃんこで、食べれば食べた分だけ大きく膨らむ胃袋の役目を果たしているわけです。

胃は、この縦・横・斜めに走る3層の筋肉を駆使し、胃袋全体をぐにゅぐにゅと何十回も蠕動《ぜんどう》運動させて、さまざまな食物をどろどろの粥状にします。

へそ？ みぞおち？ 意外な胃の位置

胃は、もたれ感や吐き気など胃の不快感を実感しやすく、具体的に意識しやすい臓器ですが、実際の胃の位置とはずれてイメージされていることが多いようです。

胃はみぞおちの左寄りに位置し、左横には小さな脾臓《ひぞう》、右横には大きな肝臓、胃の裏の背中側には膵臓《すいぞう》があります（図1―1）。個

胃の形・構造・仕組みと働き

図1-1 胃の位置・形

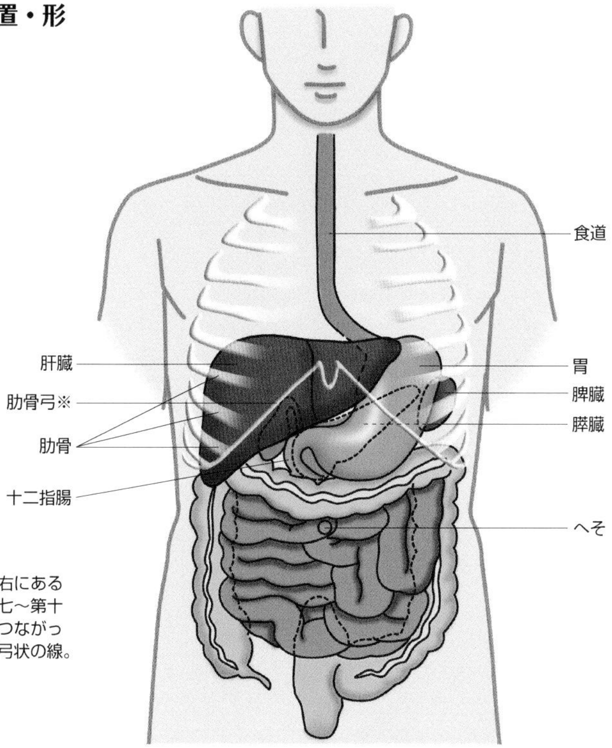

※みぞおちの左右にある軟骨組織。第七～第十肋骨の前面がつながって形成される弓状の線。

図1-2 胃の構造

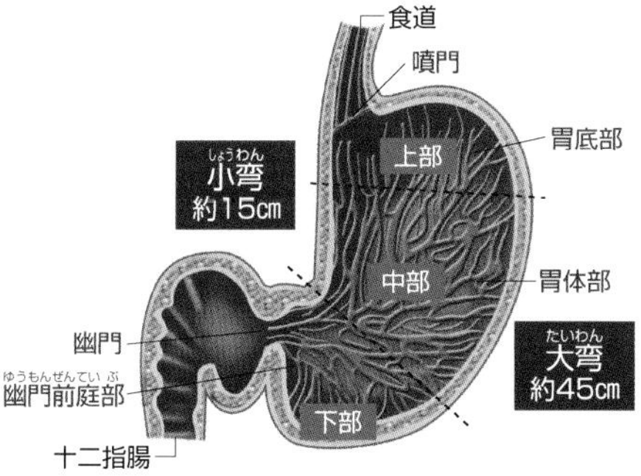

胃は非常によく伸びる消化器で最大内容量は1.2～1.6ℓ（食べた内容物に応じて伸縮）。空腹時にはぺしゃんこになっておちょこ数杯分の容量になるが、食べると1ℓのペットボトル1.5本分を超える大きさになる。ただし個人差も大きく、体位によっても変化する。

図1-3 胃の筋肉は3層構造

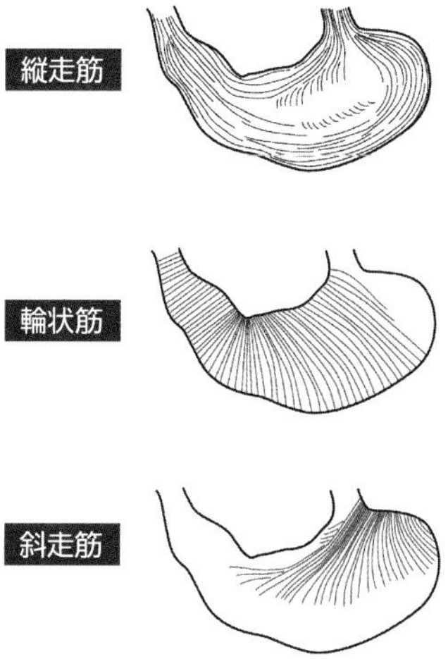

人差もあり、体位によっても変わりますが、胃全体の8割は体の中央より左側にあり、食道に近い胃の上部3割以上が左の肋骨弓《ろっこつきゅう》の下に入り込んでいます。

基本的な位置を正しく理解しておくと痛みや不快症状が体のどこで起こっているのかを自分でも把握しやすく、医師などの問診の際にも症状をより正確に伝えやすいので、一度確認してみてください。へそのあたりの痛みが胃から発生していることもありますが、十二指腸など別の部位の痛みを胃痛と感じることも多いようです。これを関連痛といいます。胃がんなどが原因の痛みを背中の痛みと思うこともあり、胃に違和感があると思ったら心臓トラブルの関連痛だったということもめずらしくありません。

成長や骨代謝にも関係する多彩なホルモンを分泌

胃の内側を顕微鏡で見ると毛穴のような小さなくぼみがたくさんあります。これが胃小窩《いしょうか》で、人の胃には数百万個の胃小窩があるといわれています。

胃小窩の中には、細くて深い井戸のような胃底腺《いていせん》という分泌腺があり、塩酸や、塩酸から胃壁を守る粘液、ビタミンB_{12}を運ぶキャッスル内因子、たんぱく質の消化酵素ペプシンのほか、底近くにある内分泌細胞からは実に多彩なホルモンが分泌されています（図1-4）。たんぱく質はペプシンによって第一段階の分解が行われ、アミノ酸に至る消化が進みます。キャッスル内因子によってビタミンB_{12}は小腸で吸収され、また胃酸は血液をつくるための鉄分の吸収を助けます。

グレリンと呼ばれる物質は、1999年に日本人化学者が発見しました。成長ホルモン分泌刺激や摂食刺激（食欲亢進）の作用があり、そのほとんどが胃から分泌されていることがわかっています。

食物は、口にはごちそうでも、体にとっては病原菌や有害微生物なども含んだ異物にほかなりません。胃液は、胃底腺で分泌される塩酸が主成分の強い酸性の消化液で、食物中の細菌や微生物の繁殖を防ぎます。しかし、胃からは同時に粘液が産生されるので、胃液によって自分の胃が溶けてしまうことはありません。

胃はどのようにして食べ物を消化するのか？

かつては、胃は蠕動運動によって消化するものと考えられていました。

1752年にフランスの物理学者レオミュールが、鷹が消化しなかったものを吐き出す習性を利用し、胃で溶けない金属の小さな金網に肉を入れて鷹に与えたところ、吐き出された金網の中の肉はどろどろに消化されていました。

このことから、胃による消化は単なるすりつぶしではないことが明らかになったといわれています。

胃からはこんな消化酵素とホルモンが分泌される

図1-4 さまざまな分泌物を噴出する胃底腺

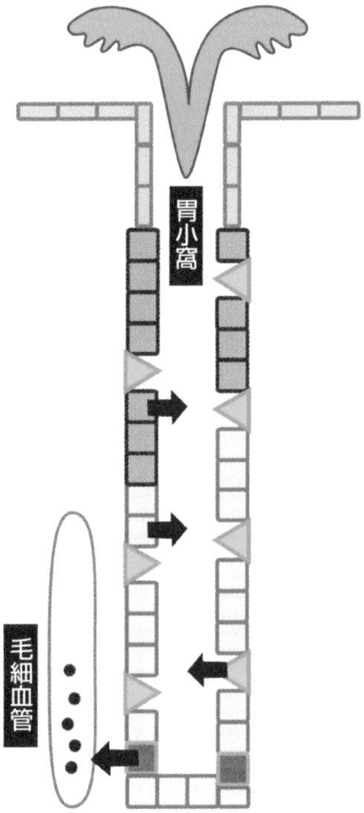

★胃底腺から胃へ分泌されるもの

粘液細胞
胃壁を守る粘液

壁細胞
塩酸（食物の殺菌）、内因子（ビタミンB_{12}吸収）

主細胞
ペプシノゲン（たんぱく質分解酵素ペプシンの前駆体；胃液中でペプシンになる）

★胃底腺から毛細血管へ分泌されるもの

内分泌細胞
ガストリン（胃液分泌促進）、グルカゴン（糖代謝調節）、ソマトスタチン（成長ホルモン分泌抑制）、コレシストキニン（膵液分泌亢進）、セクレチン（胃酸中和）、グレリン（食欲亢進、成長ホルモン分泌促進）、オベスチン（卵胞ホルモンの一種エストリオールの慣用名）、ほか多数。

胃液は、そのほとんどが塩酸で、ごくわずかの消化酵素を含むpH1～1.5の強い酸性の液体（pH7が中性）。分泌量は1日に1～2.5ℓだが、3ℓ近く分泌される場合もある。

図1-5 消化液の種類と１日の分泌量

消化液	1日の分泌量
唾液	約１～1.5ℓ
胃液	約１～2.5ℓ
膵液	約0.6～1.5ℓ
胆汁	約0.5～0.8ℓ
腸液	約2.0～3.2ℓ

1日で合計5.1～9.5ℓもの消化液が分泌されている。胃液のみで3ℓ近く分泌する人もいる。

図1-6 消化液中の主な消化酵素

消化液	炭水化物	たんぱく質	脂質
唾液	唾液αアミラーゼ		
胃液		ペプシン	
膵液	膵αアミラーゼ	トリプシン キモトリプシン カルボキシペプチダーゼ	膵リパーゼ
腸液	αグルコシダーゼ	アミノペプチダーゼ	腸リパーゼ

これだけは知っておきたい 胃がんの正しい知識

ひと口に「胃がん」といっても、発症部位や進行具合によって治療法は違います。正しい知識を味方につけて胃がんの治療を成功させましょう。

毎年12万人が新たに罹患。日本人に多い「がん」

日本の年間がん死亡者数は増加を続け、２０１７年までの過去40年間でおよそ2・5倍に増えています。急激な増加の一番の原因は高齢化で、胃がんも60才くらいから発生率が高くなります。

胃がんの死亡者数は、１９９０年代半ばまでは全がんの第1位でした。近年、40～70才代の死亡者数は減少してきていますが、高齢者では増えています。

罹患率は年々減少しつつありますが、新たに発見される胃がんの患者数は毎年12万人にものぼり、依然として胃がんは日本人に多いがんのひとつです（図2-1）。また、日本、韓国、中国などの東アジアや南米では胃がんの罹患率・死亡率が高く、東南アジア、アフリカ、欧米では低いのが特徴的で、ヘリコバクター・ピロリ（ピロリ菌）の感染のほか、発症リスクになる塩分過多などといった食文化も関係していると考えられます。

血液検査も登場して検査法も簡単に

胃がん大国ともいえる日本では治療法も進化しており、世界のトップレベルにあります。がん治療では、なるべく早期のうちにすべてのがん組織を取り去ることが大きな目標ですが、早期の胃がんは、自覚症状を伴わないことも多いのです。

そこで重要となるのは職場や地域の自治体が行う検診です。実際、多くのがん治療施設が、胃がんの半数は早期がんのうちに検診で発見されたものと報告しています。

胃がんの疑いがあると、まず胃内視鏡検査で組織の一部を採取し、胃がんかどうかを確認します（病理検査）。

次にＣＴ検査などでがんの深さや転移の有無などを調べて進行度が判定され、それに基づいて治療方法が検討されることになります（図2-2）。

胃内視鏡検査は、検査時の苦しさから敬遠する人の多かった時代と比べると、カメラの部分にあたる内視鏡が小さくやわらかくなり、楽な検査になりました。

日本人に最も多い胃がんをどのように発見、診断するか

図2-1 日本人の主ながん罹患率

がん年齢調整罹患率の年次推移

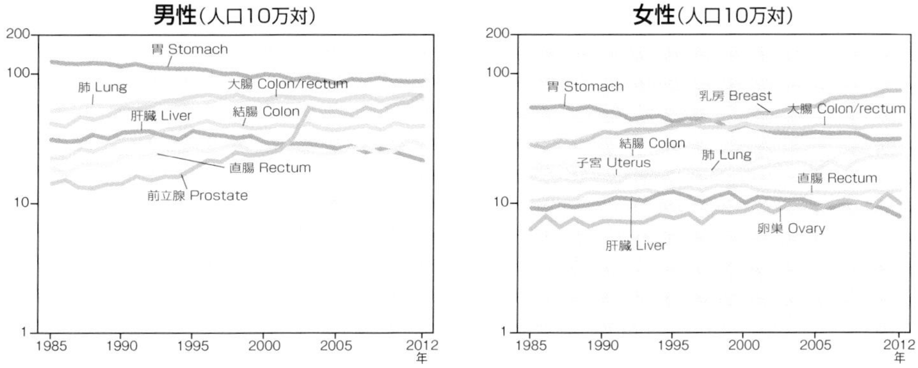

注:乳房の1975―2002年は上皮内がんを含む。
資料出典:国立がん研究センターがん情報サービス『がんの統計'18』

図2-2 胃がんの検査から診断までの流れ

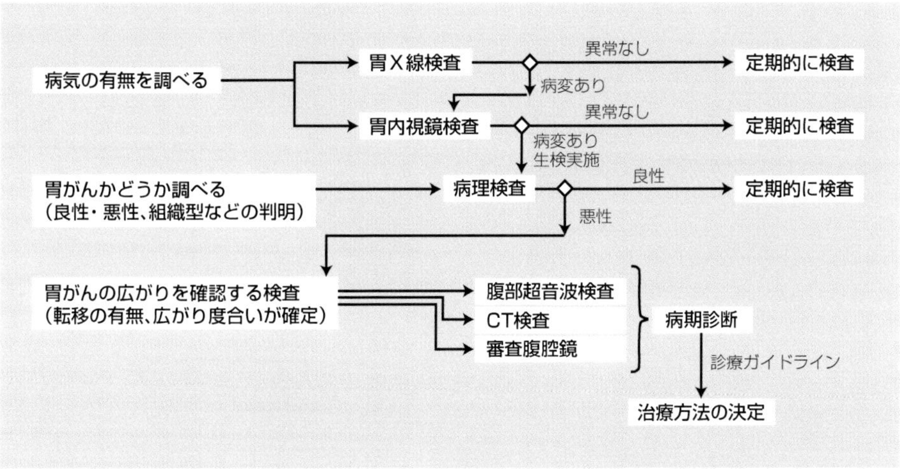

胃X線検査(上部消化管X線造影検査):バリウム(造影剤)と発泡剤(胃を膨らませる薬)を飲み、X線で胃の形や粘膜の状態を調べる。日本で開発された、集団検診での異状発見に適した検査法。
胃内視鏡検査:胃の中を内視鏡(胃カメラ)で直接、観察して組織を採取し、がんの確定診断ができる唯一の検査法。
病理検査:胃内視鏡検査などで採取した胃の組織にがん細胞があるかどうか、またどんながん細胞かを調べる。
腹部超音波検査:超音波を腹部にあてて画像診断する。腹部脂肪や腸管ガスがあると妨げられる。
CT検査:X線によって体を輪切りにした断面写真を撮り、治療前の胃がんの浸潤の深さ、肝臓や肺への転移、リンパ節の腫れ具合、腹水の有無などを調べる。
審査腹腔鏡:全身麻酔で、小さい傷から腹腔内にカメラを入れて、腹膜(腹部の内臓を覆う薄い膜)や近くを通っている大腸などにがんが広がっていないかを調べる。
血液検査(ペプシノゲン検査)は萎縮性胃炎血清ペプシノゲンI/II比率の値に表れる胃粘膜の萎縮度から胃がんかどうかを調べる簡便な検査法。健康診断に取り入れている地域もある。胃X線検査との併用を推奨。

最近はペプシノゲン法という血液検査によって胃がんの可能性を調べる方法も開発されています。これは胃炎による萎縮性をキャッチして、胃がんの可能性を調べる検査です。

胃がんと確定する検査ではないので、陽性と出た場合には胃内視鏡検査など確定するための検査を行います。幸いにして、がんではないことがはっきりしたら、自分の胃が、がんになりやすい状態にあると認識して、その後の定期検診を怠らないようにしましょう。

喫煙、塩蔵品はリスクに、野菜や果物は予防に作用

胃の一番内側の粘膜の細胞が何らかの原因でがん化し、それが診断可能な5㎜以上の大きさになるまでには10年近い年月が必要と考えられています。

胃がん発生の最大の要因はピロリ菌の感染です。ピロリ菌は胃の中に棲みつくと長期にわたって炎症を起こし、直接的あるいは胃粘膜の萎縮を経て間接的に発がんに関与すると考えられています。食塩は、ピロリ菌による発がんを促進させると考えられています。

ピロリ菌の除菌が胃がん発症予防に効果があることは、すでに科学的に証明されており、積極的な除菌が推奨されています。

また、野菜や果物、緑茶などの摂取は、含まれているビタミンC、カロテノイド、ポリフェノールなどの持つ抗酸化作用が細胞をがん化させる活性酸素を分解・無害化することで、がん予防に役立つと期待されていますが、効果は証明されていません。

国立がん研究センターでは、塩分を控えること以外に、野菜や果物を摂る、熱い飲食物は冷ましてから摂る、禁煙するなどのアドバイスもしています。

胃がんはやがて、血管やリンパ管に流れ込み広がる

胃がんは、胃の粘膜に発生します。いわば袋の内側にできるがんなので、がんが粘膜にとどまっている一部の胃がんは内視鏡などを使って切除することもできます。

やっかいなのは、放置しておくと粘膜上を広がったり、粘膜から胃壁を深く侵食して、がんがかたまりとして大きくなることです（図2-3）。どの深さまでがんが達しているかを深達度《しんたつど》といいます。

さらに、がんが胃壁を突き破って外に出ると、おなかの中にがん細胞をばらまいて、種をまくようにあちこちにがんが広がってしまいます。これを播種《はしゅ》といいます。

また、胃がんはリンパ管や血管を通って、リンパ節、肝臓、肺などに転移を起こします。リンパ液にのって流れ出す転移をリンパ行性転移、胃の静脈にのって流れ出たがんが肝臓や肺などに入り込んで増殖する転移を血行性転移といい、胃の外側にこぼれ落ちたがん

胃がんはどのように発生し、広がっていくのか

図2-3 胃がんの発生と進展・広がり（浸潤）

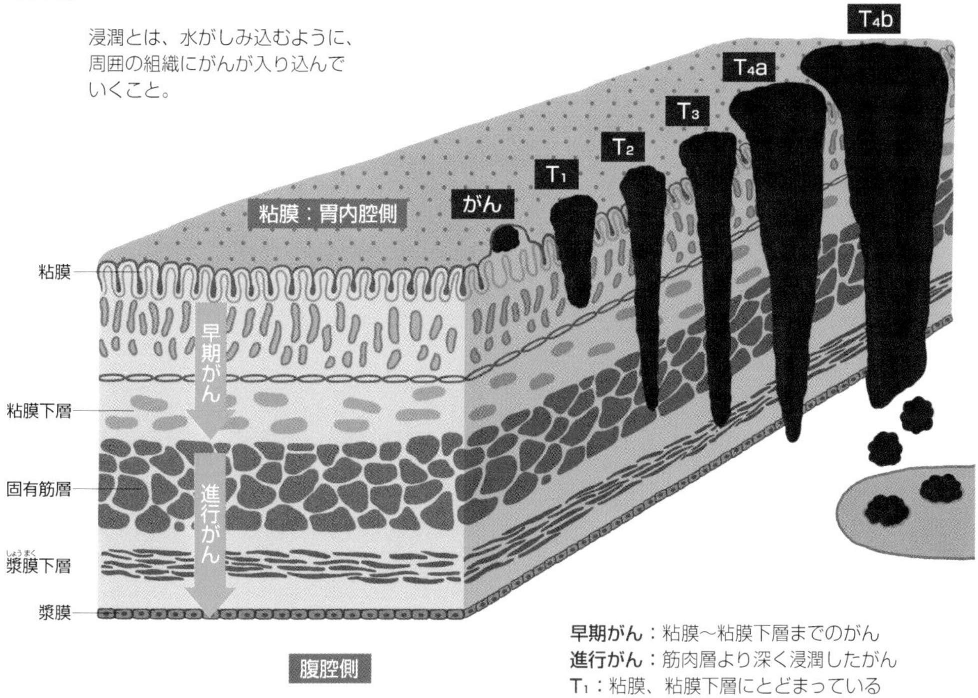

浸潤とは、水がしみ込むように、
周囲の組織にがんが入り込んで
いくこと。

早期がん：粘膜～粘膜下層までのがん
進行がん：筋肉層より深く浸潤したがん
T_1：粘膜、粘膜下層にとどまっている
T_2：固有筋層におよんでいる
T_3：漿膜下層に達している
$T_{4}a$：漿膜から腹腔に露出している
$T_{4}b$：さらにほかの内臓や組織に浸潤している

図2-4 胃がんの転移の種類

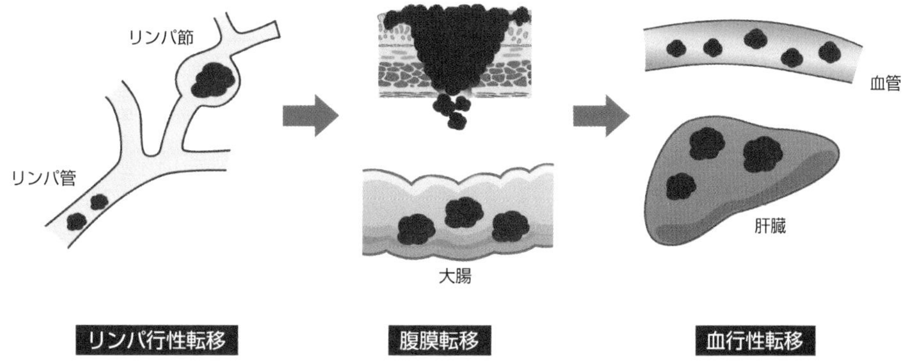

が膀胱や腸などの臓器に付着して増殖する転移を腹膜転移といいます（図2-4）。
　胃がんには浸潤《しんじゅん》、播種、転移を起こしやすいという面倒な性質があるので、検診を受けて早期発見することが重要です。
　また、手術前の検査では、胃以外の臓器、リンパ節などについても念入りな検査が必要となります。

悪性度の高いスキルス胃がんと未分化型

がんの種類によって、突出するように成長するタイプと、水平方向にも垂直方向にも広く浸潤していくタイプがあります。
　前者では、早期胃がんの時期から胸やけ、胃痛、黒い便（下血）や吐血などといった潰瘍と同じ症状を起こしやすいため、それが早期発見のチャンスにもなります。
　後者のタイプに「スキルス胃がん」があります。これは、小さながんの粒がバラバラに増殖して進行が速い上、胃壁の中に潜るように浸透していくので胃内視鏡検査でも見つけにくいという悪性度の高いがんです。
　スキルス胃がんの頻度は胃がん全体の10％未満ですが、診断の時点で60％以上の患者さんに遠隔転移※が認められること、転移の中でも治療の難しい播種による腹膜転移を起こしやすいこと、5年生存率が約10％と低いこと、女性に発症しやすいことなどから特別なイメージを持っている人も多いと思います。
　決定的な治療法はまだ見つかっていませんが、抗がん剤と手術をうまく組み合わせた治療など、新しい治療法開発も進められています。
　スキルス胃がんは未分化型がんが進行した場合の代表例で、転移するときもバラバラに散らばる腹膜転移を起こしやすいのが特徴です。
　一方、分化型がんは、転移する場合も肝転移などの血行性転移が多いといわれています。胃がんの場合、分化型と未分化型はほぼ半々です。
　胃がんの予後を測る一番の目安は病期分類ですが、胃がんのできる位置（噴門側か幽門側か）や、分化型か未分化型かなども影響します。

※離れた臓器やリンパ節にがんが転移すること。

早期発見のために胃がん検診受診を

　検査法や術式が進化して、胃がんの死亡率はここ数十年で減少しましたが、当然のことながらがんが進行すればするほど生存率は低くなります（図2-6）。罹患率も減少していますが、いまだに胃がんは日本人に多いがんです。高齢になるほど罹患率・死亡率とも上昇しますから、40才以降はぜひ検診を受けましょう。
　胃がんは、進行しても全く症状がない場合と、早期から症状が出る場合があります。
　症状だけで病気を診断することはできないので、症状が続く場合は早めに受診したほうがよいでしょう。

胃がんの病期と進行度

図2-5 胃がんの病期（ステージ）

深さ	リンパ節転移個数					遠隔転移あり
	なし	1-2個	3-6個	7-15個	16個以上	
粘膜・粘膜下層	ⅠA	ⅠB	ⅡA	ⅡB	ⅢB	
固有筋層	ⅠB	ⅡA	ⅡB	ⅢA	ⅢB	
漿膜下層	ⅡA	ⅡB	ⅢA	ⅢB	ⅢC	Ⅳ
漿膜浸潤	ⅡB	ⅢA	ⅢA	ⅢB	ⅢC	
他臓器浸潤	ⅢA	ⅢB	ⅢB	ⅢC	ⅢC	
遠隔転移あり						

資料出典:日本胃癌学会編『胃癌取扱い規約』第15版（金原出版）2017年

図2-6 胃がんのステージ別生存率

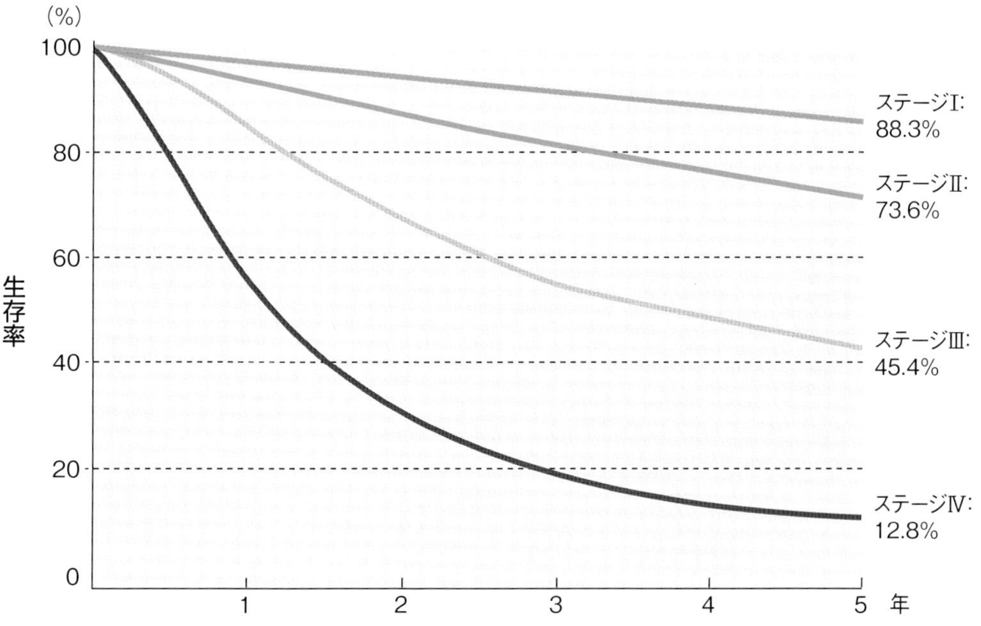

資料出典:『胃がん学会全国登録解析結果報告−2011年手術症例』より一部改変

胃がんの治療は手術療法が中心

胃がんの治療は外科手術が中心です。行った検査の結果を総合して、病期やがんの種類、転移の状態などに合った手術方法を選択します。

進行度や転移による術式選択

胃がんの治療は外科手術が中心になります。自分の腹部にメスが入ることに不安を感じない人はいないでしょうが、切除しなければならないということは切除すれば治る可能性があるということです。無用に恐れたり、医師任せにしてしまったりせず、胃がんの手術療法の基礎を理解して、主体的に治療にのぞみましょう。

胃がんの手術で切除する範囲は、がんの大きさ、深達度、リンパ節も含めた転移の程度などから決められる進行度と、がんができている場所が胃のどこに位置しているかの両方から判断します。

どの手術方法（術式）を選択するかについては日本胃癌学会の示すガイドラインがあり、これが標準治療となっています（図3-1）。

標準治療とは、信頼に足る科学的根拠があり、現在利用できる最良の治療として推奨される治療のことをいいます。例えば、ある病期の胃がんを効果的に治癒させる率の高い（言い換えれば再発や転移の起こる率のなるべく小さい）術式ということです。最新の治療が発見されたとしても、その効果はまだ十分に検証されていない場合は、必ずしも最良の治療法というわけではないことを理解しておきましょう。

多くの場合、胃を切除すると同時に一定のリンパ節を取り除きます。これをリンパ節郭清《かくせい》といいます。術後の再発や転移を防ぐためにはリンパ節郭清が欠かせません。どの程度の郭清を行うか、がんの進行度や発生部位に応じてガイドラインによって郭清範囲が決められています。

科学的に実証された治療効果を重視

リンパ節転移の可能性がある胃がんでは外科手術が一般的です。がんが噴門の近くにあれば胃全摘術（図3-2）、噴門から離れたところにあれば幽門側《ゆうもんそく》胃切除術（図3-3）を行います。この2つが胃がんの定型手術です。幽門側胃切除術の場合は、胃の入り口である噴門は温存され、胃体部もある

胃がんの治療は病期によって決定される

図3-1 胃がんの病期と治療法

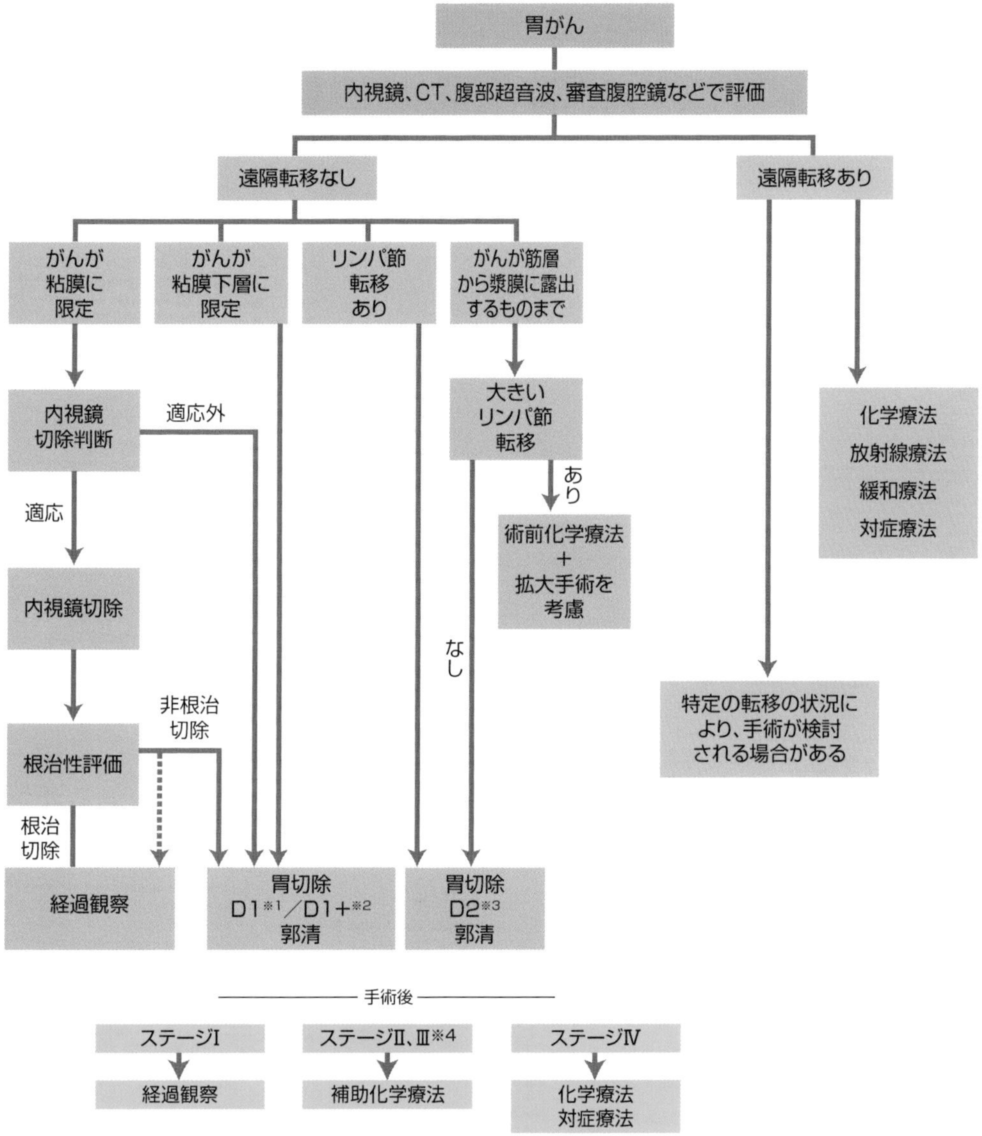

※1 ガイドラインで術式別に示される、領域リンパ節（№1～7）の摘出。
※2 D1郭清に、必要に応じていくつかの領域リンパ節郭清を加える。
※3 D1+郭清に、必要に応じていくつかの領域リンパ節郭清を加える。
※4 粘膜・粘膜下層にとどまるがん、および漿膜下層まで達したがんでリンパ節転移のないものは除く。

資料出典：日本胃癌学会編『胃癌治療ガイドライン』医師用第5版（金原出版）より一部改変

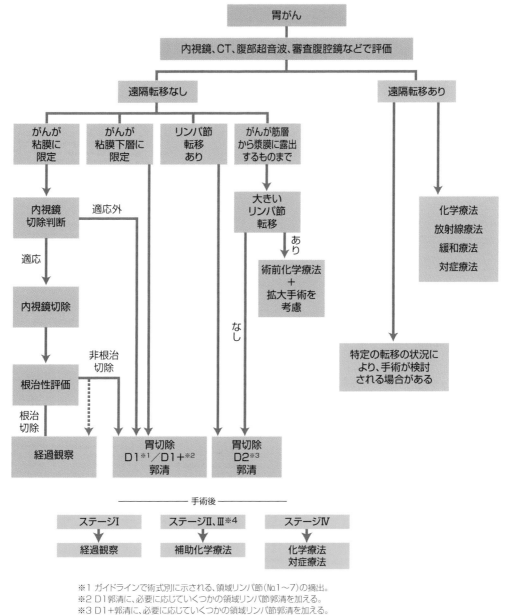

程度は残ります。

そのほか、早期がんを中心に幽門保存胃切除術(図3-4)や噴門側胃切除術(図3-5)などの縮小手術が行われることもあります。

切除の範囲が大きくなればなるほど、胃液の分泌など胃に固有の機能も大きく失われます。しかし胃の機能温存は大変難しく、例えば幽門の開閉を調節する神経が切れると幽門は閉じたままになってしまうので、幽門保存胃切除術の場合、その神経も温存する必要があります。

さらに切除範囲の小さい胃分節切除術や胃局所切除術は治療効果が安定的でないことから、まだ試験的な位置づけにとどまっています。定型手術を行うか縮小手術を行うかは、がんの根治性と機能温存のバランスを考慮して決定されます。

また、適応は施設によって異なりますが、早期の胃がんを中心に、腹腔鏡下（図3-7）やロボット支援下（図3-8）の胃切除が行われることもあります。これらの手術では腹腔鏡というカメラを用いますが、胃を切除するという意味では開腹胃切除術と変わりありません。しかし、腹部の傷は小さいため術後の痛みは少なくてすみます。また、体の負担が少なく術後の回復が早いことが期待されています。

早期がんに限らず、患者さんも医師も、なるべく手術による侵襲《しんしゅう》※を少なくしたいと願うものです。しかし、早期がんは早期であるだけに必ず1回の手術で根治させなければならず、いたずらに小さく切除して再発が多くなることは許されません。それゆえ、ガイドラインでは、より安定的なエビデンス(科学的に実証された治療効果)を重視した治療法が標準治療として推奨されています。

早期がんでは内視鏡治療が増加

早期の胃がんでリンパ節に転移している可能性がほとんどない場合は、開腹することなく、口や鼻から入れた内視鏡を使って、がん切除が可能な場合もあります。

これをほかの外科手術と区別して内視鏡治療（図3-6）といいます。

内視鏡治療は、主に粘膜内のがんを対象に粘膜下層までの部分的な切除を行う治療法で、胃の機能はほぼ温存されます。

診断・治療の技術や用いる器材の進歩により、臨床試験によるエビデンスに基づいて適用例が増えています。

がんが確実に取り切れてリンパ節転移の可能性がきわめて低い場合には経過観察となりますが、がんが胃やリンパ節に残っている可能性がある場合は、追加で手術が必要になります。

胃がんの治療には、外科手術や内視鏡治療のほかに、抗がん剤などの薬を使う化学療法（130ページ

※病気や怪我のほか手術や医療処置なども含めて、体を傷つける行為全般を指す医学用語。

胃がんの切除方法
―「胃全摘術」「幽門側胃切除術」「幽門保存胃切除術」「噴門側胃切除術」―

図3-2 胃切除：胃全摘術

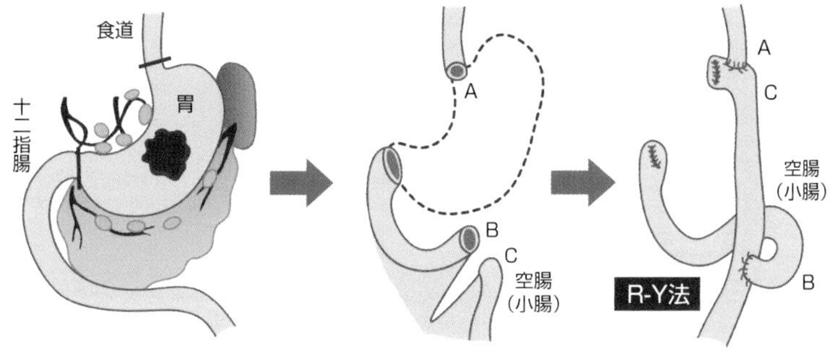

※小腸は、口側から十二指腸、空腸、回腸に分けられる。

胃をリンパ節ごとすべて切除した後、食道と小腸を縫い合わせる手術。

片側を縫い閉じられた十二指腸には、肝臓から分泌される胆汁と、膵臓からの膵液が流れ込む（図1-1参照）。

図3-3 胃切除：幽門側胃切除術

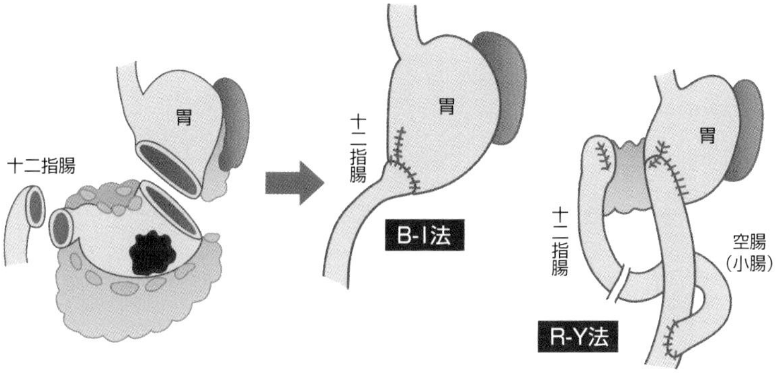

胃の下部2/3程度をリンパ節ごと切除し、残った胃と小腸を縫い合わせる手術。

図3-4 胃切除：幽門保存胃切除術

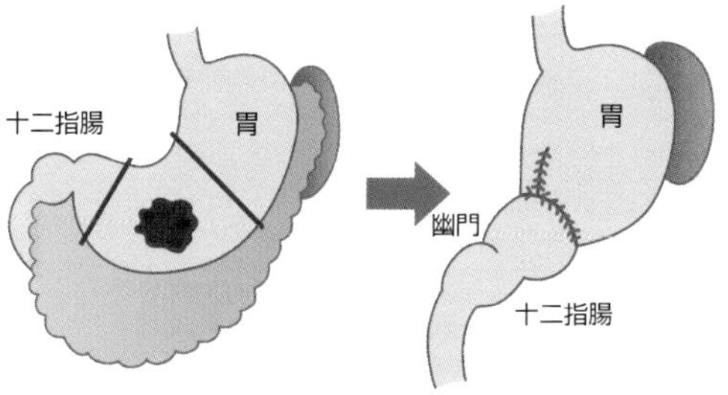

幽門を残したまま、胃の下部をリンパ節ごと切除し、残った部分同士を縫い合わせる手術。

図3-5 胃切除：噴門側胃切除術

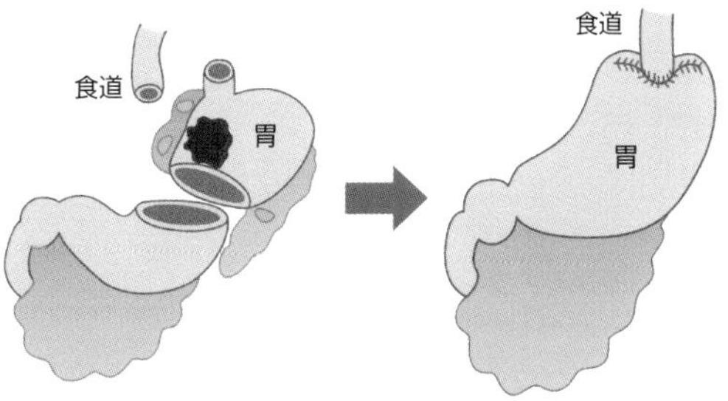

胃の上部1/3程度をリンパ節ごと切除し、残った胃と食道をつなぎ合わせる手術。

参照）や、適応例は少数ですが、放射線治療も行われることがあります。
　放射線治療を行うケースは限られていて、すでにあちこちに転移していて、そのために生じる骨などの痛みが強かったりする場合や、切除困難な胃がんから出血が続く場合などに、その症状を緩和《かんわ》するために使うことがあります。
　これを緩和的放射線治療といいます。

入院から退院まで早期回復に向け意欲的に

　最近は、左ページのような各病院で作成したプログラム「クリニカルパス」（質の高い医療を患者さんに提供することを目的として、入院から退院までの計画を立てたもの）に沿って、治療を行うことが多くなっています。
　手術後、いつ起き上がり歩けるようになるか、いつから飲食できるかなどの見通しを知っておく

内視鏡手術と腹腔鏡手術

図3-6 内視鏡的粘膜下層剥離術（ESD）

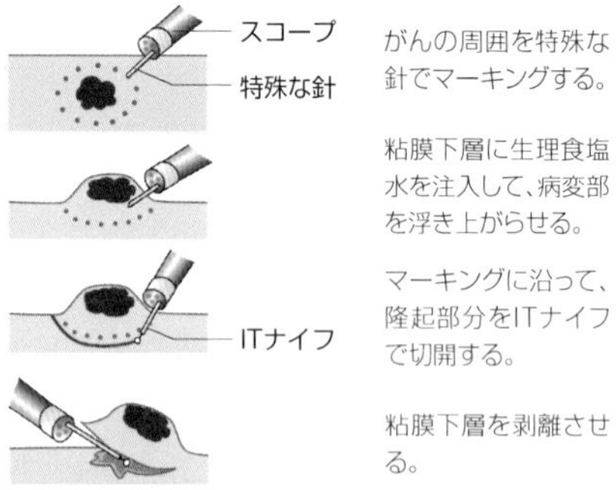
スコープ
特殊な針
ITナイフ
がんの周囲を特殊な針でマーキングする。
粘膜下層に生理食塩水を注入して、病変部を浮き上がらせる。
マーキングに沿って、隆起部分をITナイフで切開する。
粘膜下層を剥離させる。

専用の電気メス（高周波ナイフ）の進化などにより、ESDが行えるようになり、適応事例が増えている。

図3-7 腹腔鏡下の胃切除

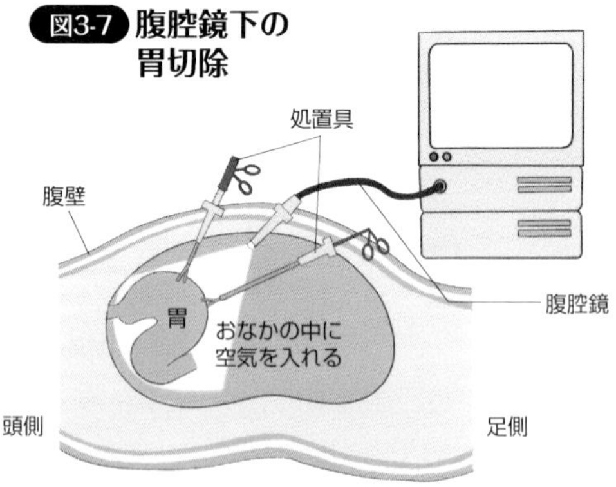
処置具
腹壁
腹腔鏡
胃
おなかの中に
空気を入れる
頭側
足側

腹腔鏡（補助）下の手術には、開腹による侵襲や術後の疼痛が少ないというメリットがあり、早期胃がんを中心に実施件数が増えている。進行がんでは腹膜転移の有無を腹腔鏡で確認する場合もある。

図3-8 ロボット支援下手術

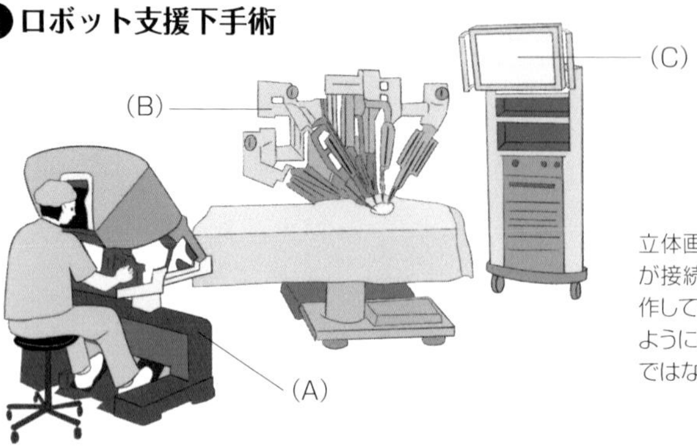
(C)
(B)
(A)

立体画像（A）を見ながら、手術器具やカメラが接続されたロボットアーム（B）を、遠隔操作して手術する。繊細で正確な操作ができるようになり、より安全な手術が可能になるのではないかと期待されている。

図3-9 胃がん手術後クリニカルパスの一例※

治療や看護の手順を標準化し、診療の効率化や均質化などを図るためのプログラム。

		活動	食事	清潔排泄	指導
前々日まで		自由	自由	シャワー おへそ掃除	入院生活指導
手術前日		自由	夕まで食事	シャワー おへそ掃除	薬剤説明 口腔ケア 呼吸指導
手術当日	手術前	病棟内歩行可	朝まで飲水	トイレ可	
手術当日	HCU	2時間ごとに体位変換	禁飲食	体を拭く、排便・排ガスがあったら看護師に伝える／尿を出す管	
術後1日目	HCU	座位	飲水可	体を拭く、排便・排ガスがあったら看護師に伝える／尿を出す管	
2日目	HCU	歩行訓練開始	飲水可	体を拭く、排便・排ガスがあったら看護師に伝える／尿を出す管	
3日目	病棟	自由（積極的な歩行）	飲水可	体を拭く、排便・排ガスがあったら看護師に伝える／尿を出す管	栄養指導
4日目	病棟	自由（積極的な歩行）	昼から五分粥6回食	体を拭く、排便・排ガスがあったら看護師に伝える	栄養指導
5日目	病棟	自由（積極的な歩行）	昼から全粥6回食	ドレーン（おなかの管）が抜けたらシャワー可	
6日目	病棟	自由（積極的な歩行）	昼から全粥6回食	ドレーン（おなかの管）が抜けたらシャワー可	
7日目	病棟	自由（積極的な歩行）	昼から全粥6回食	ドレーン（おなかの管）が抜けたらシャワー可	栄養指導
8日目以降	病棟	退院	昼から全粥6回食	ドレーン（おなかの管）が抜けたらシャワー可	

※都立駒込病院で行われているクリニカルパス。スケジュールはひとつの目安で、状態により変更される。

と、患者さん自身が積極的に治療にのぞみやすいというメリットもあり、手術後の不安の軽減にもつながります。

　手術後は、早期回復のために早期離床を目指します。

　離床を妨げる一番の要因は傷の痛みなので、痛みをやわらげるために積極的に鎮痛剤を使用します。

　早期離床は血栓症の予防に役立つだけでなく、腹部の蠕動を促進させたり、深い呼吸が可能となり、腸閉塞や肺炎の予防にも役立ちます。

手縫い吻合と器械吻合～それぞれの長所を組み合わせてよりよい手術へ～

　消化管の吻合には自動吻合器・縫合器といった器械を用いることが増えており、手術用機器の進化によって縫合部の漏れや縫いムラが減り、よりスピーディな手術が可能になって合併症の予防にもつながっています。

　ただし、機器では対応しにくい部分的な補修が必要になる場合もあり、いざというときの外科医の手縫い技術は維持されなければなりません。

手術後に起こりやすい トラブルの原因と対策

ほかの手術と同様、胃がんの手術後にもいろいろな合併症、後遺症が起こることがあります。その症状や対応法を知り、できれば予防策を講じておきましょう。

手術によって起こるさまざまな合併症

外科手術の技術は近年さらに進歩しています。

胃がんは、緊急手術は少なく、大抵は待機的に準備して手術を行うため、さまざまな工夫により合併症の発症率は年々下がっています。

それでも生身の体にメスを入れるのですから、予期せぬ事態が発生する可能性はゼロではありません。

近年は、高齢化や肥満化など、患者さん側の合併症リスクが増大しつつあります。

主な合併症には、左ページの表のようなものがあります。

そのほか、持病が悪化したり、予期しない合併症が起きて致命的になったりすることもありますが、こうした合併症の多くは一時的な症状であり、ほとんどの場合、適切な対応や治療によって徐々におさまります。

合併症のリスクを減らすための予防策

手術の翌日から、なるべく座ったままの姿勢（座位）で過ごし、立つ・歩くなど軽い運動から開始しましょう。

全身の血行を改善し、胃腸も適度に刺激するほか、筋力の低下も防ぎ、腸閉塞や肺の合併症の予防にも役立ちます。

腹式呼吸の練習（息を吸いながらおなかを膨らませ、吐きながらおなかを凹ませる）をすることも、肺の動きをよくし、全身の血行も促進して、肺炎や肺塞栓《そくせん》などの肺の合併症を防いだり、胃腸を適度に刺激する作用が期待できます。

また、手術する前に、合併症に効果的な予防策を実行することで、合併症を減らそうという取り組みもあります。

そのひとつが、歯科受診です。これは合併症のひとつである肺炎や腹腔内膿瘍《のうよう》の原因になりうる口腔内細菌を減らそうという取り組みです。

手術の1カ月～2週間前までに歯科を受診し、虫歯や歯周病、義歯の状態をチェックしてもらい、必要があれば治療を受け、プラー

手術で起こる主な合併症

図4-1 胃がん手術の直接・間接の影響で起こる主な合併症

	発症率	症状・特徴
手術中および手術後の出血	約1.5～10%で輸血が必要	輸血が必要になる。通常、出血量は多くないが、まれに大量出血による出血性ショック（急性循環不全）を起こすこともある。
縫合不全	約1.5～2.3%	縫合部の治りが遅く、消化液が腹腔内に流出する。
膵炎、膵液瘻	約0.2～5%	リンパ節切除の際にできた傷などから、膵炎や、消化液である膵液が膵臓の外に漏れる膵液瘻が起こる。漏れる量が少なければ自然治癒するが、抗生物質の投与や再手術が必要になることもある。
腹腔内膿瘍	5%以下	腹腔内に細菌などが感染して膿がたまる。膿を体の外に出す処置が必要になることもある。
腸閉塞（イレウス）	約0.2～2%	腸の働きが悪くなったり、腸の中が詰まったりして起こる。腸の一時的な麻痺、腸の癒着やねじれ、狭い隙間に腸が入り込んだ場合などに発症する。
肺疾患	5%以下	手術後の痛みで呼吸が浅くなって痰が出せなくなり、むせ込んだりして肺炎になる。まれに肺炎が重症化して、呼吸不全となることもある。
下肢《かし》静脈血栓症・肺塞栓		長時間ベッドで横になっていたりして動かずにいると静脈の流れが悪くなり、下肢の血管が血栓で詰まることがある。血栓が静脈を流れて肺の血管が詰まることがある。航空機のほか、災害避難所などでも起こりやすい。

ク（歯垢《しこう》）や歯石を除去しておきましょう。

ふたつ目は、内臓脂肪対策です。かつて主流だった痩せ型の胃がん患者さんが減り、※肥満の患者さんが多くなってきました。なかでも問題なのが、太っているようには見えないのに、腹部だけがぽっこり出ている内臓脂肪型肥満です。

皮下脂肪型肥満と違って、内臓脂肪が臓器を覆ってしまう内臓脂肪型肥満の場合、手術中、目標とする場所を同定するのが困難で、臓器などの位置関係も把握しにくいのです。

そのため、手術に要する時間拡大、手術時の出血量増大、無意識での臓器へのダメージなどの確率が増し、結果として膵液瘻《すいえきろう》（膵臓が傷ついて膵液がおなかの中に漏れること。膵液の自己消化作用により、腹腔内出血を起こすこともある）をはじめとした多くの合併症が起きてしまう可能性が高くなります（図4－1）。

※ BMI ＝体重 (kg)÷身長 (m)÷身長 (m) ＝ 25以上、あるいは体脂肪率が男性25%以上、女性30%以上。

内臓脂肪の減少には運動が効果的と言われているため、手術を待っている間、食事量は維持したままウォーキングや軽い筋力トレーニングを取り入れる試みなども、一部で行われています。ただし、どの程度の運動をしてよいかは自己判断ではなく、主治医に確認するとよいでしょう。

もうひとつ、最近注目されているのが、高齢者胃がん患者さんに対する対策です。高齢者の胃がんが急激に増加していますが、高齢者では全身の予備能力が低下していて、手術などのストレスが加わるとさらに体力が低下してしまうことがあります。

このように「加齢に伴うさまざまな機能変化や予備能力の低下によってストレスに対する弱さやもろさが進んだ状態」をフレイルといいます。

また、フレイルの要因のひとつとして、「全身の筋力と筋肉量が低下した状態」をサルコペニアといいます。いわゆる年をとって筋肉が衰えた状態です。サルコペニアが進行すると、活動度の低下が生じ、食事摂取量が減り、低栄養の状態となってさらに筋肉量が低下してしまうという悪循環になってしまいます（図4-2）。

こういったフレイル・サルコペニアの状態の高齢者では、手術の合併症のリスクが高くなることが問題となります。そこで術前にフレイルかどうかを評価し、手術の可否を判断する必要があります。

ただし、フレイルやサルコペニアの患者さんであっても、栄養や運動療法により健康状態が改善し、合併症のリスクを減らせることが知られています。

栄養のなかでは特にロイシン※などのアミノ酸が、運動ではレジスタンス運動（筋力トレーニング）やウォーキングなどが有用とされており、手術に向けて短期間でもバランスのよい栄養摂取と無理のない運動を行っておくことが大切です。

急激な高血糖が引き起こす低血糖症状

胃がんの手術後の後遺症として最もよく知られているのがダンピング症候群です。ダンピング症候群には、食事中や食後すぐに症状が現れる「早期ダンピング症候群」と、食後2～3時間経ってから現れる「後期ダンピング症候群」があります。ダンピングとは「投げ捨てる」という意味で、「一定時間蓄えて徐々に腸に送り出す」という胃の機能が損なわれ、まるでダンプカーがザーッと積荷を落とすように小腸に食物が流れ込むことからついた表現です。

問題は血糖値の変動で、本来は胃から少しずつ送り込まれるはずの炭水化物（果物やごはん、砂糖などの糖質）が小腸でどんどん消化・吸収されるようになるため、血糖値は急激に上昇します。

それに呼応して血糖値を下げる

※人体内でつくることのできない必須アミノ酸のひとつ。魚、肉、卵、乳製品、大豆製品などのタンパク食品に多く含まれる。

図4-2 フレイルとサルコペニアの関係

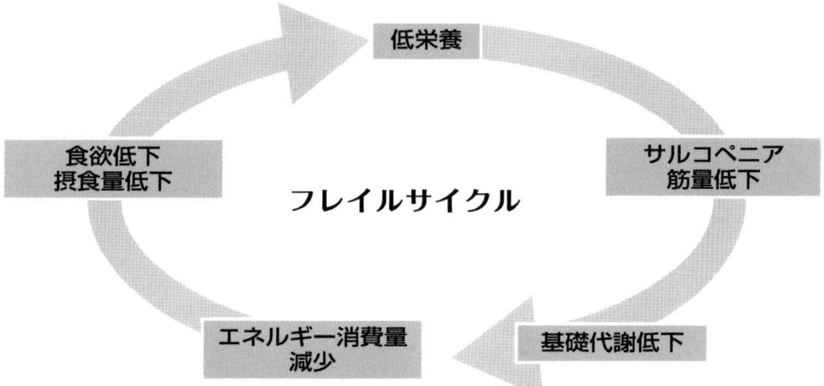

Fried LP,et al: J Gerontol A Biol Sci Me Sci 2001;56(3):M146-56.より引用改変

図4-3 食品のＧＩ値(グリセミック指数)

ＧＩ値	食　品
100	ブドウ糖
80〜89	フランスパン、ベークドポテト
70〜79	食パン、マッシュポテト、ポップコーン、シリアル
60〜69	白米、全粒粉のパン、レーズン、アイスクリーム
50〜59	玄米、スパゲッティ、ゆでたポテト、バナナ
40〜49	ライ麦パン、オレンジ、ぶどう
30〜39	ヨーグルト飲料(加糖)、りんご
20〜29	牛乳、ヨーグルト(無糖)
10〜19	ピーナッツ

ＧＩ値(グリセミック指数)とはブドウ糖を100とした場合の食後血糖値の上がりやすさ。数値が高いほど血糖値は上昇しやすく、ダンピング症候群予防のためには数値が低い食品のほうが望ましい。

ホルモンであるインスリンが大量に分泌され始めますが、すでに食物中の糖質のほうは大半が吸収されてしまっているため、分泌されすぎたインスリンは不必要に血糖値を下げることになります。

その結果、食後2〜3時間くらい経ったころに、突然、脱力感、冷や汗、倦怠感、集中力の途絶、めまい、手や指の震えなどが起こります。これが後期ダンピング症候群です。原因は血糖値の下がりすぎですから、食後2時間くらいで軽食かおやつを食べることで予防できます。

食事の種類だけでなく食べ方が大切

一方、早期ダンピング症候群は、食事中から食後30分以内に動悸や発汗、めまい、眠け、脱力感、下痢や腹鳴（おなかがゴロゴロする）などの症状が出ます。これは、おしるこのように糖分の多いものや、お茶漬け、うどん、パンのような炭水化物を食べたときに起こりやすいといわれています。

早期ダンピングのメカニズムは複雑です。

炭水化物は小腸に流れ込んで糖質として吸収されますが、その糖質の浸透圧に反応して、それを薄める多量の腸液が分泌され、循環血液が減少して低血圧になるほか、消化管ホルモンの過剰分泌、小腸が急に膨らむといったことなども関係していると考えられています。

早期ダンピングは、しばらく安静にしていれば回復します。

ただし、完全に横になってしまうと食べたものが食道に逆流するので注意してください。

脳血流量が減少している可能性があるので立ち働いたりしないこと。早期ダンピングを起こさないようにするには、食事のスピードや量を控えるのが一番でしょう。

食事中のお茶や水は、場合によっては小腸への流し込みを増大させますから、ほどほどにしたほうがよいかもしれません。

早期と後期の区別は難しいときがあります。

共通する対策は、ゆっくりよく噛んで少しずつ食べることです。

消化のよいおかゆや煮込んだめん類を何十回も噛んで食べるのは難しいでしょうから、むしろ、しっかり噛んで食べられる普通の食事を少量ずつ試したほうがダンピング症候群予防にはよいかもしれません。

また、グリセミック指数表（図4-3）などを参考に、食後血糖値を上げにくい低GI値食品を選ぶことも予防効果があります。

ただし、低GI値食品とは消化に時間がかかる食品ということですから、どちらかといえば消化が悪く、食品によっては「気をつけるべき食品」（135ページ参照）に分類されているものもあります。

手術後初めて食べる場合は、特に注意して少量ずつ試してみましょう。

手術後一番の要注意は体重の減少

そのほかの胃がん手術後の後遺症には、逆流性食道炎、消化不良、体重減少、貧血、骨代謝異常などがあります。

逆流性食道炎は、小腸に流れるはずの食物や消化液が食道に逆流して胸やけなどを起こすものでです。横になると起こりやすいので、食後すぐに横にならないように気をつけましょう。

貧血は、胃酸の分泌が減ったことによる鉄分の吸収障害と、キャッスル内因子（110ページ参照）の欠乏によるビタミンB_{12}の吸収障害が原因ですから、鉄やビタミンB_{12}を経口剤か注射で補給します。

一生続くことなので、胃がん治療の担当医とは別に、通いやすい場所にあるかかりつけ医を見つけることをおすすめします。

骨代謝異常は、そのまま骨粗鬆《こつそしょう》

症《しょう》の発症につながります。予防のためにはカルシウムだけでなくビタミンDも補給しましょう。

後遺症の中でも特に注意が必要なのは体重減少です。

胃を切った後は食欲を促進するグレリン（110ページ参照）が分泌されなくなり、また食物を蓄えておく胃袋がないので少し食べるとすぐに満腹になります。

食べたものが腸の入り口で詰まってしまって吐いてしまうこともあます。

こうしたことから、胃の手術後はなかなか十分に食べることができません。

手術前と比べ、胃全摘では平均10～20％、幽門側胃切除では5～10％程度、体重減少が見られます。

だいたい術後3～6カ月、遅くとも1年くらいで体重の減少傾向が底をつき、その後は、増減のない状態が続きます（図4-4）。

それ以降は大きな変化がなく、体重が増えていく人はあまりいませんが、2～3年後も体重減少が続くような場合には、食事法や摂取カロリーに問題がある場合や、再発ということも考えられます。

食事の量がきちんと摂れない場合には、必要なカロリーを摂取できるよう好みの味の栄養補助食品（20、139ページ参照）も活用してみてください。

パンにバターをつける、紅茶に牛乳を入れるといった、ひと口で取り込むことのできるカロリー量を増やす工夫をして、体力を維持しましょう。

図4-4 胃切除後の体重減少

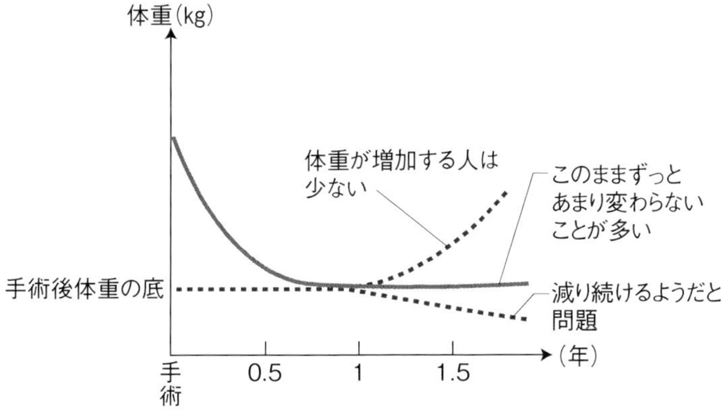

「手術後の胃」に慣れよう！ ～自分なりのチャレンジを！～

手術後の食べ方は、手術方法（術式）によって細かく変わるわけではありません。

少しずつ、よく噛んで食べるという基本は、内視鏡治療以外、どの外科手術でもほとんど同じです。差異が大きいのは個人差で、退院後、すぐに普通に食べて平気だったという人もいれば、とても慎重に時間をかけて少しずつ慣れていく人もいます。

マイペースで少しずつチャレンジし、「これくらいの速さで、これくらいの量を食べられる」という自分なりの上限を見つけていきましょう。 半数以上の人が手術後3～6カ月くらいで手術前と同様、自然に食事ができるようになります。

再発・進行を抑える抗がん剤治療の基礎知識

抗がん剤は近年になってさらに進化し、がんの縮小効果が高くなっています。対象は、手術の前後のほか、胃がん手術が難しい進行がんや再発がんなどです。

手術できない進行がんや再発したがんに対する化学療法

　再発した胃がんや手術が困難なⅣ期の進行がんなどの場合には、抗がん剤による化学療法が行われることがあります。抗がん剤だけでは完全にがんを治すのは困難ですが、がんを小さくする効果（奏効率）は向上しており、がんの進行に伴う症状の発現時期を遅らせて生存期間を延長させるなどのメリットがあります。

　抗がん剤は、がん細胞の増殖を抑えるために使用しますが、残念ながら「諸刃《もろは》の剣《つるぎ》」で、正常な細胞にも影響を及ぼします。特に新陳代謝の活発な細胞（毛髪、口や消化管の粘膜、骨髄など）が影響を受けやすいため、脱毛や口内炎、吐き気、白血球の減少などの症状が引き起こされます。

　副作用は個人差が大きく、手術後の後遺症との判別はつきにくいので、どんな症状がいつ出るかという予測が難しいことは患者さんへの負担を大きくする理由のひとつです。

　抗がん剤治療を始める場合は、副作用が出た場合の対処法をあらかじめ医師と相談しておき、実際に副作用が起きたら、それを正確に報告することも重要です。

　抗がん剤にもさまざまな種類があり、抗がん剤の中断・減量も検討可能です。また、副作用を軽減する薬も進化しており、中でも吐き気を抑える制吐《せいと》薬には一段と効果の高い薬が出ています。

標準治療になったⅡ、Ⅲ期手術後の抗がん剤

　Ⅱ期、Ⅲ期の胃がんでは、手術後の抗がん剤使用が標準治療になっています。これを術後補助化学療法といい、主ながんを手術で切除した後に目に見えないがんを標的に行われるものです。

　術後補助化学療法には、経口抗がん剤S-1を1年間服用する方法のほか、半年間のカペシタビン＋オキザリプラチン併用療法（CapeOX療法）やS-1＋オキザリプラチン併用療法（SOX療法）が標準治療として推奨されています。さらにステージⅢに対しては、S-1の1年間内服に加

抗がん剤

図5-1 抗がん剤の種類と特徴

**フルオロウラシル(5-FU系)：
5-FU、S-1、カペシタビン(Cape)など**

- 最も古くから胃がんに使われている中心的薬剤
- 5-FUは注射剤、S-1・カペシタビンは経口薬
- 腎機能が低下している場合は、副作用が出やすい(特にS-1)

**プラチナ系：シスプラチン(CDDP)、
オキザリプラチン(OHP)**

- 注射剤
- フルオロウラシルなどとの併用が有効
- CDDPは腎毒性が強いため、用量が多い場合には入院での点滴が必要
- L-OHPは末梢神経障害、アレルギーに注意が必要

タキサン系：パクリタキセル(PTX)、ドセタキセル(DTX)、ナブパクリタキセル(nab-PTX)

- 注射剤
- フルオロウラシル投与後の2次治療で使用されることが多い
- アレルギーに注意が必要、脱毛が起こりやすい

イリノテカン(CPT-11)

- 注射剤
- 他の薬剤が効果不良となった後、3次治療以降に使用される
- 肝臓で代謝された後、胆汁から腸管内に排出されるため、腸閉塞や胆汁排出障害があると使用できない

トリフルリジン・チピラシル塩酸塩(TAS-102)

- 内服薬
- 他の薬剤が効果不良となった後、3次治療以降に使用される

トラスツズマブ(T-mab)

- 注射剤
- 腫瘍の増殖を抑える分子標的薬
- HER2タンパクが過剰発現した胃がん(約20%)にのみ効果がある

ラムシルマブ(RAM)

- 注射剤
- 腫瘍血管の増殖を抑える分子標的薬
- 2次治療で単剤またはパクリタキセルと併用して使用される

**がん免疫療法
PD-1阻害薬：ニボルマブ、ペンブロリズマブ**

- 注射剤
- 免疫系を再活性化させ、がん細胞を攻撃する
- 自己免疫作用による副作用(甲状腺機能低下、間質性肺炎、大腸炎など)に注意が必要
- 他の薬剤が効果不良となった後、3次治療以降に使用される

えて、ドセタキセルを半年間併用することで、さらに治療成績が改善することが示されています。

補助化学療法は「外来で通院できるくらい体力が回復している」「食事で栄養を摂れている」「体の重要な臓器の機能に支障がない」人を対象に行われますが、手術後、食事が摂りにくくなっている患者さんが抗がん剤治療を受けるのは大変なことです。そこで、元気で体力もあり食事も十分摂れる手術前に抗がん剤を使い、その後に手術を行うという、術前化学療法が有望な治療法として期待されています。

術前化学療法は、目に見えない小さながんを手術前にやっつけておき、その後、目に見えるがんを手術で取り除く、という目的で行われます。まだ試験的な治療と位置づけられており、標準治療ではありませんが、今後、有効性が証明される可能性は十分にあります。

（土田知史・長 晴彦）

手術後の後遺症にはこう対処する

胃がんの治療は「手術がすめば終わり」ではありません。手術後の胃に合う食べ方に慣れて、体力と体重を回復しましょう。後遺症対策も食べ方が柱です。

基本はよく噛んで、少しずつ

胃がんの手術後の食べ始めは、どの術式の場合も「ゆっくり、よく噛んで」「少しずつ」食べるのが基本です。

よく噛むといっても、30回とか100回とかというのはひとつの目安で、要は口に入れた食物をよく噛み、休みながら飲み込み、ゆっくりと送り出せばいいわけです。

それによって、

- 胃で食物がドロドロに溶けるのを助けるべく、噛んで細かくすりつぶす。
- 胃で胃液と混ぜ合わせるように、口の中で唾液という消化液と食物を十分に混ぜ合わせる。
- 刺激となる熱いものや冷たいものを、噛みながら人肌程度に温度調整する。
- 噛むこと・飲み込むことに時間をかけて、腸に食物が流れ込むスピードを調節する。
- よく噛むことで満腹感が得られ、ついつい食べ過ぎるのを防ぐ。

――などといった効果が期待できます。つまり、口でよく噛むことによって胃で行っていた消化機能をカバーし、腸をはじめとした消化器への負担を減らそうということです。よく噛むことには、前述のようなたくさんの効果があり、特に手術で消化機能の一部を失った後は十分噛んで食べることがとても重要だということを理解しておきましょう。

少しずつ食べるためには、一度の食事量を減らして分割食にします（4ページ参照）。1日の食事回数を最初は2〜3回増やして5〜6回にします。1回1回がしっかりした食事でなくてもかまいませんが、炭水化物の多い食品に偏らず、少量でもたんぱく質や、ビタミン・ミネラルなども含まれているメニューになるように心がけてください。手軽に食べられて栄養豊富な栄養補助食品もたくさん出ていますから、いろいろ試してみましょう（20、139ページ参照）。

術式による違いあり。幽門がない場合は――

胃には部位ごとの役割分担があります（108ページ参照）。食べ方

図6-1 **術式別の変化と注意点**

	噴門	幽門	胃の容積	胃液分泌	逆流	ダンピング	特徴・症状	食べ方の注意点
胃全摘	なし	なし	ゼロ	なし	あり	起き やすい	すぐ満腹、 すぐ空腹、 胸焼け、下痢	ひと口食べたら 箸を置いて休む、 食後に横にならない
幽門側胃切除	あり	なし	小さい	減少	なし	起き やすい	すぐ満腹、 すぐ空腹、 下痢	ひと口食べたら 箸を置いて休む
噴門側胃切除	なし	あり	小さい	減少	あり	起き にくい	胸焼け、胸痛	マイペースでよい、 食後に横にならない
幽門保存胃切除	あり	あり	小さい	やや 減少	なし	起き にくい	すぐ満腹、 もたれ感	普通食の小盛りを 普通の速さでOK

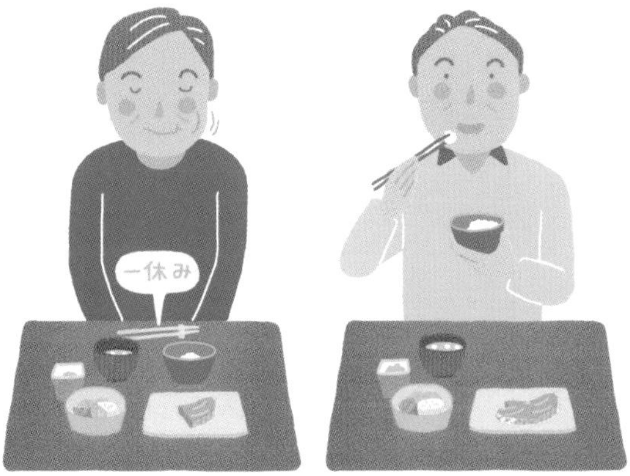

の基本は変わりませんが、切除の術式が違えば食べ方の注意点には特徴的な違いがあります（図6－1）。

　幽門側胃切除と胃全摘（121ページ参照）の場合はどちらも、胃の出口で食べ物を少しずつ調整しながら腸に送り出す役割だった幽門がなくなっているため、「口から食べ物を飲み込むスピードが、腸への流れ込みに影響する」ことになるといえます。ダンピング症候群（126ページ参照）のような食後の不快感や消化不良、下痢などが起こりやすくなるため、ゆっくりよく噛んで食べ、大量の食物が急落下して一気に腸に流れ込まないように注意しましょう。

　しかし、延々と1時間近くも噛み続けるのは、現実的な食べ方ではないのも確かです。実際には、ひと口30回程度を目安に噛み、ドロドロになったところで飲み込んだら、いったん箸を食卓に置いて食べ休みます。ひと休みしたら、また箸を手にとり、ひと口食べる——という心持ちで間に休みを入れながら食べるようにしましょう。

　ひと休みついでにゴクゴクお茶を飲むと、今飲み込んだ食物をお茶で腸に流し込むことになり、ダンピング症候群の原因になりますから注意してください。しばらくは、食事をしながらテレビや新聞を見たり、家族と話したりしながら食事しましょう。とても個人差が大きいのですが、次第に体が慣れ、数カ月～1年程度で、普通の食べ方ができるようになってくるものです。

幽門が残る術式は数カ月で回復

一方、噴門側胃切除や幽門保存胃切除（121ページ参照）など幽門を残す手術では、最初は何かと不快感がありますが、手術後2～3カ月もすると、普通の食べ方ができるようになる人が多いようです。

このうち、胃の上部を切除する噴門側胃切除では、胃の入り口にあたる噴門がなくなって、つかえ感や、胃から食道への逆流が起こりやすくなっています。ですから、よく噛まずに早食いしてしまうとゲップが出やすかったり、食べたものがこみ上げてきたり、胸焼け、ムカムカ、胸痛などの症状が起こりやすいほか、逆流性食道炎（128ページ参照）を起こしやすいので注意してください。特に食後は逆流しやすいので、ついごろりと横になってしまわないように気をつけましょう。ほかの術式に比べ、手術後1～2カ月の食後の不快感が強い人も多く、胸焼けしているようなときに無理して食べると吐いてしまい、食べることが怖くなってしまう人もいます。自分の食べ方のペースをつかめば、手術後2～3カ月くらいで普通に食べられるようになりますから、無理せず、調子のいいときに気ままにちょこちょこ食べるようにしてください。腸への出口である幽門は残っていますからダンピング症状は起こりにくく、下痢などもあまり多くはありません。

幽門も噴門も残る幽門保存胃切除では、胃として食物を留め置くこともできて逆流もなく、少しずつ腸へ送り出す幽門の機能も残っていますから、手術後、自分にとって無理のないほどよい量から始め、普通の早さ・普通の食べ方で食べても、むかつきや下痢、ダンピング症候群といった症状は少ないといえます。退院後早々から、普通の食事を小盛りにして食べるくらいで平気という人もおり、2～3カ月後には定食屋の定食が食べられる人もめずらしくありません。難点は、縫い合わせた接合部が胃の中央にあって、その部分の働きが悪く、胃全体の動きを妨げることです。慣れない間はそれを、もたれ、おなかの張り、とどこおり感などとして不快に感じますが、数カ月のうちには慣れて気にならなくなるのが普通です。

消化がよいものを中心に決め手は量と食べ方

入院中はやわらかく調理した、消化のよいものを食べています。退院後も入院中と同程度に消化のよいものから始めましょう。「おすすめの食品・気をつけるべき食

図6-2 おすすめの食品・気をつけるべき食品

おすすめの食品	分類	気をつけるべき食品
おかゆ・おじや・軟飯・うどん(煮込み)・そうめん・冷麦・食パン・バターロール	主食	玄米・赤飯・すし・いなりずし・カレーライス・そば・ラーメン
白身魚・鮭・ほたて貝柱・えび・はんぺん・スープ煮缶・かに缶	魚貝類	いか・たこ・貝類(カキ・ほたて貝・貝柱以外)・脂肪の多い魚・魚卵
鶏肉(皮なし)・鶏ささ身・豚肉(赤身)・牛肉(赤身)・レバー	肉類	牛豚バラ肉・サーロイン・皮つき鶏肉・ベーコン・ソーセージ
鶏卵・卵どうふ・茶わん蒸し	卵	
とうふ・納豆(ひきわり)・豆乳・ゆば(揚げていないもの)	大豆製品	枝豆・いり豆・かたい煮豆
牛乳・ヨーグルト・チーズ・生クリーム・スキムミルク	乳製品	
植物油・バター・マーガリン・マヨネーズ・オリーブ油	油脂類	ラード・ヘッド
水溶性食物繊維の多い野菜：ほうれんそう・白菜・かぶ・にんじん・レタス・キャベツ・大根・なす・かぼちゃ・小松菜・玉ねぎ・梅干し(種なし)・じゃがいも・長いも・里いも	野菜・きのこ類	不溶性食物繊維の多い野菜：山菜類(せり・ぜんまいなど)・れんこん・とうもろこし・ごぼう・たけのこ・ふき・セロリ・ししとう・さつまいも・干しいも・きのこ類・生野菜・漬け物
バナナ・りんご・もも・メロン・缶詰(パイナップル・みかんは除く)	果物	みかん類・パイナップル・なし・柿・アボカド・ドライフルーツ
ビスケット・プリン・カステラ・蒸しパン・ホットケーキ	菓子類	チョコレート・ケーキ・パフェ・大福・ポテトチップス
乳酸飲料・濃くないお茶・麦茶	飲み物	甘みの強いジュース・炭酸飲料・濃いお茶・コーヒー・アルコール類
	その他	海藻・こんにゃく・しらたき・わさび・とうがらしなど刺激物・カップラーメン・市販の惣菜・外食
煮る・蒸す・焼く・こまかく刻む	調理法	揚げる・炒める

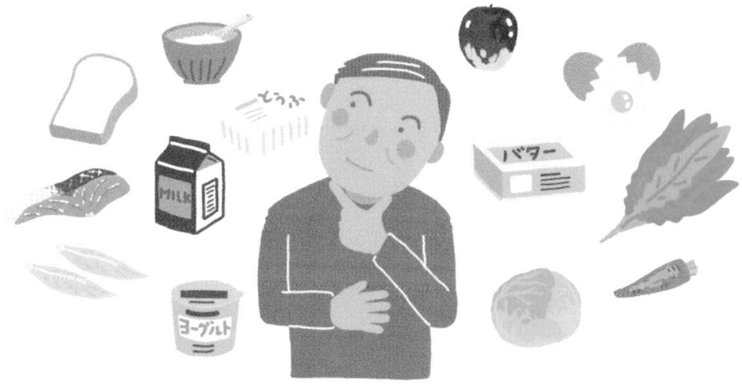

品」（図6－2）も参考にしてください。

　消化がよいものとは、その食物の分解・吸収にかかる時間が短いということで、胃での滞留時間を見ると、おかゆなどが1時間半程度なのに対し、普通のごはんは2時間半、ゆで卵は3時間半、天ぷらだと4〜5時間というのが消化にかかる時間のおよその目安です。基本的に、たんぱく質は炭水化物の2倍、脂質はさらに長い間、胃に滞留し、消化に時間がかかります。つまり、それだけ消化が悪いということです。もちろん、その食品を食べた分量や食べ方、調理法によっても消化に要する時間は変わります（図6－3）。

　例えば牛乳は、消化のよい「おすすめの食品」に分類されており、75㎖では胃での滞留時間が1時間少々ですが、200㎖では2時間、400㎖では2時間半もかかります。同じく、おすすめの食品であるバターも大さじ5杯（75㎖、60g）では12時間を要します。

　卵も、おすすめの食品ですが、半熟、生卵、固ゆで卵の順に消化時間が長くなり、卵焼き100g分では3時間前後、必要になります。いくら消化のよい食品であってもたくさん食べれば消化に時間がかかり、消化器の負担が増すのは当然です。また、おすすめの食物であっても、ろくに噛まず、大量に食べれば消化不良を起こします。例えば、いくら消化がよいといってもとうふ1丁を一気食いすればダンピング症状が起きたり、消化不良の症状が出たりするでしょう。逆に「気をつけるべき食品」のごぼうでも、少量を口に入れて、ゆっくりよく噛めば、さほど問題があるわけではありません。

　何を食べるかも大事ですが、それ以上に、どれくらいの量をどう食べるかが問題です。

恐れすぎず焦らず “3歩進んで2歩下がる”

　入院中の食事量は、通常の⅕〜¼程度です。退院してから1週間は入院中と同様の食事量を続けてみましょう。それで順調にいくようであれば、主食、たんぱく質、野菜などいろいろなものをひと口かふた口分、量を増やしてみます。「順調に」とはどういう状態かというと、ダンピング症状もなく、むかつきなどの不快感もない、下痢もしておらず、ほどよい便通が見られることなどがポイントと考えてよいでしょう。

　ひと口かふた口増やした量を2、3日〜1週間くらい続けてみて、ほどよい便通もあり順調なようなら、さらにひと口かふた口、増やしてみます。そしてまた2、3日〜1週間、様子を見る、というパターンを気長に続けていきます（図6－4）。

　もしも吐き気やむかつき、こみ上げ、下痢、ダンピング症状、食欲がない——などの症状が出る場合は、いったん食事を一段階前に

図6-3 消化器の負担を増減する要素

減 ←→ 増

消化器への負担増減要素
消化がよい食品 ←→ 消化が悪い食品
やわらかい ←→ かたい
刺激が少ない ←→ 刺激が強い
油脂が少ない ←→ 油脂が多い
量が少ない ←→ 量が多い
ゆっくり食べる ←→ 早食い
煮る、蒸す、ゆでる ←→ 生 ←→ 焼く ←→ 炒める、揚げる
炭水化物 ←→ たんぱく質 ←→ 脂質

図6-4 階段状に食事量を増やしていこう

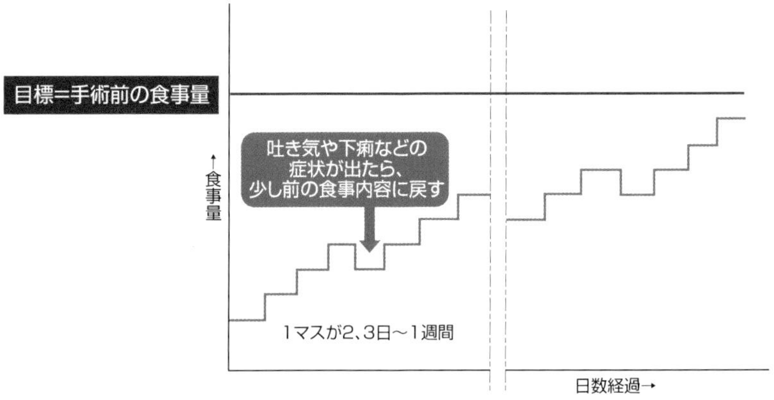

戻し、より胃腸の負担が少ない食事内容へ少し後戻りさせます（図6－4）。

症状がおさまり、調子がよくなって数日～1週間経ったところで、また少し量を増やしたり、より消化器への負担が大きい料理をひと口かふた口、食べてみる——というように、3歩進んで2歩下がる気持ちで、次第に食べられる食品の幅を広げ、食事量を増やしていってください。

もちろん目標は、いろいろな食物を、手術前と同じ量に近づけるように、また、自信を持って食べられるようになることです。

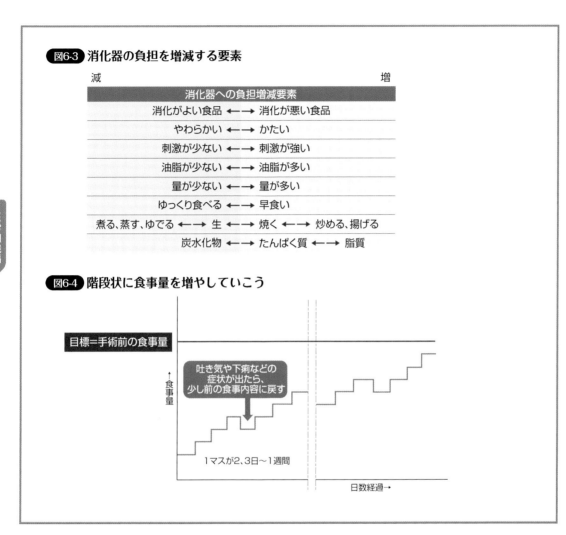

知恵と勇気で体重減少にストップを

手術の後だから食欲もないし、食べる量が少なくて当然、ということはありません。手術後だからこそ、傷も治さなければいけないし、体力も落ちているので、なおさら十分に栄養を摂る必要があります。

食事量や食べられる食品の目安は、前述のように入院中の食事をスタート点として、ひと口ずつ増やしていきますが、その増え方には大きな個人差があります。何を食べるにも慎重で、なかなか食事量を増やせない慎重派もいれば、退院直後から平気で普通食を食べてしまう大胆派もいますが、一番重要なのは、自分のペースで体調と相談しながら食事にのぞむ姿勢です。

個人差は個人差として認めつつ、また食べ方の基本は守りながら、少し破目をはずして食べてしまったり、反省して用心深くなったり。小さな失敗を繰り返しながら手探りで、徐々に普通の食べ方・食事量に戻していってください。

しかし、失敗を恐れずといっても、下痢をしているのに油物や刺激物をたくさん食べ続けるのはいかがなものかと思います。下痢が続くと脱水状態に陥る危険がありますので、油物や刺激物を控え、まずは腸の安静に務めましょう。

また、いつまでも失敗を恐れて手術前の半分くらいの食事量を続けたのでは栄養不足が続き、体重はなかなか増えず、仕事や日常生活にも影響があります。徐々に食事量を増やし、少しずつでも体重を増やしていくことは、とても重要な課題です。

楽しく食べて手術後のQOLを保とう

胃がんの手術をした後は、まだまだ栄養が少ない日が続きますので、ある程度、体重が減少するのが普通です（129ページ参照）。中には手術前に比べて5～10kgくらい減る人もいますが、ある程度まで減って、食事量が必要なエネルギーと同じ程度になったところで体重は下げ止まります。その後、食事量が戻るにつれて、少しずつ元に戻っていきます。

しかし、量は増えてきても消化能力が低下しているため、食事量が思うように体重に反映されず、元の体重まで戻らない場合も少なくありません。

なかなか体重が増えないことが気になる場合には、手軽に口にすることができ、少量で高カロリー・高栄養の栄養補助食品（図6-5、20ページ参照）なども活用してみましょう。味や形状にもバラエティが増え、不足しがちなたんぱく質やカルシウム、鉄、食物繊維などを効率よく補ってくれる食品も多くなっています。

体重は手術前まで戻っていなくても、おいしく食事が進み、立ち歩いてフラフラしたりすることもなく、仕事も家事も元気にこなせて、日常生活が差し支えなく過ごせているならば、焦る必要はありません。

楽しく食べて体重と体力を保ち、快適なQOL（クオリティ・オブ・ライフ＝生活の質）を維持していきましょう。

図6-5 栄養補助食品

品名	規格	形状	エネルギー(kcal)	たんぱく質(g)	カルシウム(mg)	鉄(mg)	食物繊維(g)※	メーカー
カロリーメイト(フルーツ味)	2本40g	固形	200	4.1	100	1.0	1.0	大塚製薬
ザ・カルシウム(ストロベリークリーム)	1袋2枚 11.2g	固形	50	0.7	600	—	—	大塚製薬
パーフェクトプラス:バニラサブレ	1袋25g	固形	98	2.0	49	—	3.5	明治
毎日果実(プルーン&ブルーベリー)	1袋(3枚) 22.5g	固形	80	1.2	114	1.2	1.1	江崎グリコ
バランスオンminiケーキ(チョコブラウニー)	1個23g	固形	98	0.9	227	2.3	1.3	江崎グリコ
ウイダーinゼリープロテインイン	1袋180g	ゼリー	90	5.0	60	0.0	—	森永製菓
テルミールソフト(アップルヨーグルト味)	1袋200g	ゼリー	300	9.0	175	2.5	—	テルモ
エンジョイゼリー(プレーン)	1袋220g	ゼリー	300	11.2	300	3.0	0.6	クリニコ
カロリーメイトゼリー(アップル味)	1袋215g	ゼリー	200	8.2	200	—	2.0	大塚製薬
明治メイバランスムースミックス	1包50g	粉末	200	8.4	180	4.0	3.3	明治
パインファイバー	1包6g	粉末	6	0.0	—	—	4.5	松谷化学工業
ファイブミニプラス	1本100mℓ	液体	37	0.0	—	—	5.0	大塚製薬

※下から2点は食物繊維を補う栄養補助食品。

サプリメントの摂取は推奨されていません

手術後に限らず、ビタミンやミネラルは不足していないほうがよいのは確かですが、サプリメントを口にした人がほんとうに摂取目的どおりの栄養素を吸収できているかどうか、医薬品で示されているほど科学的な根拠はないのが現実です。栄養障害があれば食事で補うのが基本です。欠乏症状の出ていない人がサプリメントでビタミンやミネラルを摂ると、摂り過ぎによる過剰症を招く恐れもありますし、サプリメントに重きを置いて、これさえ飲んでおけば安心と思ってしまう人もいて、積極的には推奨しません。しかし、食べている食事量を考えた上で補充する場合もありますので、気になる方は、医師や栄養士などに相談してみてください。

胃に負担をかけない日常生活とは

手術後の体調は、食事のほか、仕事や家事、運動、睡眠などによっても影響を受けます。胃の手術をきっかけに、一生もののよい健康習慣を身につけましょう。

手術後すぐから体を動かすメリット

数十年前まで、手術後は数週間も安静にしていましたが、今は手術翌日からベッドの上に座って過ごすようにします（123ページ参照）。担当のお医者さんから、すぐ歩くように指導されると思いますから、指導に沿って、マイペースでゆっくり歩きましょう。散歩するくらいの速さであれば、縫った傷跡が開かないか、といった心配も無用です。むしろ、開腹手術をされた方に起こることの多い手術後の癒着《ゆちゃく》は、動くことで予防できるといわれています。

体が傷口を修復している間は周囲の組織も巻き込んでくっつきやすいために、結果として癒着を起こすことがあります。

癒着が高度であると腸閉塞が心配されます。大腸の開腹手術後ほど多くはありませんが、胃の手術後にも腸閉塞が起こることがありますから、暴飲暴食や、噛まずに流し込むような食べ方などには注意しましょう。

運動のメリットと避けるべき動作

体を動かすことは、癒着予防だけでなく、血栓や肺塞栓などといった手術後の合併症（125ページ参照）の予防につながるほか、血流をよくし、心肺機能（肺と心臓で酸素を取り込み、二酸化炭素を排出する能力）の維持、筋力の低下予防など、たくさんのメリットがあります。

手術後に体を大事にしすぎて動かさないでいるほうが体にはマイナスに働くことが大きいのです。安心して体を動かすようにしましょう。

ただし開腹手術をした人の場合には、次のような運動は避けるようにしましょう。

- おなかに力がかかって腹圧が上がる動き
- 力みすぎてしまう動き
- 血圧を急上昇させる動き
- 激しく汗をかく動き

手術後約3カ月間は、体力の回復を待って、重い荷物を持ち上げるような力仕事や、激しく腹筋を使うようなスポーツは控えるほうが無難です。
そのほか、サウナに入ったり、熱い風呂に長時間つかるといった、血圧を上げるようなことも控えましょう。

体 内時計に合わせて規則正しい食生活を

このように適度な運動や、家事・仕事で体を動かすことは手術後の回復や体力維持を助けるだけでなく、快適な眠りももたらしてくれます。
睡眠中は、細胞レベルの損傷を回復させるといわれる成長ホルモンも分泌されます。
よい睡眠は日々の元気と健康の再生産タイムです。ほどよい体の疲れは、心地よい眠りに導く最高の入眠剤でもあります。
よりよい睡眠を得るためにも、食生活を中心に、手術後はできるだけ規則正しく暮らしましょう。
食生活のリズムが乱れると、体内時計に沿って消化液を分泌している胃腸もリズムが崩れ、粘膜を荒らしたり、便通にも影響を与えてしまう恐れがあります。
食事時間が規則正しいことによって消化・吸収に向けた体の準備がよく整うため、食物の栄養素をしっかり体に取り込むことにもつながります。
胃の手術をきっかけに食生活も見直し、よりよい健康習慣を身につけてください。

（落合由美）

外食も旅行も。楽しむことで食欲アップ

食事で栄養を摂り込み、体重や体力を維持することが重要であることはいうまでもありません。それでも、食事は楽しまなければ。楽しくないと食欲もわいてきません。楽しく、おいしく、自分の食べたいものをマイペースで食べるようにしましょう。
家族で囲む食卓には、消化がよいものも悪いものも含んだ、普通のメニューを並べてみてはいかがでしょうか。例えば筑前煮には、ごぼうやれんこん、こんにゃくなど、“気をつけるべき食品”（135ページ参照）が入っています。でも、本人は、体調に応じ、“おすすめの食品”である大根やにんじん、里いもなどを“選び食べ”すればよいのです。そして、体調がよければ、“気をつけるべき食品”にも、少しずつ挑戦してみましょう。
手術後すぐの外食は難しいでしょうが、ある程度、食事にも慣れてきたら、外食にも出かけてみましょう。外食の難点は、どうしても一定量以上のボリュームがあり、歯ごたえのよい食材も入っていることです。めんやパスタなどもかなりかためにゆでてあります。また、ついつい慌ただしく早食いしがちで、食べ過ぎやすいことも、外食によるトラブルの原因になります。
できれば落ち着いて食事のできる店や席、時間帯を考え、“選び食べ”をして、量が多すぎる料理は残すこと。消化が悪そうな食品はより出して取り除ける“はじき食べ”をすればよいのです。
こうした工夫で、食生活をより幅広く楽しいものにしましょう。

素材別料理名　索引

『最新版・胃を切った人を元気いっぱいにする食事160』

監修者紹介

土田知史（つちだ かずひと）

がん・感染症センター都立駒込病院外科医長。平成10年、横浜市立大学医学部卒。平成12年、横浜市立大学第一外科（現在の外科治療学教室）に入局。平成17年神奈川県立がんセンター、平成24年横浜市立大学附属市民総合医療センター、平成28年横浜南共済病院などを経て、平成31年より現職。日本外科学会専門医・指導医、日本消化器外科学会専門医・指導医、日本臨床腫瘍学会がん薬物療法専門医・指導医、日本大腸肛門病学会専門医・指導医、日本消化器病学会専門医、日本消化器内視鏡学会専門医、日本がん治療認定医。

長 晴彦（ちょう はるひこ）

がん・感染症センター都立駒込病院外科部長。平成6年、横浜市立大学医学部卒。平成8年、横浜市立大学第一外科（現在の外科治療学教室）に入局。平成18年より神奈川県立がんセンター消化器外科医長、平成29年より現職。日本外科学会専門医・指導医、日本消化器外科学会専門医・指導医、日本内視鏡外科学会評議員・技術認定医、日本胃癌学会代議員、日本静脈経腸栄養学会認定医。

落合由美（おちあい ゆみ）

鎌倉女子大学家政学部管理栄養学科准教授。平成4年3月、大妻女子大学家政学部食物学科管理栄養士専攻卒業。同年4月、国立東京第二病院栄養士採用。平成8年4月、国立小児病院栄養士。平成11年4月、国立千葉病院栄養係主任。平成14年6月、国立横浜医療センター栄養係長。平成16年4月、国立がん研究センター中央病院栄養係長。平成19年4月、国立病院機構東埼玉病院主任栄養士。平成20年9月、独立行政法人国立がん研究センター東病院栄養管理室長。平成27年4月より現職。栄養士、管理栄養士、日本糖尿病療養指導士

加藤知子（かとう ともこ）

仙台白百合女子大学卒業。病院勤務を経て、一般社団法人　食サポートオフィスを設立。生活習慣病を予防するための生活・食事相談から、病により食事療法を必要とする方への食事相談など広範囲にわたって食生活をサポート。WEBサイト・雑誌・書籍への掲載やレシピ提案も精力的に行っている。管理栄養士、看護師、日本糖尿病療養指導士、病態栄養認定管理栄養士
食サポートオフィス:http://www.shokusupport.com/

staff

表紙デザイン
吉村朋子

本文デザイン
高橋秀哉、高橋芳枝

本文イラスト
竹口睦郁、清水富美江、高橋枝里

撮影
渡辺七奈

料理作製・スタイリング
茂木亜希子、曽根小有里（食のスタジオ）

料理アシスタント
森澄淑子、井上裕美子、
松田純枝、青木夕子、宮川 弓

編集協力
植松文子、来戸由紀子、宮本優子（ユコラ）

校正
内藤久美子

編集担当
長岡春夫（主婦の友社）

最《さい》新《しん》版《ばん》・胃《い》を切《き》った人《ひと》を元《げん》気《き》いっぱいにする食《しょく》事《じ》160

2020年 1 月20日　第 1 刷発行
2024年 2 月20日　第 6 刷発行

編　者　主婦の友社
発行者　平野健一
発行所　株式会社主婦の友社
〒141-0021　東京都品川区上大崎3-1-1 目黒セントラルスクエア
電話　03-5280-7537（内容・不良品等のお問い合わせ）
049-259-1236（販売）
印刷所　大日本印刷株式会社

ISBN978-4-07-437487-8

■本のご注文は、お近くの書店または主婦の友社コールセンター（電話0120-916-892）まで。
＊お問い合わせ受付時間　月～金（祝日を除く）10:00～16:00
＊個人のお客さまからのよくある質問のご案内　https://shufunotomo.co.jp/faq/